高血压的发病机制及治疗研究

薛明明　张海峰　主　编
范晓梅　张　欣　副主编

吉林大学出版社
·长　春·

图书在版编目(CIP)数据

高血压的发病机制及治疗研究 / 薛明明,张海峰主
编. -- 长春:吉林大学出版社,2020.9
ISBN 978-7-5692-7230-7

Ⅰ. ①高… Ⅱ. ①薛… ②张… Ⅲ. ①高血压-诊疗
Ⅳ. ①R544.1

中国版本图书馆 CIP 数据核字(2020)第 192210 号

书　　名　高血压的发病机制及治疗研究
　　　　　GAOXUEYA DE FABING JIZHI JI ZHILIAO YANJIU

作　　者　薛明明　张海峰　主编
策划编辑　樊俊恒
责任编辑　曲　楠
责任校对　樊俊恒
装帧设计　马静静
出版发行　吉林大学出版社
社　　址　长春市人民大街4059号
邮政编码　130021
发行电话　0431-89580028/29/21
网　　址　http://www.jlup.com.cn
电子邮箱　jdcbs@jlu.edu.cn
印　　刷　北京亚吉飞数码科技有限公司
开　　本　787mm×1092mm　1/16
印　　张　12.5
字　　数　200千字
版　　次　2021年5月　第1版
印　　次　2021年5月　第1次
书　　号　ISBN 978-7-5692-7230-7
定　　价　62.00元

前　言

　　高血压病是一种严重影响人民健康和生活质量的常见病、多发病，又是引起冠心病、脑卒中及肾功能衰竭的最危险因素。随着我国人民生活水平的不断提高和工作节奏的加快，高血压病的发病率呈逐年上升趋势。据流行病学调查，目前，我国患高血压的人数超过了 1.6 亿，而且具有患病率高、致残率高、死亡率高和知晓率低、服药率低、控制率低的"三高""三低"现象，血压控制不好会导致心、脑、肾和血管等靶器官损害，使患者致残、致死。

　　高血压是人类共同关注的健康问题，对它的研究，已有 100 余年历史。随着我国科学技术的飞跃发展，对高血压病的诊断、治疗已取得了长足的进步。但在现实生活中，有不少高血压患者却由于缺乏对高血压病防治方面的科学知识，延误诊断、延误治疗的惨痛教训屡见不鲜。为此，笔者撰写了《高血压的发病机制及治疗研究》一书，献给广大患者和读者，希望高血压病患者都能够坚信，只要抱着科学乐观的态度，正确对待疾病，配合医师的治疗，一定能逐步地恢复健康。

　　随着对高血压病发病机制的深入研究、大系列临床试验的引入以及抗高血压新药的不断问世，高血压病在基础理论、诊疗技术等方面均取得了重要进展。本书共分 5 章，对高血压的发病机制、高血压的病理生理学、高血压与靶器官损害、高血压的治疗以及高血压的特殊压型等均进行了较为详尽的介绍。其中，高血压的发病机制以及治疗为本书的重点部分，力求做到既能兼顾知识面的广度及临床实用性，又能反映当代高血压的发展状况。本书内容通俗易懂，可读性强，避免一般性的理论阐述，着重介绍了高血压病的基础知识，并对高血压病的康复治疗和饮食调养作了较为详细的介绍。全书深入浅出，能使广大读者读得懂、用得上。

　　本书由薛明明、张海峰担任主编，范晓梅、张欣担任副主编，并由薛明明、张海峰负责统稿，具体分工如下：

　　第 1 章、第 2 章、第 3 章 3.1～3.2：薛明明（内蒙古医科大学），共计约

10.2 万字；

　　第 4 章、第 5 章 5.1：张海峰（内蒙古医科大学），共计约 5.1 万字；

　　第 3 章 3.3～3.6：范晓梅（内蒙古医科大学），共计约 3.6 万字；

　　第 5 章 5.2～5.4：张欣（内蒙古医科大学），共计约 3.2 万字。

　　本书作者查阅了大量文献书籍，力求将目前国际上的最新研究成果准确、及时和全面地反映在书里。同时，作者结合自己的临床实践，想要创作一部对临床工作有一定指导意义的参考书。但是，随着医学的不断进步，新的研究和临床经验也会不断拓宽我们的知识面，在今后的治疗和用药方面可能会出现重大的改变，甚或完全推翻目前的一些观点，加之作者水平有限，经验不足，书中难免存在一些不足之处，敬请读者批评指正。

作 者

2020 年 6 月

目　　录

第1章　高血压的发病机制

在高血压(hypertension)病的发生发展过程中,为了适应血压的变化,血管壁会进行适当结构和功能的调整。血管壁有一定的弹性,当血压升高时,弹性升高,当血压降低时,弹性减小。而血管的这种适应性改变(通常是指升高)会导致持续的机械性血管壁加压,引发持续弹性伸展。持续性的血管弹性伸展抵抗会逐渐发展成高血压病。高血压病患者中有95%是特发性的。这些可能影响因素包括循环血浆因素、血管内皮因素、平滑肌收缩单位、细胞基质的稳态性,以及内环境改变等,它们相互协调使血管功能得到最佳发挥。其中任何一种因素改变导致的不协调都将削弱血管对压力的反应应答,从而引发高血压病。

1.1　肾素-血管紧张素-醛固酮系统与高血压

肾素-血管紧张素-醛固酮系统(renin-angiotensin-aldosterone system,RAAS)在高血压病形成中起着关键作用,是高血压治疗的重要靶点。RAAS包括肾素、血管紧张素、醛固酮(aldosterone,ALD)等多种激素及蛋白酶。肾小球入球动脉的球旁细胞可合成并分泌肾素。肾素是一种酸性蛋白酶,分泌后经肾静脉进入循环系统。血管紧张素是一种寡肽类激素,在肾素作用下,可生成血管紧张素Ⅰ(angiotensinⅠ,AngⅠ),当AngⅠ随血液流经肺循环时,可被肺部转化酶水解为血管紧张素Ⅱ(angiotensinⅡ,AngⅡ)。目前,研究发现,除了生成AngⅡ,AngⅠ还可在不同的酶水解作用下分解生成多种不同的肽段。AngⅠ与这些不同的肽段一同构成血管紧张素家族,包括:AngⅠ(1-10)、Ang1-7、AngⅡ(1-8)、Ang1-9、Ang2-7、AngⅠ(2-8)、Ang3-7及AngⅣ(3-8)等。在这些肽段中,AngⅡ在高血压的发展中起到最重要的作用,其不仅能使全身小动脉收缩直接升高血压,也可通过炎症反应和氧化激活间接诱导高血压的发生。国内有研究发现,血浆肾素活性(plasma renin activity,PRA)、醛固酮浓度及AngⅡ浓度与原发性高血压病的发病关系十分密切,将来可能成为原发性高血压病分级的参考指标。

RAAS对机体的影响主要通过AngⅡ和其两个最主要的受体亚型实

现，即血管紧张素Ⅱ1型受体（angiotensin Ⅱ type 1 recepter，AT_1R）和血管紧张素Ⅱ2型受体（angiotensin Ⅱ type 2 recepter，AT_2R）。虽然较少有研究报道有关RAAS表达与高血压肾损害的关系，但局部RAAS对肾脏疾病的影响不容忽视。高血压合并肾损害的患者，其RAAS表达不同于健康人群，由于AngⅡ可使肾小球毛细血管压升高，而升高的管压导致肾小球通透性增加，部分微量白蛋白（mAlb）从肾小球滤过漏出，近曲小管细胞通过胞饮作用可吸收漏出的mAlb，但如果mAlb漏出过多，超出近曲小管细胞的吸收能力，多余的mAlb沉积可引起肾小管损害和间质炎症及纤维化，继续发展将导致肾单位功能不可逆性损伤。AT_1R可被AngⅡ激活，继而激活磷脂酶C，胞质内Ca^{2+}浓度升高，一系列细胞化学酶联反应被激活。其中包括激活一些酪氨酸激酶引起血管收缩，促进ALD的合成分泌，增加抗利尿激素分泌，肾脏血流量减少后抑制肾素分泌，肾小管重吸收Na^+增加，肾脏损害发生。国内有研究探讨AngⅡ及AT_1R mRNA在肾损害中的作用。将大鼠制作成双肾动脉狭窄的动物模型，检测实验动物血浆和肾脏的AngⅡ含量及AT_1R mRNA的表达量，结果显示，实验动物在缺血性肾脏损害时，与对照组相比，其血浆和肾脏组织中的AngⅡ水平及AT_1R mRNA表达量升高。这说明在双肾动脉狭窄所致的缺血性肾脏损害动物模型中，AngⅡ及AT_1R有异常变化，两者很可能参与了肾脏损害的发生。我们知道，AngⅡ可通过降低细胞内腺苷三磷酸（adenosine triphosphate，ATP）来增加胞质内Ca^{2+}，Ca^{2+}浓度升高激活血管活性物质，从而改变肾脏血流动力学导致肾脏缺血、缺氧性损伤。

1.2 遗传学因素

高血压是一种遗传和环境因素相互作用的复杂疾病。偶测血压的遗传度为$31\%\sim34\%$，长期监测收缩压（daytime systolic blood pressure，SBP）和舒张压（diastolic blood pressure，DBP）的遗传度分别为56%和57%，24 h监测的SBP和DBP的血压遗传度达到63%和68%。这提示遗传因素在高血压发病机制中起了非常重要的作用。Cowley[①]等总结了1996—2006年的105个候选基因策略的高血压遗传关联研究，共找到26个候选基因可能与高血压关联，但是没有一个候选基因与高血压显示较强

---

① COWLEY A W. The genetic dissection of essential hypertension[J]. Nature reviews. Genetics. 2006；7：829-840.

的关联。从 2007 年第一个高血压的全基因组关联研究(genome-wide association studies,GWAS)至 2012 年共有 22 个相关研究被报道,共找到 74 个单链核苷酸多态性(single nucleotide polymorphisms,SNPs)位点和 55 个基因与高血压关联。但是综合所有目前全基因组关联研究获得的结果仅能解释不到 2% 的血压变化,单个危险等位基因只能解释 1 mmHg (1 mmHg=0.133 Pa)的收缩压升高和 0.5 mmHg 的舒张压升高。高血压的发病机制问题仍然没有确定的解释。

对于高血压这种复杂性疾病的"遗传性失踪(missing heritability)"可能有以下几条原因:①GWAS 认为,由于"常见变异-常见疾病(common variant-common disease)"的理论指导失误,并未选取最小等位基因频率小于 5% 的变异,但高血压很可能属于"罕见变异导致常见疾病(rare variant-common disease)",因而导致寻找高血压易感基因的工作仍无实质性进展;②基因组序列仍有很多未探知的地方,如拷贝数变异(copy number variation,CNV)、大片段的缺失、插入、倒位等;③基因间的相互作用未被充分考虑;④收缩压≥140 mmHg 和(或)舒张压≥90 mmHg 被作为判定高血压的标准,血压作为连续性测量值,单次测量的血压又具有变异性,导致遗传关联研究的高血压队列中对照组和高血压病例组的表型差异不明显;⑤过分"夸大"基因组序列变异在复杂疾病中的作用,而忽略了 DNA 序列之外环境因素的调控作用——表观遗传调控。

事实上,环境因素与表观遗传学在高血压的发病中起了重要作用。中国心血管病报告显示,从 1958 年到 2002 年,我国高血压患病率从 5.88% 猛增到 18.8%。1991—2000 年,有超过 25% 的成年人发展为高血压,有研究者认为,饮食、运动、吸烟和饮酒等行为因素的改变是主要风险因素。另外,高血压也显示出增龄性疾病的特征,大于 80 岁的人有 90% 为高血压患者,而在这一年龄层,每个人的基因组序列基本上是稳定的,提示环境因素在高血压中发挥了重要作用。表观遗传学是一种不涉及 DNA 序列改变但可遗传的基因表达调控方式,并能够遗传给下一代。包括 DNA 甲基化、基因组印记、染色质组蛋白修饰以及非编码核糖核酸(ribonucleicacid,RNA)等 DNA 序列以外的各种调控方式,任何一个环节的异常都将影响染色质结构和基因表达,导致复杂综合征、多因素疾病。

(1)DNA 甲基化参与的高血压调控机制。有研究者报道,在原发性高血压患者外周血单核细胞中Ⅱ型 11-β 羟基类固醇脱氢酶(hydroxysteroid dehydrogenase 2,HSD11β2)基因启动子区的甲基化程度升高,尿中皮质醇的代谢产物四氢皮质醇(tetrahydrocortisol,THF)及皮质酮的代谢产物四氢皮质酮(tetrahydrocortisone,THE)的比例也升高,且二者呈正相关性。

提示 HSD11β_2 基因启动子区的表观遗传调控在原发性高血压中发挥了重要作用①。在大鼠模型中，怀孕早期母鼠的低蛋白饮食可诱导鼠仔肾上腺血管紧张素 1b 型受体（AT$_{1b}$）基因启动子区处于低甲基化水平而高表达AT$_{1b}$，使其表现为肾上腺血管紧张素的高反应性，并且这种改变能够被HSD11β_2 抑制剂逆转②。在自发性高血压大鼠模型（SHR）的高血压形成过程中，主动脉和心脏组织的 Na-K-2Cl 共转运体蛋白 1（Na$^+$-K$^+$-2Cl$^-$ cotransporter 1，NKCC1）启动子区甲基化程度较低，而 NKCC1 基因高表达，提示表观调节在高血压发生发展过程中的重要调控作用③。

（2）组蛋白修饰参与的高血压调控机制。β_2AR-WNK4 通路是目前研究的最为清楚的组蛋白修饰调控血压的通路。β_2 肾上腺受体（br-adrenergic receptor，β_2AR）的刺激能够导致组蛋白脱乙酰化酶-8（histone deacetylase-8，HDAC8）活性受到抑制，进而组蛋白的乙酰化程度增高，糖皮质激素受体结合启动子区的负调控元件，减少调节钠重吸收的丝-苏氨酸蛋白激酶（serine/threonine-protein kinase，WNK4）基因表达，激活 Na$^+$-Cl$^-$ 共转运蛋白，最终导致盐敏感高血压④。Mu 等⑤揭示了盐敏感高血压中WVK4 基因受到表观遗传学调控机制。α 上皮 Na$^+$ 通道亚单位（epithelial Na$^+$ channel-α，ENaCα）启动子结合的组蛋白 H3K79 呈低甲基化状态，可抑制肾集合管的上皮钠通道启动子的转录活性，影响肾脏的排钠功能而诱发盐敏感高血压。

（3）非编码 RNA 参与的高血压调节机制。microRNA 在高血压的发病机制中也起到重要作用，包括 miRNA-130a 调节血管平滑肌细胞的增

① FRISO S, PIZZOLO F, CHOI S W, et al. Epigenetic control of 11 beta-hydroxysteroid dehydrogenase 2 gene promoter is related to human hypertension[J]. Atherosclerosis,2008,199:323-327.

② DING Y, LV J, MAO C, et al. High-salt diet during pregnancy and angiotensin-related cardiac changes[J]. Journal of hypertension,2010,28:1290-1297.

③ LEE H A, BAEK I, SEOK Y M, et al. Promoter hypomethylation upregulates Na$^+$-K$^-$-2Cl$^-$ cotransporter 1 in spontaneously hypertensive rats[J]. Biochemical and bioplhysical research communications,2010,396:252-257.

④ DUARTE J D, ZINEH I, BURKLEY B, et al. Effects of genetic variation in h3k79 methylation regulatory genes on clinical blood pressure and blood pressure response to hydrochlorothiazide[J]. Journal of translational medicine,2012,10:56.

⑤ MU S, SHIMOSAWA T, OGURA S, et al. Epigenetic modulation of the renal beta-adrenergic-WNK4 pathway in salt-sensitive hypertension[J]. Nature medicine, 2011,17:573-580.

殖,miRNA-155 影响血管紧张素Ⅱ受体的表达而参与调控肾素血管紧张素醛固酮系统活性。其他还包括 miRNA-17,21,133a,145,204,208,214,615-3p 等,通过对血管内皮损伤、血小板损伤、血管再生和心肌肥厚等途径参与高血压的发病过程。Li 等①研究发现人巨细胞病毒(human cytomegalovirus,HCMV)及其编码的 miRNA 与原发性高血压相关,原发性高血压患者外周血浆 HCMV-DNA 阳性率及表达滴度均高于对照组,提示巨细胞病毒感染可能是重要的高血压触发因素。

1.3　神经系统在高血压中的作用

动脉压力反射是机体重要的血压调节功能,正常情况下,动脉压力感受器实时感受血压变化,通过压力反射的调节作用,将血压维持在正常范围内。动脉压力反射中枢是血压调节的主要中枢,也称为心血管中枢,主要分布在延髓和下丘脑。压力反射中枢通过整合各种传入信息,然后经交感神经和迷走神经传出,实现对血压的调控。正常情况下,血压升高时,血压信息经压力感受器传入到延髓的心血管中枢,包括孤束核(nucleus tract solitarius,NTS)、延髓头端腹外侧区(rostral ventrolateralmedulla,RVLM)和疑核,由 RVLM 上传到达下丘脑室旁核(paraventricular nucleus,PVN),室旁核是压力反射较高级中枢,室旁核整合后,发出传出信息,下行到达 RVLM 和脊髓中间外侧柱,抑制交感传出神经的活动,导致心率减慢、血管舒张、外周阻力降低,血压回降。孤束核接受压力感受器传入信息后,其传出信息到达疑核(副交感神经中枢),兴奋疑核神经细胞,导致副交感传出神经活动增强,心率减慢,血压降低。

以往研究发现,心血管中枢肾素-血管紧张素系统(rennin angiotensin system,RAS)激活能抑制动脉压力反射功能、增加交感神经传出活动,与高血压发病密切相关。血管紧张素Ⅱ是 RAS 主要的活性物质,血管紧张素Ⅰ在血管紧张素转换酶(angiotensin converting enzyme,ACE)作用下,生成血管紧张素Ⅱ(AngⅡ),后者与神经细胞膜上 AT₁ 受体(angiotensinlⅡ type-1 receptors)结合,激活交感神经系统,导致交感

---

① LI S, ZHU J, ZHANG W, et al. Signature microrma expression profile of essential hypertension and its novel link to human cytomegalovirus infection[J]. Circulation,2011,124:175-184.

神经活动增强,外周血管收缩,血压升高;Ang Ⅱ 与 AT_1 受体结合后,在中枢水平抑制压力反射功能,导致压力反射功能减弱,血压进一步升高。构成了 ACE-Ang Ⅱ-AT_1 轴的升压作用和抑制压力反射功能,在这条轴中 Ang Ⅱ 是关键的活性物质。另一方面,Ang Ⅱ 在血管紧张素转换酶 2(angiotensin converting enzyme 2,ACE 2)作用下,降解生成血管紧张素-(1-7) [angiotensin-(1-7),Ang-(1-7)],Ang-(1-7)与神经细胞膜上 MAS 受体(Masreceptors)结合,抑制交感神经系统,增强压力反射功能,导致血压降低,构成了 ACE 2-Ang(1-7)-MAS 轴的降压作用和增强压力反射功能,对抗 ACE-Ang Ⅱ-AT_1 轴的作用。Yamazato 等[1]报道,与正常血压大鼠(wistar-kyoto rat,WKY)相比,自发性高血压大鼠(spontaneously hypertensive rat,SHR)RVLM 区域 ACE 2 蛋白表达减少了 40%。压力反射中枢注射 Ang(1-7)降低 WKY 大鼠血压,改善压力反射敏感性(baroreflex sensitirity,BRS),而中枢注射 Ang-(1-7)对 SHR 大鼠的益处明显减弱,提示高血压状态下 ACE 2 和 Ang-(1-7)存在下调现象。福建医科大学实验室以往研究显示,与 WKY 大鼠相比,SHR 大鼠压力反射中枢(NTS,RVLM,PVN)ACE 2 的 mRNA 水平明显降低,而 8 周跑台运动增加 PVN 处 ACE 2 的 mRNA 水平[2]。另一方面,8 周跑台运动降低 SHR 大鼠压力反射中枢(NTS,RVLM,PVN)ACE mRNA 表达[3]。由于 SHR 大鼠是一种稳定遗传的高血压品种,为期 8 周的运动干预历时较短。因此,该实验室继续研究将观察 20 周有氧运动对自发性高血压前期大鼠血压以及血压调节功能的影响,并进一步检测压力反射中枢(NTS、RVLM、PVN)的 ACE、ACE 2、AT_1、MAS mRNA 和蛋白表达变化。在此基础上,脑内注射 AT_1 和 MAS 受体激动剂及其拮抗剂,明确 ACE-Ang Ⅱ-AT_1 轴和 ACE 2-Ang-(1-7)-MAS 轴在运动改善压力反射功能中的作用。肾素-血管紧张素的激活在各种心血管疾病中发挥重要作用,如高血压、心力衰竭和糖尿病,长期运动可以预防和治疗心血管疾病,研究结果证实,运动改善压力反射敏感

---

① YAMAZATO M,YAMAZATO Y,SUN C,et al. Overexpression of angiotensin converting enzyme 2 in the rostral ventralateral medulla causes long term decrease in blood pressure in the spontaneously hypertensive rats[J]. Hypertension,2007,49:926-931.

② 李明余. 运动训练延缓高血压前期大鼠血压进展与中枢 ACE/ACE 2 平衡有关[D].福州:福建医科大学,2012.

③ FENG Y,XIA H,CAI Y,et al. Brain-selective overexpression of human Angiotensin-converting enzyme type 2 attenuates neurogenic hypertension[J]. Circ Res,2010,106(2):373-382.

性与调整血管运动中枢 RAS 功能有关,运动训练上调中枢 ACE 2 表达,ACE 2 基因是心血管疾病重要的负性调节因子,提高 ACE 2 的表达可能成为高血压治疗的潜在靶点,为高血压前期人群和高血压患者开展运动疗法提供机制方面的研究证据①。

1.4　血管功能在高血压中的作用

1.4.1　原发性高血压与血管内皮功能的关系

虽然血管内皮功能障碍是引起高血压的主要原因还是高血压导致的结果仍然受到争议,但目前更多的证据表明,二者是一种复杂且具有潜在联系的双向关系。在高血压形成之前,血管内皮功能障碍引起血管功能的调节异常;而在高血压形成之后,局部高压又进一步刺激血管内皮,引起更大的血管内皮功能障碍,从而进入恶性循环。由于检测手段和意识的问题,高血压形成之前的血管内皮功能障碍情况往往被忽视或隐藏,但如果在高血压形成之后,采取积极的治疗措施,可以减轻对血管内皮细胞的刺激,从而促进血管内皮功能的恢复。研究已经证实,当收缩压下降时,动脉血管壁的硬度也随之下降。原发性高血压作为一种常见的心血管疾病,其发病率之高已经公认,长期的原发性高血压对血管功能的损坏也已经受到认可,但是不同高血压等级对血管内皮功能的损害程度如何,血管内皮功能的损害程度和血压等级是否有关联尚未得到验证。

1.4.2　与原发性高血压有关的血管内皮功能障碍机制

最新的研究表明,氧化应激和血管内皮炎症反应增加导致了高血压的发生。血管氧化应激和血管内皮炎症反应在血管内皮功能障碍中扮演主要角色,二者的降低已经被证明具有逆转血管内皮功能障碍的作用。

1.4.2.1　氧化应激

研究发现,与正常血压人群对比,新诊断的未经治疗的高血压患者血中抗氧化剂水平均下降,而且,高血压水平与超氧化物歧化酶(superoxide dismutase,SOD)活性呈负相关。较多动物模型实验发现,氧化应激和高血

---

① 赵晓霖.长期运动训练延缓高血压前期大鼠高血压进展及其中枢机制[D].福州:福建医科大学,2017.

压形成之间存在明显关系,通过对自发性高血压大鼠模型的研究发现,活性氧自由基(reactive oxygen species,ROS)的生成先于高血压的形成,且随着 ROS 水平的升高,血压也随之升高。研究发现,高血压状态下,氧化应激诱导环氧酶(COX,结构型 COX-1;诱导型 COX-2)合成前列腺素增多,从而引起血管收缩和内皮依赖性舒张降低。ROS 调节血管内皮细胞中的 G 蛋白偶联受体(G protein-coupled receptors,GPCRs),如血管紧张素Ⅱ受体亚型Ⅰ。在血管平滑肌细胞,ROS 介导的 GPCRs 信号通路的激活影响细胞收缩、生长、迁移、胶原沉积和基质金属蛋白酶的激活,细胞代谢过程对调节血管张力和结构方面的作用非常重要。另外,通过氧化还原过程,GPCRs 介导的信号通路促进转录因子和促炎基因的激活、趋化因子与细胞因子的产生和炎症细胞的募集与活化,引起血管炎症反应。氧化应激改变了氧化还原平衡状态,最终引起 NO 生物利用度降低,血管内皮依赖性舒张下降,GPCRs 介导的血管收缩升高。内皮素-1(endothelin 1,ET-1)是内皮衍生的最有效的血管收缩剂,高血压人群 ET-1 水平较健康人群高。ET-1 具有诱导细胞外基质生成、成纤维细胞增殖、血管生成和炎症的作用。研究发现,高血压患者中 ET-1 与 ET-1 受体结合的增加使得超氧阴离子 O_2^- 产生增多,导致血管增殖,NO 合成酶(nitrie oxide synthase,NOS)生成受到抑制,NO 产生减少,在内皮功能障碍恶化和疾病进展中起重要作用。因此,O_2^- 浓度的升高可能是 ET-1 作用的结果。

氧化修饰导致目标蛋白的结构、活性和功能发生改变。对氧化还原敏感的蛋白包括离子转运蛋白、受体、激酶、磷酸酶、转录因子、结构蛋白和金属蛋白酶类,这些均对调节血管内皮和血管平滑肌细胞功能具有重要作用。尽管如黄嘌呤氧化酶、线粒体电子传递链、内源性 NO 合酶(endogenous nitric oxide synthase,eNOS)、COX、脂肪氧化酶和补体 P450 氧化酶等酶源也会产生 ROS,但是产生较少,非吞噬细胞 Nox(NADPH 氧化酶)才是血管 ROS 的主要产生源。高血压形成前期,RAS 和交感神经系统的活化、ET-1 产生的增多等均促进了 ROS 的过量产生。除 ROS 的过量产生外,高血压患者存在抗氧化能力降低的情况,主要表现在 SOD、谷胱甘肽氧化酶和过氧化氢酶等抗氧化酶活性下降和含量降低。ROS 与信号蛋白结合,形成氧化性修饰,引起转录因子、基质金属蛋白酶/基质金属蛋白酶抑制剂、Rho 激酶、离子通道等发生改变,导致血管内皮功能障碍,血管损伤,进而促进高血压形成。

1.4.2.2 炎症反应

血管内皮细胞通过分泌炎症介质或调节白细胞水平在引发和扩大动

脉炎症反应中起了关键的作用。研究人员发现,自发性高血压大鼠中其淋巴细胞和单核细胞的数量明显增高,且在成年型的大鼠中该现象更为明显。经过对照分析,发现自发性高血压大鼠炎症细胞因子黏附于内皮的单核细胞数量明显增多,对患有高血压的大鼠进行二氧化硅注射,其血压水平明显降低。流行病学证实,炎症反应的每一阶段都涉及 ROS 的产生,即受到氧化应激,刺激使原发性高血压患者的 C 反应蛋白(C reactive protein,CRP)、恶性肿瘤坏死因子(tumor necrosis factor,TNF-α)、白细胞介素-6(interleukin-6,IL-6)等炎症因子的过度表达,引起血管内皮损伤,内皮细胞分泌舒张和收缩因子失调,导致血压升高。

异常增高的动脉压力直接作用于血管内皮,使血管内皮损伤加重,炎症反应因子被激活表达,又促进了炎症反应。炎症反应可以诱导大动脉血管内皮或平滑肌细胞功能的改变而引起动脉血管的硬化。总结已有的研究,炎性细胞因子通过抑制 eNOS 合成影响血管内皮细胞释放 NO,同时通过产生 ROS,进一步增加 NO 的消耗,影响血管扩张性。具体过程如下:炎性细胞因子如 TNF-α 和 IL-1 等通过降低编码 eNOS mRNA 的半衰期,抑制 eNOS 活化;通过增加 iNos 的表达,进一步抑制 eNOS 的活性;通过促使精氨酸酶的产生,将 eNOS 的底物转移到不同途径;通过激活 NADPH 氧化酶,促进四氢生物蝶呤的氧化(eNOS 的关键辅助因子)。同时,炎症反应可以诱导蛋白多糖结构的变化,并且上调糖胺聚糖(如多巴胺和透明质酸)的合成,使动脉血管壁硬化;并可以通过诱导平滑肌细胞成骨样转化促进血管壁钙化,增加成骨细胞标记物的表达和下调胎球蛋白 A(血管钙化的抑制剂)。

最近的研究描述了先天性免疫和适应性免疫在高血压状态下调节血管内皮功能的原理:先天性免疫补体途径的激活对血管内皮功能产生负面影响,会引起来自免疫应答的抗炎症因子 IL-10 表达的增加,从而减弱了对血管内皮功能的不良影响、内皮祖细胞(血管内皮细胞的前体细胞)是由骨髓多能干细胞分泌,通过修复和再生受损的内皮细胞,在维持内皮细胞稳态方面具有重要作用。内皮祖细胞水平的减少与血管内皮功能的受损有关,通过注射内皮祖细胞,可以逆转动脉粥样硬化模型大鼠的血管内皮功能障碍。同健康人群相比,临界高血压和高血压人群的内皮祖细胞的修复和再生能力都受到损坏,而且,高血压人群循环内皮祖细胞的水平受到激活的补体片段 C3a 的消极影响。血管内皮功能的损坏和血管的损伤与 CRP 有关(而 C 反应蛋白依赖于补体 C3 的存在)。

1.4.2.3　血管内皮颗粒

内皮颗粒（endothelial microparticles，EMPs）是来自内皮细胞并携带某些抗原特性的微颗粒，是在细胞被激活、发生损伤或凋亡时，以"出泡"的方式从细胞膜上脱落的小膜囊泡，其直径为 $0.2 \sim 1.0~\mu m$。EMPs 的形成与释放受到胞质内 Ca^{2+} 浓度、翻转酶、钙蛋白酶、转出酶及拼接酶的影响。内皮细胞受到外界刺激时（氧化应激、炎症反应等），胞质内的 Ca^{2+} 浓度升高，通过抑制翻转酶，促使拼接酶和钙蛋白酶激活，打破内皮细胞膜磷脂的不对称性分布，并且通过细胞膜骨架蛋白重组，使携带有特定表面标记物的小囊泡从内皮细胞膜脱落下来，即为 EMPs。研究发现，作为内皮损伤的标志物，血浆 EMPs 的增多与大部分的心血管并发症和疾病有关。EMPs 在健康受试者的血浆中可以检测到，但是在具有心血管疾病人群中的检测数量会增多，如 EMPs 在原发性高血压患者的外周血中比较多。

EMPs 是评估血管内皮损伤的新指标，不仅是血管内皮损伤标记物，更是血管内皮功能障碍的关键诱导因子。EMPs 主要通过 3 种途径对血管内皮功能产生影响。①抑制 NO 的生物利用度：首先通过降低内皮细胞 eNOS 的活性，使 NO 的合成减少；同时，通过激活 $NADP^+$（烟酰胺腺嘌呤二核苷酸磷酸盐氧化酶）加快 ROS 合成增多，引起 NO 的降解加快。②促进炎症反应的发生：EMPs 与内皮细胞的相互作用，上调靶细胞的细胞间黏附分子（intercellular adhesion molecule，ICAM）mRNA 和可溶性 ICAM 分子的表达从而促进炎症反应，CRP、TNF-α 等炎症因子浓度升高。③促进内皮祖细胞达到凋亡：EMPs 能够显著地增加内皮祖细胞凋亡和降低它们的集落形成能力，使血管修复受损能力降低，导致血管张力和动脉僵硬度增加。所以，血浆 EMPs 水平的升高可能会损害内皮的完整性和影响血管舒张，并引起高血压的发生。EMPs 存在多种表型，研究发现，CD62E（＋）EMPs 可能是具有促凝活性的物质，或者是内皮细胞损伤的生物标志物，是内皮细胞在激活状态下释放的微颗粒。CD62E（＋）EMPs 是内皮细胞在活化时释放的表面携带有特异性 E-选择素抗原的内皮微粒，是一种单链糖蛋白，其在内皮细胞静息状态下表达较少，但在内皮细胞受到 TNF-α 等炎症因子的刺激下才会大量表达。由上述可见，EMPs 不仅具有血管内皮功能障碍的标志物的特性，同时也具有诱导血管内皮细胞损伤的功能。

1.5　时钟基因对心血管系统及血压波动的作用机制

目前发现的哺乳动物时钟基因主要包括 *mPer* 基因，*Clock*，*Bmal1*，

Cry 基因以及 *Dbp*，*Hlf*，*Tef* 等时钟输出基因。有研究表明，在人的外周血白细胞中，存在四种常见的 *Clock* 基因（*Clock*，*Per3*，*Per2* 和 *Bmall*）。研究发现，男性肥胖和非酒精性脂肪肝与 *Clock* 基因多态性有关联，高血压和 2 型糖尿病与 *Bmall* 基因多态性具有一定相关性。

1.5.1 PAI-1 在时钟基因与高血压之间的关系

血浆纤溶酶原激活物抑制剂（plaminogen activator inhibitor-1，PAI-1）是丝氨酸蛋白酶抑制剂家族成员之一，是纤溶系统的主要调控因子。研究发现，PAI-1 的升高是代谢综合征的一个核心特征，与肥胖、胰岛素抵抗、2 型糖尿病、心血管疾病、脂代谢紊乱和高血压密切相关，甚至可影响内脏脂肪的蓄积。体外实验发现，PAI-1 通过直接作用于胰岛素信号而影响脂肪细胞分化和胰岛素抵抗，从而提出 PAI-1 升高不仅是对肥胖、胰岛素抵抗的反应，而且可能存在直接的因果关系。血浆中 PAI-1 水平具有昼夜节律，其活性造成纤溶活性的变化，并且这种昼夜节律性的波动受时钟基因的直接调控。大量的研究以及我们之前的研究均发现时钟基因与代谢性疾病有关，因此，本节探讨 PAI-1 在时钟基因与代谢性疾病之间可能的关系。

1.5.1.1 PAI-1 的功能与疾病

PAI-1 的升高是代谢综合征的一个核心特征，研究表明，血浆中 PAI-1 水平与体重指数（body mass index，BMI）、内脏脂肪、血压、血浆胰岛素和胰岛素原、甘油三酯（triglyceride，TG）、低密度脂蛋白胆固醇（low-density lipoprotein cholesterol，LDL-C）、高密度脂蛋白胆固醇（hight-density lipoprotein cholesterol，HDL-C）及游离脂肪酸有明显的相关性。Garg 等[1]对印第安人的研究发现，PAI-1 与 BMI、腰臀比、机体脂肪聚集、脂肪分布以及所有除 HDL-C 外的代谢综合征参数呈正相关。PAI-1 浓度的升高可促使脂肪中胰岛素抵抗，研究还发现 PAI-1 的增加与内脏脂肪的增加同步，过度表达 PAI-1 的转基因小鼠中由营养诱导的肥胖被削弱，而 PAI-1 缺乏可

---

① GARG M K, DUTTA M K, MAHALLE N. Adipokines（adiponectin and plasminogen activator inhhibitor-1）in metabolic syndrome［J］. Indian J Endocrinol Metab,2012,16(1):116-23.

通过对抗胰岛素抵抗和改变脂肪细胞分化来阻止肥胖①。Marie 等②也发现 PAI-1 是通过直接作用于胰岛素信号影响脂肪细胞分化和调节脂肪组织中炎症因子的募集而控制肥胖。这表明 PAI-1 与胰岛素抵抗和肥胖之间存在直接的因果关系。Alemany 等③通过体外细胞培养实验证明，PAI-1 抑制胰岛素信号，影响 PKB 磷酸化、血管生成的关键蛋白（vascular endothelial growth factor，VEGF）的表达，以及抑制血管内皮细胞迁移活化和毛细血管的形成，并且发现这些抑制作用的机制是 PAI-1 通过与 VN/avβ3 系统相互干扰而发挥作用。

1.5.1.2　时钟基因的概述

在哺乳动物，昼夜节律是由位于下丘脑视交叉上核（suprachiasmatic nucleus，SCN）的昼夜时钟系统所驱动，是中心起搏器和主要的振荡器。SCN 接受通过视网膜-下丘脑束的光信号，然后视网膜视紫红质将光能转换为光信号再转化为神经和（或）体液信号，从而确定各种行为和生物节奏，包括睡眠-觉醒、喂养和激素分泌周期。在细胞水平，昼夜节律是由一系列时钟基因产生的，许多外周细胞，如肝脏细胞、纤维细胞、淋巴细胞、心脏细胞、脂肪细胞、卵巢细胞和组织都可节律性地表达时钟基因。这些时钟基因编码蛋白质抑制转录激活因子的表达和形成连锁转录-翻译反馈环路，完成一个 24 h 的周期，这一周期是通过生物体 SCN 所协调的。

Clock 和 *Bmall* 基因是时钟基因的核心组件，在生物钟体系中起中心作用，其表达产物 CLOCK 与 BMAL1 形成 CLOCK/BMAL1 异二聚体，与靶基因启动子的 E-box 元件结合，驱动周期基因（*Per*1-3）和隐花色素（CRY1-2）的表达，当编码的 PER 和 CRY 蛋白蓄积到一定程度，再形成二聚体转移至胞核内与 CLOCK/BMAL1 相互作用，从而抑制其自身的表达，形成核心反馈环路；CLOCK/BMAL1 同样可以激活 REV-ERBα/β 和 RORα/β/δ 的转录，形成另外的转录反馈环路。*Clock* 和 *Bmall* 基因除了调节其反馈环路中的一些核心时钟基因组件的表达以外，还调节许多时钟

①　MA L J, MAO S L, TAYLOR K L, et al. Prevention of obesity and insulin resistance in mice lacking plasminogen activator inhibitor 1[J]. Diabetes,2004,53(2):336-46.

②　ALESSI M C, POGGI M, JUHAN-VAGUE I. Plasminogen activator inhibitor-1, adipose tissue and insulin resistance[J]. Curr Opin Lipidol,2007,18(3):240-5.

③　LOPEA-ALWMANY R, REDONDO J M, NAGAMINE Y,et al. Plasminogen activator inhibitor type-1 inhibits insulin signaling by competing with alphavbeta 3 integrin for vitronectin binding[J]. Eur J Biochem,2003,270(5):814-21.

控制基因的表达。目前已经发现，PPARα、D 结合蛋白、Prokineticin 2、Weel、PAI-1 和 NAMPT 等均是 *Clock* 直接转录的目的蛋白。由此推测，时钟基因可能就是通过调节大量的时钟控制基因的表达，再共同影响生物体的昼夜节律、代谢以及能量平衡等生物行为的。

1.5.1.3　*PAI-1* 与 *Clock*、*Bmall* 基因的关系

PAI-1 基因是一种时钟控制基因，其表达的昼夜节律性受生物钟组成成分的直接调控。体外实验证明，CLOCK/BMAL2 和 CLOCK/BMAL1 通过与位于 bp-677 到-672 和 bp-562 到-557 的 E-box 反应元件结合上调 *PAI-1* 的表达[①]。Luciferase 实验结果揭示，昼夜时钟蛋白 CLOCK 和 BMAL1 有效地转录激活小鼠以及人类 *PAI-1* 基因[②]。CLOCK/BMAL1 依赖的转录激活被昼夜时钟 CLOCK/BMAL1 驱动的反馈环路中的负反馈蛋白 CRY1 抑制，试验发现在 *cry1/cry2* 双敲出的小鼠中 *PAI-1* 表达升高至正常震荡的最高范围，这表明 CRY 蛋白在体外和体内均能负向调节 CLOCK 依赖性的 *PAI-1* 转录激活[③]。REV-ERBα 也是时钟系统的组成，两个 REV-ERBα 绑定到 *PAI-1* 启动子区对 *PAI-1* 的表达起下调作用。Oishi 等[④]研究表明，哺乳动物的核心组件 PER2 在体外和体内均参与调节 *PAI-1* 基因的表达，转染实验显示，*PAI-1* 启动子区 CLOCK/BMAL1 和 CLOCK/BAML2 依赖性的激活被 PER2 明显地抑制。尽管 CRY1 对其抑制作用看起来比 PER2 更强，但 PER2 和 CRY1 对 CLOCK/BMAL1 依赖的转录激活的抑制作用是不同的。

最近的研究表明，小鼠体内的纤溶活性是伴随其血浆中 PAI-1 水平昼夜方式减少而减少。血浆中总体的 PAI-1 和有活性的 PAI-1 与小鼠组织

———————

①　MAEMURA K, DE LA MONTE S M, CHIN M T, et al. CLIF, a novel cycle-like factor, regulates the circadian oscillation of plasminogen activator inhibitor-1 gene expression[J]. J Biol Chem, 2000, 275 (47): 36847-51.

②　OISHI K, SHIRAI H, ISHIDA N. Identification of the circadian clock-regulated E-box element in the mouse plasminogen activator inhibitor-1 gene[J]. J Thromb Haemost, 2007, 5(2): 428-31.

③　OHKURA N, OISHI K, FUKUSHIMA N, et al. Circadian clock molecules CLOCK and CRYs modulate fibrinolytic activity by regulating the PAI-1 gene expression [J]. J Thromb Haemost, 2006, 4(11): 2478-85.

④　OISHI K, MIYAZAIK K, UCHIDA D, et al. PERIOD2 is a circadian negative regulator of PAI-1 gene expression in mice[J]. J Mol Cell Cardiol, 2009, 46(4): 545-52.

中的 mRNA 的表达水平相一致。Anea 等[①]通过动物实验发现,在 *Bmall* 基因敲出的小鼠 *PAI-1* 表达水平较野生型小鼠高。此外,*PAI-1*mRNA 和血浆中 *PAI-1* 水平的昼夜节律在 *Clock* 突变和 *Bmall* 突变的小鼠均是消失的[②],都进一步证明 *PAI-1* 的表达受 *Clock* 和 *Bmall* 基因的调控。代谢紊乱,如糖尿病和肥胖诱导的 *PAI-1* 表达增加在 *Clock* 突变的小鼠被削弱[③]。Oishi 等[④]研究发现,瘦素缺乏的小鼠其血浆中 *PAI-1* 以及组织中 mRNA 水平都升高,而 *Clock* 突变的小鼠这种升高却被正常化。与野生型小鼠相比,*Clock* 突变的小鼠其血浆中 *PAI-1* 水平降低,这可能与 *Clock* 基因突变后编码的蛋白活性改变有关。研究发现,小鼠 *Clock* 基因突变是第 19 个内含子的 5′端剪接供体位点的第 3 个碱基发生了核苷酸 A 到 T 的颠换,使得蛋白产物中第 51 个氨基酸残基缺失,转录活性降低。这也许可以部分解释 *Clock* 突变小鼠血浆中 *PAI-1* 水平降低。

我们首次发现,在原高血压病患者中血浆 PAI-1 水平与人类 *Clock* T3111C、*Bmall* A1420G 位点多态性的关系。结果显示,在 PAI-1 升高组和对照组之间,*Clock* T3111C 位点基因型及等位基因分布频率存在差异:与对照组相比,PAI-1 升高组 CC 和 CT 基因型分布频率高,C 等位基因分布频率高;两组之间 CC 型与 CT 型基因分布频率无差异:进行相关危险度分析发现,C 等位基因携带者(CC/CT)血浆 PAI-1 升高的风险约为 TT 基因型的 2.7 倍。同样,在 PAI-1 升高组和对照组之间 *Bmall* 基因 A1420G 位点基因型及等位基因分布频率也存在差异:与对照组相比,PAI-1 升高组 GG 基因型分布频率高,G 等位基因分布频率高;两组之间 AA 型与 AG 型分布频率无差异:进行相关危险度分析发现,GG 基因型的人血浆 PAI-1 水平升高的风险约为 A 等位基因携带者(AA+AG)的 2.5 倍。因此,我们对影响 PAI-1 分组的因素进行了 Logistic 回归分析,发现 *Clock* C 等位基因

---

① OISHI K, MIYAZAKI K, UCHIDA D, et al. PERIOD2 is a circadian negative regulator of PAI-1 gene expression in mice[J]. J Mol Cell Cardiol, 2009, 46(4): 545-52.

② MINAMI Y, HORIKAWA K, AKIYAMA M, et al. Restricted feeding induces daily expression of clock genes and Pai-1 mRNA in the heart of Clock mutant mice [J]. FEBS Lett, 2002, 526(1-3): 115-8.

③ WANG J, YIN L, LAZAR M A. The orphan nuclear receptor Rev-erb alpha regulates circadian expression of plasminogen activator inhibitor type 1[J]. J Biol Chem, 2006, 281(45): 33842-8.

④ OISHI K, OHKURA N, AMAGAI N, et al. Involvement of circadian clock gene Clock in diabetes-induced circadian augmentation of plasminogen activator inhibitor-1(PAI-1) expression in the mouse heart[J]. FEBS Lett, 2005, 579(17): 3555-9.

(CCICT)和 *Bmall* GG 基因型均是高血压患者血浆 PAI-1 升高的危险因素。*Clock* C 等位基因(CC/CT)的高血压患者血浆 PAI-1 水平升高的风险较 TT 基因型的高 2.5 倍;*Bmall* GG 基因型的高血压患者血浆 PAI-1 水平升高的风险较 A 等位基因(AA/AG)携带者高 2.4 倍。

大量的研究均表明,*Clock*、*Bmall* 基因单核苷酸多态性与高血压、2 型糖尿病、胰岛素抵抗及血脂紊乱等代谢性疾病有关,但这种位点多态性所引起的效应机制尚未完全阐明。之前的研究同样发现,*Clock* T3111C 和 *Bmall* A1420G 位点单核苷酸多态性与代谢综合征尤其是胰岛素抵抗有关,推测这种相关性主要是由胰岛素抵抗介导。研究表明,*Clock* C 等位基因(CC/CT)和 *Bmall* GG 基因型均是高血压患者血浆 PAI-1 升高的危险因素。*Clock*、*Bmall* 基因单核苷酸多态性与代谢综合征的关系可能通过使 *PAI-1* 异常表达,再影响各种代谢参数,最后导致代谢综合征尤其是肥胖、胰岛素抵抗和 2 型糖尿病的发生、发展。其中可能还有其他的许多因子和通路介导了时钟基因多态性与代代谢性疾病的关系,具体的效应机制还有待进一步的研究。

1.5.2　夜间高血压与 *Per2* 和 *Per3* 基因之间的关系

Per2 G3853A 多态性是由 *Per2* 基因转录起始点上游第 3853 位碱基 G 变为 A,从而产生了限制性内切酶 BamHI 的酶切位点,因此,可采用 PCR-RFLP 进行 *Per2* 基因启动子 3853 位 G/A 多态性位点的基因型分析。

近年来,越来越多的研究指向时钟基因在血压的调节中起重要作用,血压昼夜节律的产生和维持与时钟基因的周期性表达有关。Miller 等[1]研究提示时钟基因在血压的调节中起重要作用,初步的研究估计体内约 5%～10% 的转录受时钟基因调控,动物和人的研究表明昼夜节律时钟可调节血压,引起高血压,最终进展为血管病变。OkamuraH 等研究发现,时钟基因(clock genes)的"转录-翻译"反馈回路自主产生约 24 h 的节律性振荡(oscillate)[2],整合时钟输入信号(亦称授时因子)与外界环境保持同步

①　MILLER B H,MCDEARMON E L,PANDA S,et al. Circadian and CLOCK-controlled regulation of the mouse transcriptome and cell proliferation[J]. Proc Natl Acad Sci USA,2007,104:3342-3347.

②　OKAMURA H,YAMAGUCHI S,YAGITA K. Molecular machinery of the circadian clock in mammals[J]. Cell and Tissue Res,2002,309(1):47-48.

化,控制下游钟控基因的表达。其具体运行机制[1]:CLOCK/BMAL1异源二聚体与 $mPer$ 基因启动子 E-box 元件结合,刺激转录翻译生成 mPER 蛋白。当 mPER1 和 mPER2 蛋白单体数量超过胞质中酪蛋白激酶 I 的磷酸化能力时,部分完整的 mPER 蛋白发生二聚化后入核,和核内蛋白 mCRY结合形成复合物,该复合物清除 E-box 元件所结合的 CLOCK/BMAL1,从而抑制 $mPer$ 基因转录。反之,细胞核内 $mPer$ 水平的下降又将重新启动 $mPer$ 基因的转录,这就形成生物节律产生的分子机制的核心反馈循环。

有研究表明,$Per3$ 基因与睡眠障碍存在相关性,睡眠障碍能导致夜间高血压,因此,$Per3$ 基因可能通过影响睡眠情况间接导致夜间高血压的发生。需要注意的是,$Per2$ 和 $Per3$ 基因只是时钟基因调控血压环节中的一个小节点,时钟基因对血压调控的机制是很复杂和奇妙的。在一个对各种节律的调节都很精细和微妙的机体中,单个基因在单个环节对调控所起作用的微效果就更不清楚了。

1.6　胰岛素抵抗在高血压中的作用

胰岛素抵抗(insulin resistance,IR)是指肝脏和其他周围组织对胰岛素的敏感性降低。胰岛素促进葡萄糖摄取这一能力降低出现胰岛素抵抗,当发生胰岛素抵抗时,胰岛素受体依赖的磷脂酰肌醇-3-羟基酶 PI3K 抑制 NO 的合成和释放,舒血管作用减弱而使血压升高。高胰岛素血症导致血压升高的机理包括促进远曲小管的重吸收,使细胞外容量增加;增加交感神经活性,激活肾上腺能系统,增加血液中的儿茶酚胺的浓度;降低 NA-K-ATP 酶活性,影响细胞膜转运离子,影响血管平滑肌对血管活性物质的敏感性。

1.6.1　胰岛素抵抗与妊娠期高血压疾病

妊娠期间为确保胎儿在餐后持续的葡萄糖供应,其血糖及胰岛素表现为空腹胰岛素浓度升高而血糖较低,餐后表现出长期高血糖和高胰岛素血症,妊娠晚期胰岛素浓度达到峰值,分娩后迅速恢复到孕前水平,这种反应与妊娠引起的外周胰岛素抵抗状态是一致的。Freemark[2]发现晚期正常

---

① LI X L, LI Q P. Regulation of Clock Genes in mammals from central toperipheral pacemakes[J]. Current Genomics,2004,5:483-8.

② FREEMARK M. Regulation of matemal metabolism by pituitary and placental hormones：Roles in fetal development and metabolic programming[J]. Horm Res,2006,65 Suppl 3:41-49.

妊娠的胰岛素敏感性比非孕妇的胰岛素敏感性低 45%～70%。在妊娠期高血压疾病(hypertensive disorders of pregnancy,HDP)妊娠中,也存在类似代谢综合征的代谢变化,并且越来越多的数据支持胰岛素抵抗在子痫前期(preeclampsia,PE)发病中的作用,但仍需要大量实验研究证实。目前研究认为胰岛素抵抗可能主要通过以下机制作用 HDP 发病:循环中高胰岛素血症促进氧化应激,引起 NO 失活和内皮功能障碍;通过介导抗血管生成因子/促血管生成因子紊乱,加强母体微血管功能障碍,促进血管收缩;血液循环中的胰岛素的增加已被证明可以增加钠的重吸收,从而导致钠的滞留;引起交感神经系统的激活,通过促进胰岛素样生长因子-1 受体的血管平滑肌细胞生长,使内皮素受体表达的增加;激活交感神经系统,促进去甲肾上腺素释放增加,从而使血管收缩、水钠潴留导致高血压及水肿;胰岛素抵抗可引起脂质代谢紊乱,过氧化脂质引起血管内皮损伤,过多脂质沉积于动脉管壁,外周阻力升高,进而影响血压。

此外,胰岛素抵抗与脂质代谢紊乱互为因果,交感神经过度活动可以直接或通过增加游离脂肪酸产生胰岛素抵抗,脂质代谢紊乱增加胰岛 B 细胞局部血流灌注阻力,胰岛 B 细胞局部缺血导致功能退化。胰岛 B 细胞分泌胰岛素和 C 肽呈等分子关系,C 肽不被肝脏酶灭活,半衰期比胰岛素长,故血中 C 肽的浓度可更好地反映胰岛素的功能。ISI 可直观表现血清中胰岛素敏感性的强弱,稳态模型胰岛素抵抗指数(homeostasis model assessment-insulin resistance,HOMA-IR)是评估胰岛素抵抗的直接指标,它的上升往往提示患者体内组织细胞对于胰岛素的利用及敏感性的不足,对于评估胰岛素敏感性/抵抗性的直接评价具有合理的线性相关性。

1.6.2 内脂素与胰岛素抵抗

内脂素(visfatin)作为脂肪因子在人和小鼠的内脏脂肪中高度富集,通过动物实验发现其在细胞培养模型中有胰岛素模拟作用,能有效地诱导葡萄糖转运,降低了小鼠血糖水平。Morgan[1] 还指出,visfatin 不仅能诱导3T3-L1 脂肪细胞摄取葡萄糖,而且当 visfatin 在 2 nm 浓度下,它与胰岛素是等效的,即 visfatin 和胰岛素一样,也会引起信号转导蛋白的磷酸化,激活胰岛素信号,作用于胰岛素受体下游,刺激脂肪细胞和肌肉细胞摄取葡

① MORGAN S A, BRINGOLF B, SEIDEL E R. Visfain exressis is levaed in normal human pregnancy[J]. Peptides,2008,29(8):1382-1389.

萄糖,并抑制肝细胞释放葡萄糖。此外,Hug[1] 还指出,visfatin 还可与胰岛素有相互协同作用,抑制糖异生。Fukuhara 等[2]还发现 visfatin 与胰岛素受体结合,但不与胰岛素竞争,表明这两种蛋白质结合在不同的位点上。而这一观点同样也在 Hug 的实验中得到了观察和证实,即 visfatin 与一个突变的胰岛素受体紧密结合,并降低了对胰岛素的亲和力,使机体出现或加重胰岛素抵抗。黄蓉等[3]研究 visfatin 与胰岛素抵抗的相关性分析,发现对照组产妇母血及脐血中 visfatin 与糖代谢各指标无相关关系;HDP 组孕妇母血及脐血中 visfatin 与空腹胰岛素(fasting insulin,FINS)、C 肽和HOMA-IR 呈正相关,与 ISI 呈负相关。这表明在正常妊娠情况下血清中的 visfatin 与胰岛素抵抗并无关系,而当只有当产妇患 HDP 时,visfatin 与胰岛素敏感性下降及胰岛素抵抗密切相关,但其因果关系尚不明确,需进一步大样本数据及具体的致病机制的研究。

1.6.3 RBP4 与胰岛素抵抗

近年来,在循环中视黄醇结合蛋白 4(retinol-bindingprotein 4,RBP4)被证明是脂肪组织胰岛素抵抗的一种潜在调节因子。但目前关于 RBP4 引起胰岛素抵抗的相关病理生理机制尚不明确。相关实验表明,循环 RBP4水平不仅在几种肥胖和胰岛素抵抗的小鼠模型中显著增加,而且在具有这些条件的人中也显著增加。在正常小鼠中过表达 RBP4 或注射重组 RBP4可诱导胰岛素抗性,而敲除编码 RBP4 的基因杂合或纯合的小鼠与野生型小鼠相比显示出胰岛素敏感性增加。RBP4 相关作用包括通过增强肝脏中磷酸烯醇丙酮酸羧激酶的表达来增加肝脏糖异生,并抑制骨骼肌细胞中胰岛素刺激的信号通路,导致胰岛素抵抗的发生。Broch 等[4]发现 RBP4 的过度分泌可能直接抑制胰岛 B 细胞功能,或者通过阻止甲状腺素运载蛋白与 B 细胞受体的结合而抑制 B 细胞的功能,从而诱导产生胰岛素抵抗。新

---

① HUG C, LODISH H F. Medicine. Visfatin:A new adipokine[J]. Science,2005,307(5708):366-367.

② FUKUHARA A, MATSUDA M, NISHIZAWA M, et al. Visfatin:A protein secreted by visceral fat that mimics the effects of insulin[J]. Science (NewYork,N. Y), 2005, 307(5708):426-430.

③ 黄蓉. 血清中胰岛素抵抗、脂代谢紊乱、Visfatin、RBP4 含量与妊娠期高血压疾病的相关性研究[D].昆明:昆明医科大学,2019:43-44.

④ BROCH M,VENDRELL J,RICART W,et al. Circulating retinol-bindingprotein4, insulin sensitivity, insulin secretion, and insulin disposition index in obese and nonobese subjects[J]. Diabetes Care,2007,30(7):1802-1806.

出现的证据表明,RBP4 通过 Toll 样受体 4 和氨基末端激酶(jun N-terminal kinase C-JUN,JNK)蛋白激酶诱导巨噬细胞分泌促炎细胞因子,造成亚临床炎症效应,同时间接抑制脂肪细胞的胰岛素信号路径,诱导产生胰岛素抵抗。此外,RBP4/视黄醇复合物刺激 JAK2/STAT5 信号转导和细胞因子信号抑制因子-3 的表达,这也与胰岛素抵抗有关。Moraes-Vieira 等[1]观察到 RBP4 的升高通过 JNK 途径诱导 APC 的激活,从而导致促炎性 CD4$^+$T 细胞增殖和 Th1 极化,促进全身系统胰岛素抵抗。但 Fedders 等[2]在小鼠模型中观察到循环中升高的 RBP4 不能加剧葡萄糖和能量稳态的系统的恶化,并表明肝脏分泌的 RBP4 不会损害葡萄糖稳态。黄蓉等[3]研究 RBP4 与胰岛素抵抗的相关性分析,发现对照组及 HDP 组产妇母血中 RBP4 与空腹血糖(fasting plasma glucose,FPG)、HOMA-IR 均呈正相关,与胰岛素敏感指数(insulin sensitive index,ISI)呈负相关,且 HDP 组相关系数与对照组相比大致相同,这说明无论在正常妊娠或 HDP 妊娠时,母血中 RBP4 的表达均与胰岛素敏感性及胰岛素抵抗均密切相关。脐血中 RBP4 与 FPG、FINS、HOMA-IR 及 ISI 均无相关性,结合 Laudes 等"脐带血中的脂肪因子循环主要来自胎儿血液"的观点,可以推断胎儿血液中 RBP4 的表达与胰岛素抵抗不相关,但为探究和证实此猜测,还需结合新生儿血液中 RBP4 的含量即更大样本的研究分析。

1.7　睡眠呼吸暂停综合征与高血压

阻塞性睡眠呼吸暂停低通气综合征(obstructive sleep apnea-hypopnea syndrome,OSAHS)是一种临床多见又易被忽视的睡眠呼吸障碍性疾病,患者气道阻塞,睡眠中呼吸不畅反复出现,睡眠结构紊乱反复发生,呼吸受限、气流不畅,引起睡眠中吸入体内的氧气不足,二氧化碳呼出不畅而滞留,最终出现低氧血症和高碳酸血症,继而导致多系统损害,如高血压、心血管疾病、脑血管疾病、肝损害及神经内分泌疾病等多种器官系统疾病,逐

---

① MORAES-VIEIRA P M, YORE M M, DWYER M, et al. RBP4 activates antigen-presenting cells, leading to adipose tissue inflammation and systemic insulin resistance[J]. Cell Metab, 2014, 19(3): 512-526.

② FEDDERS R, MUENZNER M, WEBER P, et al. Liver-secreted RBP4 does not impair glucose homeostasis in mice[J]. J Biological Chemi, 2018, 293(39): 15269-15276.

③ 黄蓉. 血清中胰岛素抵抗、脂代谢紊乱、Visfatin、RBP4 含量与妊娠期高血压疾病的相关性研究[D]. 昆明:昆明医科大学, 2019:43-44.

渐引起急性发作性疾病,如肺栓塞、脑梗死和心肌梗死等疾病,甚至威胁生命。

1.7.1 影响 OSAHS 发病率升高的原因

性别、年龄和烟酒等不良生活习惯和气道发育异常等与 OSAHS 发病存在密切关系,甚至明确为 OSAHS 的发病因素。而且,男性的 OSAHS 发病患者要多于女性,男性中重度 OSAHS 的发病率是普通人的 3 倍。复旦大学附属中山医院呼吸科的学者[①]报道,在调查的睡眠时打鼾的 148 例患者中,男性 121 例,女性 27 例,男女比例为 4.5∶1,且 60 岁以上的患者达50% 以上;蚌埠医学院第一附属医院呼吸与危重症医学科的学者[②]报道,该科睡眠室住院治疗的 112 例 OSAHS 患者中,男性 89 例,女性 23 例,男女比例达 3.9∶1;山东省荣成市人民医院的学者[③]报道,纳入的研究对象确诊 OSAHS 的患者有 640 例,其中男性就占 600 例,男女比例为 15∶1,且患者年龄多在 30~50 岁。研究发现,吸烟率为 40.64% 的打鼾人群要远远高于非吸烟率为 33.17% 的非打鼾人群,并且打鼾程度随着吸烟量的增加而加重。不仅如此,吸烟还能够引起炎症反应而延误术后身体恢复,需要特别引起重视的是,术后的 OSAHS 患者必须戒烟,否则将会引起疾病复发,严重损害身体机能。饮酒对 OSAHS 有很大不利影响,可以加重 OSAHS 病情,机理可能是酒精能明显降低睡眠时动脉血氧饱和度、加重低氧血症。曾有报道,酒精会导致 OSAHS 患者脑白质损害。

OSAHS 也越来越成为临床诸多疾病的危险致病因素,可继发全身不适,导致多种疾病的发生,可引起血脂代谢紊乱、脂质升高,血液中氧气含量降低和二氧化碳含量升高,使血液处于易凝状态,引起神经内分泌紊乱,最终易发展为低氧血症、高碳酸血症、动脉硬化及血栓栓塞性疾病。高血压是 OSAHS 继发的病症之一,OSAHS 患者高血压发病率远高于健康人群,有研究显示,OSAHS 患者中有 77% 的人患有高血压,尤其发现血压升高而单纯应用降压药不能取得良好效果的患者,应该进一步排除 OSAHS

① 周敬,鲁沈源,励雯静,等.148 例鼾症及阻塞性睡眠呼吸暂停低通气综合征危险因素的分析[J]. 复旦学报医学版,2010,37(2):207-210.

② 夏雪梅,胡俊锋,黄礼年,等. 代谢综合征合并阻塞性睡眠呼吸暂停低通气综合征的相关因素分析及持续气道正压通气的疗效观察[J]. 中国糖尿病杂志,2015,23(10):903-907.

③ 毕秀敏. 阻塞性睡眠呼吸暂停低通气综合征相关因素研究[J]. 中国农村卫生,2017,2(104):70.

相关性高血压的可能。OSAHS 相关性高血压与原发性高血压不同,具有自己的特点。正常人或非 OSAHS 相关性高血压患者的血压节律性变化呈杓型,睡眠后血压逐渐下降,睡眠期低于觉醒期血压,或部分患者睡眠中不下降呈非杓型;而 OSAHS 相关性高血压无昼夜节律变化,呈非杓型,舒张压较高且脉压降低,晨起血压是 24 h 血压的最高峰,高于日间和睡前的血压。具有高血压家族史的 OSAHS 患者更易患 OSAHS 相关性高血压。

身高、体重及 BMI 值是判断人体肥胖与否及肥胖程度的简易指标,颈围、腰围也通常用来评价身体肥胖程度,OSAHS 和高血压都与肥胖存在一定的关系。肥胖可引起气道狭窄、影响胸部充分的收缩运动,肥胖还与脂代谢异常、胰岛素抵抗和氧化应激等有关,这些因素又参与了 OSAHS 和高血压的形成。

研究显示,气道结构差异是 OSAHS 发生的重要原因。舌体、下颌和腭垂等上呼吸道结构时刻影响着上气道的呼吸顺畅与否,这些结构和软组织发生改变不利于气道通畅时,即可发生打鼾和睡眠呼吸暂停。人体在清醒状态下大脑神经中枢能够有效支配咽喉部肌肉保持一定的兴奋性,保证正常呼吸的需要,但在睡眠时高级神经中枢的该作用减弱甚至消失,使得上呼吸道阻力增加。研究发现,多数 OSAHS 患者会不同程度的颌平面陡、下颌后缩、舌体较厚及腭垂过宽过长,导致气道狭窄。

OSAHS 患者会发生睡眠结构紊乱,这与反复呼吸暂停、觉醒次数增多密切相关。血氧饱和度、最低血氧饱和度及平均血氧饱和度是评价缺氧程度的重要指标。反复呼吸暂停会降低血氧饱和度,引起慢性缺氧,导致血压升高。据报道,OSAHS 对血压的影响尤其是对舒张压的影响较大,并且 OSAHS 越严重对血压的影响就越大。

1.7.2 和肽素在 OSAHS 高血压发生发展中的机制

和肽素(copeptin)作为机体中精氨酸加压素(arginine vasopressin, AVP)释放的同源替代物,在心血管疾病中的机理可归结于 AVP 的生物学效应。近年发现,与 copeptin 关系密切的 AVP 系统可能是除 RASS 和 SNS 外调节心血管功能的重要的神经激素系统。

AVP 具有收缩血管作用,其抗利尿作用使细胞外液容量扩大,可增加压力反射性和血管对儿茶酚胺的敏感性,这些作用相互叠加,在血压的调节中发挥重要的作用。

慢性间歇低氧(chronic intermi ttent hypoxia,CIH)是 OSAHS 最主要的病理生理变化,在此过程中,AVP 系统与 HPA 轴、交感神经系统共同参与 OSAHS 的应激反应,同时与 RASS、血管内皮损伤等机制紧密联系,引起独特的神经内分泌改变,由此产生的多种激素互为影响,通过以下途径参与 OSAHS 高血压的发生、发展。

1.7.2.1　HPA 轴功能失调

下丘脑-垂体-肾上腺(the hypothalamic-pituitary-adrenal axis,HPA)轴以室旁核作为其神经内分泌轴的中枢位点,是重要的神经内分泌调节激素轴,其主要生理功能是调节机体对各种应激的反应。AVP 似乎作为一种应激状态存在的信号作用于下丘脑,进而影响 HPA 轴的活性,被认为是一项机体下丘脑水平的内源性应激标记物。研究表明,AVP 能促进垂体促肾上腺皮质激素(adreno-cortico-tropic-hormone,ACTH)的释放,也影响肝脏糖原分解、胰岛素和胰高血糖素分泌,与 AVP 等量释放的 copeptin 水平随应激程度加重而升高,其变化幅度显著高于皮质醇。Katan 等①研究也证实了与 AVP 同源的 copeptin 在反映个体应激方面表现出色,能与皮质醇一样反映个体应激水平,不同的是皮质醇反映肾上腺水平,且具有明显的昼夜节律性,而 copeptin 反映的是下丘脑和垂体水平,比皮质醇更敏锐而精确地反映个体的应激程度。

OSAIS 患者睡眠期间频繁发生低氧应激以及睡眠结构的片段化、反复微觉醒等应激事件,HPA 轴由此激活并处于高水平的紊乱调节状态。下丘脑室旁核具有神经内分泌功能的神经元所表达的促肾上腺皮质激素释放激素(corticotropin-releasing hormone,CRH)和 AVP 增多,其中,CRH 是 HPA 轴激活的关键环节,而 AVP 是 CRH 有力的增效因子。AVP 经脑垂体 V_{1b} 受体介导刺激释放脑垂体激素,同时激活 V_1 受体直接或间接引起下丘脑 CRH 神经元分泌 CRH。CRH 和 AVP 具有协同效应,二者共同作用于腺垂体,促进其释放 HPA 轴的效应因子 ACTH,ACTH 进而作用于肾上腺皮质,通过 CRH-ACTH 途径促进肾上腺皮质合成和分泌皮质醇(cortisol),使血皮质醇在短时间内显著超过基础状态。高水平的皮质醇不仅增强血管平滑肌对儿茶酚胺的敏感性,还通过多途径作用引起血压升高。

1.7.2.2　交感神经系统激活

众所周知,交感神经功能亢进是高血压病的重要发病机制之一,几十

---

① KATAN M, CHRIST-CRAIN M. The stress hormone copeptin:A new prognostic biomarker in acute illness[J]. Swiss Med Wkly, 2010, 140:w13101.

年来对 OSAHS 的众多研究也证实了交感神经活性(sympathetic nerve activity,SNA)是影响 OSAHS 患者生存率和死亡率的关键因素。

OSAHS 患者 SNA 增强可能与夜间间歇性低氧(intermittent hypoxia,IH)、高碳酸血症、夜间睡眠片段化以及与 OSAHS 相关的最大胸腔内负压等有关,其中以 IH 作用最为重要。慢性间歇缺氧使机体整夜处于 IH/再氧合(reoxygenation,ROX)状态,即睡眠期间间断上气道阻塞使 OSAHS 患者出现反复呼吸暂停、血氧饱和度下降以及组织缺氧,继之引起高通气,血氧恢复,上述过程间断反复。这种独特的低氧方式可通过多途径、多部位影响 SNA,其中,颈动脉体(carotid body,CB)在 OSAHS 高血压的发展中起着非常重要的作用。CIH 改变 CB 化学感受器的结构和功能,通过低氧-化学感受器-交感神经活化链调控多种神经递质或调质的释放,表现出 SNA 持续增高,导致全身性高血压。OSAHS 动物模型的实验结果证实了间歇性低氧引起 CB 高敏感性,CB 的敏感性增强与 OSAHS 导致的血压升高关系密切。证据表明,OSAIS 患者在长期 CIH 状态下 SNA 增加,并与高血压的发生密切相关,引起夜间血压升高。

同时,SNA 过度活化与内源性应激水平密切相关,OSAHS 患者夜间出现的 CIH 和频繁重复的觉醒增加了 SNA 和氧化应激,二者促进了机体 AVP 的释放,由此产生更多的代谢物 copeptin。研究表明,交感神经活化链产生的肾上腺素激素如肾上腺素刺激 AVP 释放的同时,AVP 也增强了儿茶酚胺的血管收缩作用,二者相互促进,大大增加了 OSAHS 患者夜间高血压等心血管并发症的风险。

1.7.2.3　RASS 激活

RASS 是机体重要的神经内分泌系统之一,是高血压发生发展的一个重要因素。血管紧张素(angiotensin,Ang)是 RAAS 组分中的一种肽类活性物,其中 Ang Ⅱ 是 RASS 中最具生物活性的肽类物质,RAAS 升压机制主要是通过 Ang Ⅱ 实现的。Ang Ⅱ 收缩血管的效应是去甲肾上腺素的 40~50 倍,是被公认的已知天然存在的最强的升压物质之一,也是目前研究较多的一种与高血压密切相关的神经体液因子。在肾素作用下,血管紧张素原转化为 Ang Ⅰ,Ang Ⅰ 在血管紧张素转换酶的催化下生成有活性的 Ang Ⅱ,通过 RAS 效应分子——血管紧张素Ⅱ受体(angiotensin Ⅱ type receptor,ATR)介导实现其生物效应。

OSAHS 与 RASS 的关系复杂。经典的 RAAS 途径认为:①OSAHS 患者夜间间歇性低氧激活 RASS;②低氧-化学感受器-交感神经活化链最终的环节激活 RASS;③低氧血症、高碳酸血症产生大量的自由基使机体内氧化应激状态发生改变,氧化应激产生炎性反应导致内皮功能受损,RASS活性增强。宋志芳等①研究发现,OSAS 相关性高血压组和单纯 OSAHS组中血肾素、血管紧张素Ⅱ和醛固酮含量升高,与对照组比较统计学差异显著($P<0.05$),提示 OSAHS 患者确实存在 RASS 激活和血管内皮功能紊乱,RASS 以及 AngⅡ 可能在 OSAHS 的血压变化中起一定作用,是引起OSAS 患者高血压的机制之一。Kizara 等②通过测定血清 AngⅡ、血管内皮生长因子,并用外周血单核细胞和内皮细胞混合的方法研究在体外联合培养过程的相互影响,实验数据发现,AngⅡ 和 VEGF 浓度在 OSAIS 组中比对照组中升高,接受 nCPAP 治疗后复测的 AngⅡ 和 VEGF 浓度较前下降。同样的,RASS 中的醛固酮在 OSAHS 合并高血压的发生发展中也起着一定的作用,随机对照研究显示,难治性高血压患者中血浆醛固酮水平与 OSAHS 病情的严重程度呈正相关,其机制可能是血浆醛固酮升高引起继发性水、钠潴留,同时导致血管内皮功能紊乱,使血管张力增加。在血管重构中,醛固酮使高血压和 OSAHS 相互促进,形成恶性循环。

近年来发现,脑内 RAS 也参与机体心血管和液体电解质的调节并维持其动态平衡。脑内血管紧张素对血压的影响一方面通过视上核和下丘脑室旁核 RAS 刺激促进 AVP 的释放,另一方面跟 RAS 与 SNS 的相互作用有关,通过 RAS 改变压力感受器反射功能,加强交感神经活性,其中下丘脑 AVP 神经元也参与了交感神经活性的调节,提示 AVP 系统在二者中的介导作用。值得注意的是,AVP 即便是低生理浓度也能明显增强 AngⅡ和去甲肾上腺素的血流动力学影响。另外,在高血压的醋酸去氧皮质酮盐模型中,穹窿下器官血管紧张素 1a 型受体的激活引起高血压升高,其中部分原因是与 AVP 的释放有关。John 等③发现,RMS 激活的高血压转基因小鼠尿液中的 copeptin 排泄水平升高,免疫组化染色观察发现视上核 AVP增加,皮下注射非选择性的 AVP 受体拮抗剂考尼伐坦可使高血压实验鼠血压水平正常化,表明高血压小鼠 RAS 亢进与 AVP 关系密切,脑内 RAS的激活可能通过刺激下丘脑释放 AVP,进一步增加了交感神经活性,继而

① 宋志芳,郑泽琪,吴印生.阻塞性睡眠呼吸暂停对血压、内皮功能及左室质量的影响[J].高血压杂志,2006,14(3):185-189.

② KIZAWA T, NAKAMURA Y, TAKAHASHI S, et al. Pathogenic role of angiotensin Ⅱ and oxidised LDL in obs tructive sleep apnoea[J]. Eur Respir J,2009,34(6):1390-1398.

③ LITTLEJOHN N K, SIEL R J, KETSAWAT SOMKRON P, et al. Hypertension in micewith transgenie activation of the brain renin-angiotensin system is vasopressin dependent [J]. Am J Physiol Regul Integr Comp Phys iol,2013,304:R818-828.

引起血压升高。

1.7.2.4 参与血管内皮损伤

OSAHS是多系统损害的独立危险因素,是一种氧化应激性疾病。CIH作为OSAHS特有的低氧模式,与缺氧-再灌注损伤类似,因其夜间反复发作高频率、周期性缺氧-复氧循环模式打破机体正常的促氧化-抗氧化平衡系统,导致机体累积生成过多的活性氧自由基(ROS)和活性氮族自由基(reactivenitrogenspecies,RNS),其中,经由NAD(P)H氧化酶过度活化和线粒体电子传递链氧化磷酸化生成的促氧化自由基包括超氧阴离子、羟自由基和过氧化氢等,直接损伤内皮细胞,还通过蛋白质、核酸变性和细胞膜脂质过氧化等过程间接损害内皮细胞的结构与功能,使血管活性物质代谢出现紊乱,血管舒缩功能障碍,血管平滑肌增殖,最终引发高血压。

其中,内皮素(endothelin,ET)是内皮细胞分泌的作用最强、持续时间最长的内源性血管收缩活性多肽,CIH诱导的氧化应激使颈动脉化学感受反应性提高,内皮素1(endothelin-1,ET-1)、Ang Ⅱ及促炎性细胞因子水平升高。Gras[1]研究认为,OSAHS患者可能通过激活NF-κB依赖的炎性通路产生TNF-1,使ET-1水平升高,引发炎症性血管重塑。Schoen在近来的研究中也发现,亚临床睡眠呼吸暂停患者就已出现了ET 1水平的增加,表明亚临床睡眠呼吸暂停就已经出现内皮功能障碍。研究表明,AVP可刺激ET-1的生成,参与并加重OSAHS患者的血管内皮功能损伤过程,共同促进血压升高。

1.8 肠道菌群与高血压的关系

人体是个超级生物体,由结构复杂、种类及数量庞大的微生物群落构成,广泛分布于肠道、泌尿道、呼吸道、口腔和皮肤表面等,主要由细菌、真菌等组成。而肠道的菌群数量最多且最为复杂,约100万亿个细菌细胞,总重量约1 kg,其细胞的数量约是人体的10倍,基因的数量约是人体的150倍,是人体微生态的重要组成部分,对保持人体健康发挥着重大作用,形成互利共生的关系。目前发现,正常人体肠道内由50个以上菌门构成,拟杆菌门和厚壁菌门占大部分,而变形菌门、放线菌门、梭杆菌门、疣微菌

---

① GRAS E, BELAIDI E, BRIANGON-MARJOLLET A, et al. Endothelin-1 mediatesintermit tent hypoxia-induced infl ammatory vascular remodeling through HIF-1 act ivation[J]. J Appl Physio1,2016,120(4):437-443.

门和蓝藻门等占较小部分。目前普遍认为,有 1000 多种细菌。肠道菌群从来源上进行分类,可分为外籍菌和原籍菌。外籍菌位于浅层(距离肠黏膜较远者为浅层),代表菌群为大肠杆菌;原籍菌又可分为中层和深层(距离肠黏膜较近者为深层),其代表菌群分别为拟杆菌和双歧杆菌和肠道菌群按具体功能又可分为有益菌、中间菌和有害菌。有益菌大多为专性厌氧菌,如乳杆菌、双歧杆菌和类杆菌等,为肠道内的优势菌群,占肠道菌群的大多数,对保持肠道功能正常及维护人体健康发挥重要作用;有害菌大多为病原菌,如金黄色葡萄球菌、溶血性链球菌,当人体免疫系统功能低下时,有害菌就可能大量繁殖,人体肠道菌群就会发生紊乱,对人体产生危害;中间菌以兼性需氧菌为主,一般情况下,不会对人体产生危害,特定条件下就会转变成有害菌,攻击人体产生疾病。

目前相关研究结果表明,肠道菌群及其代谢产物可能是调节血压的重要因素,其相关机制目前主要集中如下几点:①影响宿主代谢和能量吸收,如双歧杆菌和乳酸杆菌等代谢产生亚油酸、短链脂肪酸等,这些代谢产物有潜在的降压作用;②通过影响血糖、血脂代谢和肥胖等高血压危险因素而影响血压,如血清胆固醇水平就能独立地影响血压水平;③释放炎症因子参与高血压的发生、发展,炎症因子诱导氧化应激,而氧化通过释放调控短链脂肪酸、氧化三甲胺等代谢产物影响血压水平,有关研究显示短链脂肪酸(short-chain fatty acids,SCFA)降低血压的机制是通过调节血管舒张作用来实现的;④可能通过自主神经活动、免疫反应参与高血压的调节。可以确定的是,肠道菌群的变化与高血压的发生发展具有明确的相关性。众多的证据表明,肠道菌群为预防和治疗高血压提供了新的方向,然而从目前的研究结果显示,肠道菌群与高血压发生间的因果关系还未明确,肠道菌群如何调节血压等问题还需进一步研究探索,还需在以后大规模的人体临床及动物试验中来确定特定的微生物种属对高血压的靶向调节作用。

双歧杆菌是人体肠道菌群中优势菌群属,是健康的重要标志之一,也是肠道菌群中很重要的益生菌。双歧杆菌利用磷壁酸与肠黏膜上皮细胞紧密结合,与其他厌氧菌共同在肠黏膜表面构成一道生物屏障,通过改善肠道 pH,抑制有害菌的繁殖,起到防止致病菌的定植、入侵的作用。而双歧杆菌在其生长代谢过程中分泌到细胞外的英膜多糖和黏液多糖,统称为双歧杆菌胞外多糖,对调节人体免疫功能、抗氧化、抗肿瘤、抗过敏及调整肠道菌群结构等方面发挥着非常重要的作用。

多形拟杆菌属于革兰氏阴性菌,是拟杆菌门的代表菌。多形拟杆菌能够编码 64 种合成降解多糖的相关酶,能降解人体肠道中大量的植物多糖

（如纤维素、木聚糖、果胶和阿拉伯糖等）和碳水化合物，它具有参与多糖代谢、胆汁酸和类固醇代谢及维持肠道正常生理机能等作用，且能为宿主提供 10％～15％ 的能量。多形拟杆菌参与人体胆固醇和类固醇代谢，其数量的变化可能会影响胆固醇和类固醇的正常代谢，进而促进高血压发病的危险因素。诸多研究表明，在高血压患者肠道中多形拟杆菌数量显著减少，推测它可能是具有类降压作用的一类细菌。

直肠真杆菌是一种条件致病菌，在肠道中的相对丰度可随着饮食的改变而发生变化。直肠真杆菌能够发酵蛋白胨或葡萄糖的主要代谢产物，包括甲酸、乙酸和丁酸，其中丁酸能够抑制肠道内其他有益菌的增殖①，这表明直肠真杆菌和挑剔真杆菌参与人体内的能量代谢，且对肠道菌群的构成有一定的影响，但其具体的代谢过程还有待研究。有研究表明，与正常个体比较，肥胖个体肠道中厚壁菌门比例较高；当肥胖个体体脂量减轻时，其肠道微生物中厚壁菌门比例则与正常个体变得较为相似。另外有研究发现，老年高血压病患者肠道中直肠真杆菌数量明显升高。

1.9　高血压的分子生物学机制(信号通路)

1.9.1　基于 PI3K/AKT 信号通路调控血管张力控制高血压的作用机制

除了内皮源性舒血管物质对血管舒张的调节之外，血管平滑肌细胞膜上的离子通道也是调控血管舒张的另一重要因素。K^+ 通道在血管平滑肌细胞的收缩和舒张中扮演重要角色，通过改变细胞膜电位从而影响血管平滑肌收缩与舒张。血管平滑肌细胞膜上的 K^+ 通道被激活后，K^+ 外流，可引起细胞膜超极化，抑制电压依赖型钙离子通道(voltage-operated calcium channels，VDC)的开放，降低细胞内 Ca^{2+} 浓度，使血管舒张。血管平滑肌细胞膜上主要存在 4 种 K^+ 通道：内向整流 K^+ 通道(Kir)、ATP 敏感性 K^+ 通道(KATP)、Ca^{2+} 激活的 K^+ 通道(K_{Ca}^{2+})和电压敏感性 K^+ 通道(KV)。

血管的收缩和舒张最主要的还是受到血管平滑肌细胞内的 Ca^{2+} 的调控，胞内 Ca^{2+} 浓度升高则会引起血管的收缩效应，因此降低细胞内 Ca^{2+} 浓

---

① MAHOWALD M A，REY F E. Characterizing a model human gut micro biota composed of mem bers of its two dominant bacterial phyla[J]. PNAS USA，2009，106 (17)：5859-5864.

度是诱导血管舒张的离子基础。血管平滑肌细胞肌浆网内 Ca^{2+} 的释放和胞外 Ca^{2+} 经 VDC 和受体操纵型钙离子通道（receptor-operated calcium channels，ROC）进入细胞内是血管平滑肌细胞内 Ca^{2+} 的主要来源途径。VDC 是一种受细胞膜电位调控开闭的钙通道，目前研究已发现，细胞膜上存在 L、T、N、P、Q 和 R 六种亚型 VDC，其中 L-型钙离子通道是血管平滑肌细胞膜上最主要的 VDC。KCl 刺激血管环后可引起血管平滑肌细胞膜外电位发生改变，使细胞膜电位去极化，从而引起膜上 VDC 的开放促使外钙内流，进入细胞内 Ca^{2+} 增加，进而引起血管收缩。

ROC 是血管平滑肌细胞膜上另一重要的钙通道，NE 作为 α 肾上腺素受体激动剂，作用于血管平滑肌细胞膜上的 α 肾上腺素受体，激活 ROC 开放。信号传递通过激活磷脂酶 C（phospholipase C，PLC），生成甘油二酯（diacylglycerol，DG）和三磷酸肌醇（IP_3），DG 和蛋白激酶 C（protein kinase C，PKC）作用激活肌球蛋白轻链，IP_3 则与特异性受体结合后诱导肌浆网内钙池释放 Ca^{2+}，使细胞内 Ca^{2+} 浓度升高，引起血管收缩。

血管的收缩与舒张功能不仅受到膜上离子通道调控，也与多条信号转导通路的调控有关，其中磷脂酰肌醇-3 激酶-丝氨酸/苏氨酸激酶（phosphatidylinositol-3-kinase/serine/threonine kinase，PI3K/AKT）信号通路的异常活化是调节血管平滑肌的收缩与舒张的重要信号转导通路之一。相关文献报道，在平滑肌细胞上，PI3K/AKT 信号通路通过磷酸化 L-型钙通道上的 Cavβ2a 亚基激活 L-型钙通道引起 Ca^{2+} 内流从而导致血管收缩；同时相关实验显示，缺乏 PI3Kγ 的小鼠对于 AngI 诱导的血管收缩性降低，对细胞内的 Ca^{2+} 的敏感性减弱；此外，PI3Kγ 敲除鼠可避免由 Ang II 诱导的高血压的发生以及血管损伤。AKT 是 PI3K 的关键下游信号分子，在由 PI3K 引起的多种细胞进程中发挥着重要作用，如葡萄糖代谢，细胞增殖、凋亡、转录和细胞迁移等。相关研究显示，AKT 活性受到抑制后可加强由 NO 引起的血管舒张，PI3K 受到抑制后可使该效应加强。PTEN 是 PI3K/AKT 信号通路的负反馈调节机制，可抑制 PI3K/AKT 的活性，从而抑制血管平滑肌细胞的增殖，由此可见，抑制 PI3K 的活性可以作为控制高血压和保护血管的一种治疗方法。

1.9.2　CaMKⅡδ-MEF2 信号通路与心肌肥大

已有研究表明，在心肌肥大的发生过程中，心脏的自分泌、旁分泌和内分泌系统及其受体所介导的细胞信号转导途径与机械张力受体及其信号转导途径具有重要的调节作用，且它们之间密切相关、相互影响。心肌受到机械牵拉的刺激之后将通过自分泌/旁分泌机制诱导血管紧张素Ⅱ释放,与此同时,AngⅡ 1 型(angiotensin type1,AT_1)受体也可被机械牵拉直接激活,把肥大信号传导至胞内。

高血压性心肌肥大的诱发是由机械牵拉和自分泌/旁分泌机制释放的心肌细胞体液因子共同作用的。

当信号经细胞膜传递至细胞内时,细胞内的多条信号通路共同参与介导,促使病理性心肌肥大的发生发展。例如,钙调神经磷酸酶-活化 T 细胞核因子(calcineurin-nuclear factor of activated T cells,CaN-NFAT)信号通路、CaMKⅡδ-MEF2 信号通路、PI3K/AKT 信号通路及丝裂原活化蛋白激酶(mitogen-activated protein kinase,MAPK)家族信号通路等均是参与心肌肥大的信号通路。在这些通路的共同作用下,最终引起肥大相关基因的转录增强以及蛋白质的合成增加,从而致使心肌细胞发生肥大。

1.9.2.1　高血压与 CaMKⅡ信号激活

静息状态下,胞浆内的 Ca^{2+} 浓度稳定保持在约 10^{-7} mol/L,当细胞受到刺激引起去极化现象发生时,位于细胞膜的电压依赖性 Ca^{2+} 通道(L type Ca^{2+} chanmel,LTCC)开放,细胞外的 Ca^{2+} 进入细胞内,随后 Ca^{2+} 促使雷诺丁受体(ryanodine receptor,RyR)触发胞内进一步的 Ca^{2+} 释放,即钙诱导钙释放。通过上述过程,胞浆内的 Ca^{2+} 浓度将迅速上升 100 倍达到 10^{-5} mol/L,引发心肌收缩。为了使心肌能达到收缩后充分的舒张,胞浆内的 Ca^{2+} 浓度必须迅速降低至静息水平,这一过程主要通过钠-钙交换体和肌浆网上 Ca^{2+}-ATP(sarco endoplasmic reticulum calcium adenosine triphosphatase,SERCA)共同完成,前者将 Ca^{2+} 转移至细胞外,后者将 Ca^{2+} 重吸收入肌浆网之内。

高血压使心室的后负荷发生改变,可直接影响搏出量,但是在整体条件下,可通过异长和等长两种调节方式使心肌的初长度及收缩能力发生相应的变化,从而适应后负荷的改变。而等长调节是指通过改变心肌收缩能力从而改变心脏泵血功能的调节方式。凡是能影响心肌细胞兴奋-收缩偶联过程中各个环节的因素都可对心肌的收缩能力产生一定的影响。细胞内 Ca^{2+} 浓度的升高是最终导致心肌肥大最基本最原始的信号,是引起初级与次级应答基因变化的始动因素和重要媒介。

具有 Ca^{2+}/calmodulin 依赖性且与心功能密切相关的酶已知的有三种,

包括 CaMK、CaN 和肌球蛋白轻链激酶(myosin light chain kinase,MLCK)[1]。CaMKⅡδ 和 γ 两个亚型在心肌细胞内表达。由于 CaMKⅡ 蛋白具有 Ca^{2+}/CaM 依赖性,因此,当心肌细胞内 Ca^{2+} 浓度升高,CaMKⅡ 将被大量的 Ca^{2+}/CaM 激活,而活化后的 CaMKⅡ 又通过磷酸化 RyR、L-型钙通道和磷酸受纳蛋白(phospholamban,PLB)来调控细胞内的 Ca^{2+} 浓度,且可通过磷酸化组蛋白去乙酰化酶 4(histone deacetylase 4,HDAC4)激活肌细胞增强因子 2(myocyte enhancer factor-2,MEF2),从而促使肥大基因的表达。

1.9.2.2　CaMKⅡδ-MEF2 通路与心肌肥大

(1)CaMKⅡ。CaMK 归属于苏氨酸/丝氨酸蛋白磷酸酶家族,是受 Ca^{2+}/CaM 调节的丝/苏氨酸蛋白激酶,由 CaMKⅠ、CaMKⅡ 和 CaMKⅣ 组成。其中,主要在心肌内表达的激酶为 CaMKⅡ,虽然在心肌细胞内探测到 CaMKⅠ 的表达,但其表达量较低。不同于 CaMKⅠ、CaMKⅡ,CaMKⅣ 仅在神经系统、淋巴细胞等组织细胞中被检测到,但在心脏中并未检测到。CaMKⅠ 虽然在心肌细胞质中被检测到,且已确定 CaMKⅠ 可激活转录因子,但有研究表明,CaMKⅠ 在心肌肥大的过程中并不发挥作用。CaMKⅡ 又分为 α、β、γ 和 δ 四种 6～12 个亚单位多聚体,分别由不同的基因编码形成。四个亚型中,CaMKⅡα 和 CaMKⅠβ 仅限于在神经系统中表达,而 CaMKⅡδ 和 CaMKⅡγ 分布广泛,在心血管系统中只有 CaMKⅡδ 和 CaMKⅡγ 进行表达。CaMKⅡ 有部分剪接变体存在于细胞质中,如 δ_C。同时,CaMKⅡ 在细胞核内的剪接变体也已确定,例如,δ_B、α_B 和 γ_A 均是细胞核定位信号,δ_B 亚基含有 δ_C 缺失的 11 个氨基酸的 NLS,由于这种差异,CaMKⅡ 主要由 δ_B 亚基定位于细胞核,而由 δ_C 亚基组成的 CaMKⅡ 定位于细胞质。

CaMKⅡ 具有调节心肌细胞内 Ca^{2+} 浓度、维持心肌细胞内钙稳态以及调节细胞收缩的重要作用。CaMKⅡ 主要通过磷酸化 LTCC、PLB、RyR 和 SERCA 等物质结构完成对心肌细胞内 Ca^{2+} 浓度的调节,从而调节心肌细胞的收缩。

(2)CaMKⅡδ 的异构体。CaMKⅡδ 和 CaMKⅡγ 在心肌细胞内均有表达,但值得注意的是,γ 亚单位在心肌细胞中仅有低量表达,而 δ 亚单位才是心肌细胞中 CaMKⅡ 的主要构型。

---

① KEARNEY P M,WHELTON M, REYNOLDS K, et al. Global burden of hypertension:Analysis ofworldwide data[J]. Lancet,2005,365(9455):217-223.

有研究者发现①，心肌肌质网 PLB 也是 CaMKⅡδ 的异构体。CaMKⅡδ通过磷酸化 HDAC4 诱导病理性心肌肥大，CaMKⅡγ 可能对 δ 有代偿作用。

CaMKⅡδ 在结构上可划分为三个部分，即 N 端、中间调节区和 C 端。N 端为接触反应区，C 端为亚基结合区，而中间调节区又由自身抑制区、CaM 结合域以及磷酸化位点组成。在未与 Ca^{2+}/Calmodulin 结合时，其自身抑制区与接触反应区相结合，激酶的活性受到抑制。当调节区的 CaM 结合域与 Ca^{2+}/Calmodulin 结合后，抑制作用被解除，通过磷酸化达到活化 CaMKⅡδ 的目的。当细胞内 Ca^{2+} 浓度低频率增加时，Ca^{2+}/CaM 从调节区解离后 CaMKⅡ 即失活。如果 Ca^{2+}/CaM 浓度升高时间延长或高频发生，则 CaMKⅡ 单体在自磷酸化位点催化亚基间磷酸化。自磷酸化之后的 CaMKⅡδ 使自身处于一种活性状态，在该状态下即使没有 Ca^{2+}/Calmodulin 的情况下，活性依然存在，这称为 CaMKⅡ 的自主活性。

CaMKⅡδ 亚基有 13 个剪接变体已被鉴别出来，其中，$δ_B$ 和 $δ_C$ 两个异构体在成年哺乳动物的心肌中存在蛋白水平的表达。但二者亦存在不同，$δ_B$ 是位于心肌细胞核内的定位蛋白，而 $δ_C$ 则是位于心肌细胞质内的蛋白分子。二者在心肌细胞肥大发生发展的过程中相互配合、相互促进。

（3）HDAC4 和 MEF2。组蛋白脱乙酰酶（histone deacetylase，HDACs）具有多种生物效应，包括参与调节心脏的生长，骨骼的发育以及骨骼肌纤维类型的规格分型等。多种丝氨酸/苏氨酸激酶利用普通丝氨酸残基的磷酸化来控制这些 HDACs 的亚细胞定位，使其发挥生物学效应。

Ⅱα 类 HDAC，HDAC4，-5，-7 和-9 具有共同的结构，均存在 C 端的催化结构域和 N 端的调节结构域，其结构域参与介导转录因子、共激活因子以及辅助受体的相互作用。这些 HDACs 的 N 端区域包含了一组控制其亚细胞定位的丝氨酸残基，该残基可将信号传递至下游靶基因。结构域位点的磷酸化为 HDAC 蛋白与 14-3-3 伴侣蛋白的结合创造了位点，14-3-3 伴侣蛋白护送磷酸化的 HDACs 从细胞核位移至细胞质，随后 HDAC 的靶基因活化。在细胞核中，Ⅱα 类 HDAC 作为 MEF2 的抑制剂发生作用。MEF2 是调节肌肉和应激反应基因的转录因子。MEF2 与Ⅱα 类 HDAC 的 N 端延伸部位相互作用，使 MEF2 靶基因的表达沉默，因此，一旦 HDAC 与 MEF2 解离，那么 HDAC 对 MEF2 的抑制作用将消失，MEF2 靶

①　BALTAS G，KARCZEWSKI P，KRAUSE G. The cardiac sarcoplasmic reticulum phospholambankinase is a distinct δ-CaM kinase isozyme[J]. FEBS Lett，1995，373：71-75.

基因也将得到表达。

研究表明,肌细胞增强因子-2(MEF2)受不同钙信号通路调控,是控制细胞分裂、分化和死亡的转录因子。脊椎动物有 4 个 MEF2 基因:MEF2A,-B,-C 和-D,它们在胚胎发生过程中以及在成体组织中以不同但重叠的模式表达。HDAC4 可以分别与 MEF2 家族的两个不同成员 MEF2A 和 MEF2C 相互作用。MEF2 蛋白它们的 N 端几乎是相同的,它们具有 MADS 结构域,相邻的 MEF2 特异性结构域影响 DNA 结合亲和力和辅因子相互作用,且 MEF2 蛋白的 C-末端区域是转录激活所必需的。

(4)CaMKⅡδ-MEFⅡ信号通路与心肌肥大。研究结果显示,CaMKⅡδ的缺失显著减轻长期 TAC 诱导的不良心脏重塑,包括心室扩张和功能障碍。CaMKⅡ抑制剂的使用基本上防止了过度的 BAR 刺激和心肌梗死引起的适应性的不良改造,Westenbrink 等[1]发现,当 CaMKⅡδ 缺失时,压力超负荷引起的线粒体蛋白质氧化的增加以及心肌肥厚代偿失调等现象将被减弱。以上结果说明,CaMKⅡδ 是影响心脏形态与功能的重要信号。

CaMKⅡ改变心肌细胞生长和肥厚的特征化途径是通过 CaMKⅡ介导的Ⅱ类 HDAC,特别是 HDAC4 和 HDAC5 的磷酸化,激活 MEF2 介导的基因表达。

CaMKⅡ的 δ 亚基在成年心脏中占主导地位,其两种剪接变体 δ_B 和 δ_C 在蛋白质水平上于心脏中有表达。δ_B 和 δ_C 在心脏中的分布位置有所不同,δ_B 位于细胞核内,而 δ_C 位于细胞质中。Backs 等[2]研究发现,CaMKⅡ δ_B 诱导 14-3-3 结合 HDAC4 而不是 HDAC5。钙调蛋白与 HDAC4 结合,破坏 MEF2-HDAC4 复合物。此外,有证据证明,CaMK 信号也破坏这些复合物。CaMKⅡ δ_C 促使 HDAC4 在细胞质中发生磷酸化,使 HDAC4 被锁定在细胞质中。同时,CaMKⅡ δ_B 使核内与 MEF2 结合的 HDAC4 磷酸化,使其与 MEF2 解离,从而促进其出核。两者在心肌细胞的细胞核内外无间协作,最大程度地保证了 MEF2 转录因子的顺利激活与表达。

MEF2 是心脏发育和心脏基因表达的关键调节因子。已有证据显示,

---

① DAAN B, LING H, DIVSAKARUNI A, et al. Mitochondrial reprogramming induced by CaMKⅡδmediates hypertrophy decompensation[J]. Molecular Medicine, 2015,116:28-39.

② BACKS J, SONG K, BEZPROZVANNAYA S, et al. CaM kinase Ⅱ selectively signals to histone deacetylase 4 during cardiomyocyte hypertrophy[J]. The Journal of Clinical Investigation,2006,116(7):1853-1864.

MEF2 因子也参与了心肌细胞的肥大。Passier 等[1]发现 MEF2 是肥厚心脏中钙调素依赖性蛋白激酶(calcium/calmodulin-dependent protein kinase,CaMK)信号传导的下游靶标,并且表明 CaMK 和钙调磷酸酶途径优先靶向不同的转录因子以诱导心脏肥大。

1.9.3　Ghrelin 介导的 PI3K/AKT/eNOS 信号转导通路是高血压内皮保护的重要通路

目前,血管内皮功能成为高血压治疗的新靶点,对内皮细胞功能障碍进行干预治疗成为防治高血压的重要环节。PI3K/AKT/eNOS 信号通路在细胞的凋亡、存活以及增殖等活动中发挥重要的生物学功能。研究证实,其在血管病变的生理病理过程中,具有调节血管内皮细胞、平滑肌细胞及炎症细胞等的作用。

Ghrelin 调控的 PI3K/AKT/eNOS 信号通路是内皮功能障碍的关键通路,近年来发现,Ghrelin 对心血管尤其是高血压血管内皮细胞具有保护作用。在血管内皮细胞中,PI3K 信号转导通路可以降低血管紧张度,并对血管有重塑作用。新近发现,PI3K/AKT/eNOS 信号通路是降压新靶点,PI3Ks 主要存于血管内皮细胞。研究显示,PI3K/AKT/eNOS 信号通路中,AKT 丝氨酸 473 位点以及 eNOS 丝氨酸 1177 位点酸化上调 eNOS 的活性,从而增加 NO 的合成,最终导致血管扩张,血压下降。PI3K 的抑制剂在动物实验中也发现具有显著降低血压的效应。全基因组学的研究也证明,PI3K 是影响人体平均动脉压的重要基因。

研究表明,Ghrelin 是调控 PI3K/AKT/eNOS 通路的重要因子。XU 等[2]发现在牛的主动脉血管内皮细胞核加入生长素释放肽可以有效激活 eNOS 并诱导 NO 的产生,这对血管有舒张作用。在此基础上,他们在每个实验组中加入针对 PI3K 的抑制剂和携带有显性负性突变体的腺病毒,发现生长素释放肽的舒张血管作用消失。这表明生长素释放肽具有血管舒张作用,该作用是通过激活 PI3K/AKT/eNOS 通路产生。在培养的内皮细胞及完整的血管中均发现 Ghrelin 可促进 eNOS 磷酸化,增加 eNOS 的

①　PASSIER R,ZENG H,FREY N,et al. CaM kinase signaling induces cardiac hypertrophy and activates the MEF2 transcription factor in vivo[J]. The Journal of Clinical Investigation,2000,105(10):1395-1406.

②　XU Z,LAN T,WU W,et al. The effects of ginseNOSide Rb1 on endothelial damage and ghrel expression induced by hyPerthomocysteine[J]. J Vasc Surg,2011,53:156-164.

活性,诱导 NO 合成,从而改善内皮功能,扩张血管。

1.9.4 Notch 通路与高血压的关系

Notch 信号通路是进化中高度保守的信号转导通路,是介导相邻细胞之间直接接触的主要信号通路之一,在调控细胞增殖、分化和凋亡中起着关键的作用。Notch 信号通路由 Notch 受体(Notch1,2,3,4)、Notch 配体(Delta like 1,3,4 和 Jagged 1,2)和 DNA 结合蛋白 CSL 三部分组成。配体和受体结合后,经过 TNF-α 转换酶(TACE)和 γ-促分泌酶两步酶切,释放活化的 Notch 受体胞内段(NICD),然后转运至细胞核,与 DNA 结合蛋白 CSL 相互作用,激活下游的 *Hes*、*Hey*、*HERP*、*bHLH* 等基因。

Notch 信号通路在心脏及血管的发育和分化中起着重要的作用,Notch 信号的缺失造成胚胎早期的死亡及出生时的先天性缺陷。近来越来越多的证据显示,Notch 信号通路参与了人体心脏的调节,如心肌肥厚、心肌梗死和扩张性心肌病等。有研究人员通过研究发现,在心肌肥厚的心脏,Notch 信号明显上调,在 Ang II 过表达的转基因小鼠中抑制 Notch1 信号通路可以加重心肌肥大和心肌纤维化,使心脏功能明显减低,死亡率升高。一侧肾动脉结扎的 Notch1 基因敲除小鼠也表现出明显的心肌肥大和心肌纤维化。另有研究表明,缺氧等刺激后,Notch3 在肺细小动脉平滑肌细胞中高表达,刺激其增生,而且这种现象可被抑制剂 DAPT 抑制。推测 Notch3-Hes5 信号通路在肺动脉高压的形成与发展中起了重要作用。另外,Notch 信号通路在炎症反应中起着重要作用,血管炎症时,TNF-α 引起内皮细胞 Notch 信号失调,Notch4 表达降低,Notch2 表达升高,分别由 NF-κB 和 PI3K 通路调节,并促进了内皮细胞凋亡。在 Notch1(+/-)鼠创伤愈合过程中,Notch1 的缺失引发 TNF-α、IL-6 等表达减少,使炎症减轻。

综上所述,Notch 信号通路在炎症和心血管疾病中都起了重要作用。

Notch 信号通路在心脏及血管的发育和分化中发挥重要作用,Notch 受体与配体结合后,释放胞内段受体至细胞核内,并与 RBPJ 等转录因子和 MAML2 等激活蛋白结合共激活下游靶基因。sGC 能够产生环磷酸鸟苷(cyclic guanosine monophosphate,cGMP),cGMP 参与内皮依赖性的 NO-cGMP 信号通路,并通过调控离子通道、磷酸二酯酶和蛋白激酶等方式调节血管内皮功能和血压。

可溶性鸟苷酸环化酶 sGC 是 NO 的唯一受体,sGC 与 NO 结合会催化 cGMP 产生,形成 NO-sGC-sGMP 通路并调节血管重塑和炎症反应,从而参与心血管疾病的发生。sGC 由 α 和 β 两种亚基构成,编码基因分别是 GUCY1A1 和 GUCY1B1。研究表明,GUCY1A1 和 GUCY1B1 主要表达在大多数器官的血管壁中,通过调节 GUCY1A1 和 GUCY1B1 的表达可以控制 sGC 和 cGMP 的产生,进一步参与高血压的调节。张磊等①研究发现高血压大鼠尾动脉血管中的 GUCY1A1 和 GUCY1B1 表达显著下调,而大蒜素处理后的高血压大鼠血管中的 GUCY1A1 表达水平明显升高,GUCY1B1 则无显著变化,提示 GUCY1A1 可能是参与高血压调节的关键基因。一些研究认为,Notch 信号通路可能是调控高血压疾病发生的关键通路,原因之一为 Notch 是 sGC 表达调控因子。Chang 等亦发现 Notch 的共激活转录因子 RBPJ 在 GUCY1A1 和 GUCY1B1 启动子区域存在潜在的结合位点②③。这些依据提示 Notch 通路参与高血压的调节,其机制可能是通过调控 sGC 的表达。在 Notch 的 4 个受体中,Notch3 主要在远端动脉的血管平滑肌细胞中表达,主要参与动脉血管的分化和成熟,Notch3 功能缺失则会促进血管紧张素 Ⅱ 诱导的高血压发生的。经过研究证实,Notch3 是参与高血压调节的主要受体。

1.10 原发性高血压的其他可能机制

1.10.1 高同型半胱氨酸血症与高血压病发病机制

1.10.1.1 高同型半胱氨酸血症、血管紧张素以及高血压病

大量研究已经证明同型半胱氨酸能在血管组织中诱导血管紧张素受

① 张磊,李会芳,伍文彬,等. 大蒜素激活 Notch 信号靶向诱导 sGC 转录预防大鼠高血压的机制研究[J]. 心肺血管病杂志,2019,38(05):550-556.
② CHANG A C,FU Y,GARSIDE V C,et al. Notch initiates the endo-thelial-to tmesenchymal transition in the atrioventricular canal through autoerine activation of soluble guanylyl cyclase[J]. DevCell,2011,21(2):288-300.
③ RIPPE C, ZHU B, KRAWEZYK K K,et al. Hypetension reduces soluble guanylyl cyclase expression in the mouse aorta via the Notch signaling pathway[J]. Sci Rep, 2017,7(1):1334.

体生成,从而产生基质金属蛋白酶以及合成胶原蛋白。Laggner 等[1]发现,血液中存在硫化氢。通过进一步实验研究后表明,硫化氢的作用是抑制血管内皮细胞的血管紧张素酶活性。而在高同型半胱氨酸血症中,硫化氢的生成减少。这可能会提高血管紧张素酶的活性,从而上调血管紧张素 Ⅱ 的浓度,最终介导高血压病发生。

1.10.1.2 血钙、胶原蛋白的表达以及高血压病

细胞内钙浓度的调控在高血压病的发病机制中占有重要地位。血管平滑肌细胞内急性钙超载将增加外周血管阻力,导致血管收缩过强,血压升高。还有相关研究显示,升高的钙浓度会破坏血管和血管壁结构的完整性。血钙也被证明能促进胶原物质的生成和在血管壁的沉积,因为该通道拮抗剂可以阻止细胞外基质内的胶原合成。在高同型半胱氨酸血症中,胶原物质可以发生过氧化改变,从而沉积在细胞外基质中。而胶原蛋白和弹性蛋白是内环境稳态中两种必需的物质。弹性蛋白负责在伸展或收缩后使组织恢复原状,而细胞外基质中的胶原蛋白则负责从外部开始支撑组织结构。血管组织中两者失去平衡后,会导致血管的僵硬和纤维化。这就会导致当血流冲击血管壁时,血管无法扩展来缓冲压力,相反却产生了阻碍,从而导致高血压病的发生。相关研究显示,同型半胱氨酸能通过介导细胞内的钙释放从而导致细胞外基质增生。细胞外的钙耗竭并不会改变同型半胱氨酸对细胞内钙浓度的影响;然而,通过毒胡萝卜素的预处理后,细胞内的钙被耗竭,废弃了高同型半胱氨酸血症对细胞内钙存储的影响。因此,高同型半胱氨酸血症中可能通过介导细胞内钙的调控与高血压发病机制密切相关。

1.10.1.3 高同型半胱氨酸血症、NO 的形成以及高血压病

研究证实,同型半胱氨酸可以阻碍细胞生长,降低细胞密度,从而引起剂量依赖性的血管内细胞 DNA 合成抑制(同型半胱氨酸越多,抑制越多)。同型半胱氨酸还可以通过激发诱导型-氧化氮合酶(inducible nitric oxide synthase,iNOS),从而影响 NO 的生物利用度。主要通过 4 种途径影响:同型半胱氨酸降低了硫氧环蛋白浓度,从而增加了还原型辅酶 Ⅱ(nicotinamide adenine dinucleotide phosphate,NADPH)氧化,生成过氧根离子;高

① Laggner H, Hermann M, Esterbauer H, et al. The novel gaseous vasorelaxant hydrogen sulfide inhibits angiotensin-converting enzyme activity of endothelial cells[J]. Journal of Hypertension 2007,25,2100-2104.

同型半胱氨酸血症减少内源性的硫化氢,因此增加了氧化应激;过氧根与NO 反应生成过氧硝酸盐(ONOO⁻);过氧硝酸盐与肌动蛋白参加反应导致蛋白变性。研究表明,正常的冠脉血管对同型半胱氨酸有应答,而粥样硬化的动脉无应答。在粥样硬化的血管中,同型半胱氨酸浓度为正常血管的 10 倍。研究中降低了同型半胱氨酸浓度之后,动物组中猪组和老鼠组血压均降低。上述研究共同提示同型半胱氨酸在血管结构和功能中的角色可能是由于通过生成过氧根离子,从而生成过氧硝酸盐,最后使蛋白变性所导致。

1.10.1.4　高同型半胱氨酸血症、内源性硫化氢以及高血压病

正常生理情况下,通过磷酸吡哆醛(pyridoxal phosphate,PLP)依赖胱硫醚-β-合酶(cystathionine β-synthase,CBS)和 γ-胱硫醚裂合酶的共同作用,同型半胱氨酸将代谢生成内源性硫化氢。最近的研究表明,硫化氢是由 CBS 或者胱硫醚 γ-裂解酶(cystathionine gamma lyase,CSE)合成。且是机体内强有效的舒血管物质。3-巯基丙酮酸硫基转移酶(mercaptopyru-vateSulfurtransferase,3-MST)也被发现与硫化氢生成有关。与 CBS 和CSE 不同的是,3-MST 利用 3-巯基丙酮酸作为原料,而此种物质是半胱氨酸和 α-酮戊二酸在生物化学作用下生成的,最后可以产生硫化氢。同型半胱氨酸浓度升高时,会抑制小鼠肝脏 CSE 酶的活性,从病理生理角度来说,就是同型半胱氨酸通过抑制 CSE 改变了体内转硫途径,越来越多的研究证据表明,硫化氢是生理性的舒血管物质,当硫化氢的浓度减少时,会导致高血压病的发生。

1.10.1.5　半胱氨酸、同型半胱氨酸以及高血压病

在正常人群中,半胱氨酸的水平为≤100 μmol/L,而同型半胱氨酸浓度为≤15 μmol/L。而即使在高同型半胱氨酸血症的患者体内,同型半胱氨酸也比半胱氨酸浓度低。值得注意的是,同型半胱氨酸和半胱氨酸都是生成硫化氢的原料,而 CSE 主要利用半胱氨酸来生成内源性硫化氢。当机体需要合成蛋氨酸或半胱氨酸时,同型半胱氨酸会参与转硫分解代谢途径。这个途径多在肝脏、肾脏、小肠及胰腺中发生,却没有在心血管细胞和组织中发生。这是机体唯一排出多余的毒性含硫氨基酸的方式,包括排出多余的循环同型半胱氨酸。第一步是体内浓聚的同型半胱氨酸不可逆地被维生素 B₆ 依赖的 CBS 酶用来合成胱硫醚。第二步是胱硫醚进一步被 γ-胱硫醚酶用来合成半胱氨酸和 α-酮丁酸,而 γ-胱硫醚酶的合成依赖于维生素 B₆ 的存在。在肝脏和肾脏中,约 50% 的同型半胱氨酸被用来生成半胱

氨酸,半胱氨酸在机体很多重要的生化反应中扮演重要角色,包括生成谷胱甘肽前体或合成牛磺酸等。半胱氨酸还能被分解成无机硫酸盐,然后以尿液的形式排出体外。

在高同型半胱氨酸血症的生化代谢中,同型半胱氨酸竞争性的与 CSE 相结合。因此,当同型半胱氨酸浓度升高时,可以抑制半胱氨酸生成硫化氢的过程。

1.10.1.6 高同型半胱氨酸血症、血管损伤以及高血压病

当同型半胱氨酸血浆浓度超过 20 μmol/L 时,相关数据显示死亡率会增加约 35%。在 Hordaland Homocysteine 研究中,纳入 16 000 例 40~67 岁的成年人,他们没有高血压病、糖尿病或冠心病病史,研究表明,血浆同型半胱氨酸浓度和血压呈正相关。Malinow 及 Sutton-Tytrell 等也发现高同型半胱氨酸血症与高血压病的发生有不可分割的关系。

血管功能受损,包括血管内皮受损和血管壁肥厚,是高血压病的特征性表现,也是引起高同型半胱氨酸血症的可能机制。虽然高同型半胱氨酸血症已被证实会影响血管内皮功能和平滑肌功能,但是高同型半胱氨酸血症介导血管功能受损的重要性和分子机制都尚不清楚,仍待研究。我们知道,同型半胱氨酸可以降低 NO 的生物利用度,而 NO 是体内重要的舒血管物质。同时,同型半胱氨酸还可以激活基质金属蛋白酶,从而引起胶原溶解,然后导致血管壁肥厚。在一项关于高同型半胱氨酸血症老鼠的研究中表明,在高同型半胱氨酸血症老鼠中硫化氢的水平和硫化氢生成酶——CSE 的水平是降低的,同样,高同型半胱氨酸血症老鼠心肌细胞中关于活性氧的呼吸酶代谢也相应减弱。随后,在另一项高同型半胱氨酸血症老鼠实验中,Distruti 等[1]报告称,高同型半胱氨酸血症会减少肝血管窦内皮细胞生成的 NO,导致肝星状细胞收缩,而当给肝脏灌注硫酸盐时,血管舒张,所以提示高同型半胱氨酸血症导致的门脉高压可能是与硫化氢共同作用的结果。以上的研究都表明了高同型半胱氨酸血症不仅通过氧化压力损害了血管内皮功能,同时影响了 CSE/H_2S 的代谢途径。

---

① DISTUTI E, MENCRLLI A, SANTUCCI L, et al. The methionine connection: Homocysteine and hydrogen sulfide exert opposite efects on hepatic microcirculationin rats[J]. Hepatology,2008,47:659-667.

1.10.1.7　高同型半胱氨酸血症、血管平滑肌细胞增生以及高血压病

研究表明,从扩张型心肌病患者的冠脉血管组织中取样后发现:当同型半胱氨酸浓度升高时,不仅可以造成文中上述改变,它还导致了平滑肌细胞的增生。可能是由于高同型半胱氨酸血症介导的高血压,导致了血管平滑肌细胞的增生,改变了血管壁弹性结构。事实上,在试管中的实验表明,硫化氢合成酶的过度表达、CSE 组织细胞增生的结果都是基于硫化氢的生成。

1.10.1.8　收缩蛋白以及高血压病

在高血压病的发生发展中,收缩蛋白的结构转型机制众所周知。但是,却鲜有报道收缩蛋白在高同型半胱氨酸血症中的改变。基于目前的认知,我们认为同型半胱氨酸中和了内源性 NO,通过氧化还原反应改变了血管平滑肌细胞收缩蛋白构造。

1.10.1.9　高同型半胱氨酸血症、细胞外基质以及高血压病

相关研究显示血管的纤维化、僵硬、动脉粥样硬化都与高血压病密切相关。值得注意的是,高同型半胱氨酸血症的动物模型提示,血管多为增生性病理改变,而不是我们通常熟知的动脉粥样硬化性损伤。高血压病的发生发展是基于血管的持续性收缩、血管平滑肌增生以及动脉组织中细胞外基质的重构性改变形成的。正常情况下,胶原物质和弹性物质是相对平衡稳定的,当这种平衡被破坏后,会引起血管功能受损。比如,多余的胶原物质沉积或通过氧化还原反应转化为其他的蛋白(如糖蛋白)沉积在基底膜,引起血管僵硬,进一步导致高血压病。基质金属蛋白酶能够降解细胞外胶原蛋白和弹性蛋白,但是胶原蛋白的复原(生成)速度却快于弹性蛋白,因此,在氧化应激后糖蛋白就沉积在细胞外基质中引起血管僵硬和高血压。所以同型半胱氨酸曾被报道,能够通过调控弹性蛋白和胶原蛋白的比例,来引起血管硬化。另一方面,高同型半胱氨酸血症会引起内源性硫化氢生成减少,而血浆中硫化氢的减少也被报道与高血压病发生相关。

1.10.1.10　高同型半胱氨酸血症、脉搏波以及高血压病

相关研究证明,高同型半胱氨酸血症与脉搏波具有正相关性,而我们知道,脉搏波增加正是高血压病的特征性表现。研究发现,同型半胱氨酸浓度与颈、股动脉脉波速率(僵硬度指标)呈正相关($P = 0.0016$)。当然,这

是在调整了肾小球滤过率、动脉闭塞程度、平均血压及年龄后得出的结论。

1.10.2 甲状旁腺素与高血压

原发性高血压(essential hypertension,EH)又称为高血压,与高血糖、高血脂合称"三高",是我国目前最常见的慢性病,其主要临床表现是体循环动脉压升高,本质是一种心血管综合征。EH 其疾病本身并不可怕,但常与心血管疾病(cardiovascular disease,CVD)其他危险因子共存,是心脑血管疾病第一危险因素。EH 所引起的心脑血管疾病已成为中国居民死亡的首要原因。其中缺血性脑卒中为最重要并发症。影响 EH 的发病因素众多,其中遗传因素与环境因素起主要作用。但 EH 的发生最终是由多因素、多系统及多器官协作调节的结果。

近些年,甲状旁腺激素(parathyroid hormone,PTH)在 EH 发生发展中的作用逐渐被发现。邬甦等①研究发现,血 PTH 水平与年龄正相关,同时,血 PTH 与血压水平明显正相关。以往的研究发现,PTH 与男性收缩压升高、高血压发生风险增加以及人群的左心室质量增加均相关。Van B 等②发现,一些高血压患者血清检验呈现高水平 PTH 及低水平维生素 D,在这种情况得到纠正后,患者血压水平显著降低。此外,美国一项名为多种族动脉粥样硬化研究(multi-ethnic study of atherosclerosis,EMSA),其中,有关心血管病的为期两年的前瞻性研究,在具有不同种族背景的社区选入了 6814 例居民,Bosworth 等人发现高血压发病率增高与高血清 PTH 水平相关③。研究发现,在正常血压人群中,免疫反应性甲状旁腺激素(iPTH)水平和 25(OH)D 水平与血压密切相关,血中高的 iPTH 水平和低的 25(OH)D 水平可能是发生高血压的危险因素。Jorde 等在两项前瞻性研究中发现,PTH 水平是血压正相关预测因子,随着受试者 PTH 的增高,其血压明显增高。由此可见,无论是正常血压人群还是高血压人群,PTH 均与动脉血压升高相关,一方面高水平 PTH 可以增加正常血压人群的高血压发病率,另一方面在高血压人群中,PTH 水平越高的患者,血压

---

① 邬甦,聂磊,徐荣,等. 老年单纯收缩期高血压患者血清甲状旁腺激素水平及其与血压、大动脉僵硬度的相关性[J]. 中华高血压杂志,2014,22(4):360-364.

② VAN BAOOOOIJEN A J, KESTENBAUM B, SACHS M C. 25-羟维生素 D 和甲状旁腺激素与高血压的相关性[J]. 中华高血压杂志,2014(6):587-588.

③ BOSWORTH C,SACHS M C,DUPREZ D, et al. Parathyroid hormone and arterial dysfunction in the Multi-Ethmic Study of Atherosclerosis[J]. Clinical Endocrinology,2013,79(3).

水平越高。这就提示我们高水平的 PTH 可能作为一个独立危险因素参与高血压的发生发展，这为今后高血压的预防和治疗提供了新思路。

1.10.3　醛固酮合成酶与高血压

醛固酮合成酶(CYP11B2)基因位于 8 号染色体长臂 22 号区，有研究发现，此基因 C-344T 的多态性与 EH 存在密切的关系。但是关于另一位点 C-355T 多态性的研究则相对较少。

CYP11B2 基因是醛固酮生物合成最后一步的关键酶，CYP11B2 基因的表达水平可调节醛固酮的分泌水平。CYP11B2 基因的多态性可影响 CYP11B2 基因的转录过程，从而导致蛋白表达水平降低，最终导致醛固酮作用于某一靶器官的效应出现偏差。国外的研究发现，CYP11B2-344C 等位基因与 EH 患者血浆醛固酮水平及动脉硬化有着密切的关系，但不会引起血压的异常，这个研究结果说明，CYP11B2 基因与原发性高血压之间没有直接的联系，且 CYP11B2 基因 344T/C 多态性在 EH 与正常组之间的无显著差异，只有在进行基因型联合分析时才发现 TC/CC 频率在实验组有差异。研究发现，344T 与 EH 的诊断相关(27 例 EH)。从这两个研究发现此基因多态性与原发性高血压之间的关系存在一定的差异性。对于蒙古族及傣族的人群的基因组基因型进行分析发现，CYP11B2 基因的多态性与原发性高血压的发病率之间无相关性。有研究发现，C-344T 基因多态性与欧洲地区的人群 EH 有明显的相关性，且他们的研究显示，TT 基因型比 CC 基因型增高显著很多，但是在日本人的研究中，发现此结果并不适用于日本人群。

1.10.4　人格特征与高血压

人格、性格与精神类疾病的相关性是极为复杂的，一个人的人格特性及性格特征有助于他/她罹患或避免相关的情感类疾病。通过对患者进行人格测试，临床医师就可以在某种程度上预测其未来罹患某种精神疾病的可能，如伤害回避及自我引导就似乎与中度的焦虑、抑郁症状相联系，较为显著的伤害回避行为则可能与精神障碍的家族史相关联。此外，一些科研人员通过采用气质人格以回避行调查研究，发现某些人格特征可能与精神类疾病存在一定的相关性，如对医学生及精神病患者两组特殊的群体进行研究，发现医学生在人格上与精神病患者有较大的不同，提示高特质的焦虑患者更容易出现伤害回避，在自我引导的项目上得分较低，更容易受生活应激的影响。另外，国外的一些学者也将目光转向儿童焦虑与性格方面的联系,韩国一家科研机构就曾报道指出,儿童焦虑的不同亚型与其不同性格特征具有相关性,这就意味着不同的焦虑亚型具有不同的发病机制。

在现代医学中,人格与疾病的认识,最早是由 Friedman 于 1959 年发现并提出的,他指出 A 型行为(急躁易怒、具有进攻性、进取心强、警惕戒备性高、野心勃勃、竞争欲望强、人际关系不协调、充满敌意)的这类人容易患冠心病,在 1977 年国际学术会议上,A 型行为被确认为冠心病的一个独立的危险因素。高血压病作为典型的心身疾病,受神经体液与内外环境的影响,且与心理社会因素密切有关。有研究发现,在对住院的高血压患者药物干预下,通过调查评估其心理维度,发现药物疗效不佳的患者 A 型行为特征较明显。吕跃等[1]研究发现,高血压患者的人格特征常常行为孤僻,内心焦虑,性格较为内向,对外界刺激容易产生强烈的情绪反应,对情绪的控制和适应外界环境的能力差。朱志光等[2]调查显示,高血压伴 A 型行为人群的患病率明显高于非 A 型行为人群。孙宁玲等[3]发现,血浆儿茶酚胺水平在 A 型行为高血压患者中高于非 A 型行为的高血压患者。梁月新[4]研究发现,心理护理干涉,可显著改善老年高血压患者的焦虑、抑郁状态,使血压控制平稳。综上所知,人格特征与高血压病的发生转归密切相关,且具有一定病理生理基础。

① 吕跃,严苏丽,于秋菊. 高血压患者的个性特征测评[J]. 中国心理卫生杂志,2000,14(6):428.

② 朱志光,梁虹现代心身疾病治疗学[M].北京:人民军医出版社,2002.

③ 孙宁玲,韩建德,赵华,等. A 型行为对原发性高血压患者血浆儿茶酚胺的影响[J]. 中国心理卫生杂志,1995,(1):4-5.

④ 梁月新. 心理护理干预对老年高血压患者焦虑、抑郁的影响[J]. 中国老年保健医学,2015,13(1):133-134.

第 2 章　高血压的病理生理学

近年来,随着我国经济的快速发展,人口老龄化的加剧,高血压成为严重威胁人类健康的疾病,发病一般以中老年人居多。高血压是一种慢性疾病,病程具有隐匿性,随着病程的延长,可伴有心、脑、肾等脏器的损害。高血压病变早期的症状一般仅有血压升高,休息时血压又恢复正常,所以常被人们忽视,但当出现心、脑、肾等并发症时,治疗较为复杂,所以早期对高血压的识别和防治非常重要。

2.1　循环系统生理特点

人体循环系统是一个封闭的、由心脏和血管共同组成的管道系统,主要分为体循环和肺循环。体循环又被称为大循环或者外周循环,这是出于体循环要为全身除肺以外的所有器官供血。

体循环中,主动脉首先接受左心室的射血,然后血液有了一定的压力,在压力的推动下,血液被运送至动脉相互关联的各组织器官中(脑、心、支气管、胃肠、肝、肾、骨骼肌、皮肤和骨等),同时,血液中携带有机体代谢所必需的营养物质和 O_2。主动脉不断分支,直至微动脉,毛细血管的血流量由微动脉的收缩和舒张控制,毛细血管壁是血管内液体与血管外组织的物质完成交换的场所。完成交换后的血液又由微静脉渐汇聚成静脉,最终汇聚到管径粗大的上腔静脉与下腔静脉,流回右心房,并由右心房进入右心室。结束一次体循环的同时也带走了细胞代谢产物与 CO_2。

在肺循环中,血液由右心室射入肺动脉主干,经肺泡毛细血管处完成气体交换后,由肺静脉流回左心房,左心房的血液进入左心室,开始新的体循环。如此周而复始,构成了人体的血液循环。通过血液循环,不仅起到运送血液和物质交换的作用,许多激素以及一些信号传导系统也得以发挥其正常生理作用,从而维持机体的功能。

2.2　血管解剖类型及功能特点

2.2.1　动脉壁的结构

动脉壁由内膜(tunica intima)、中层(media)与外膜(adventitia)构成。内膜为单层的内皮细胞,其周围被细的胶原纤维所包围。内皮细胞与中层的平滑肌细胞之间有一弹力膜称为内弹力板(elastica interna)。中层由呈螺旋形排列的血管平滑肌组成,其间含有结缔组织纤维,如弹性纤维(elastic lamelle)、肌原纤维(conagen fibrils),以及基质(matrix,亦称 elastic muscular type)。外膜为含神经末梢的结缔组织,可将血管与其周围环境联系起来。外膜的内侧面有纵行走向的弹性纤维与肌原纤维。外膜包含成纤维细胞、巨噬细胞、无髓鞘轴突与施万细胞(schwann cell)。成纤维细胞生成细胞外基质和胶原纤维。与动脉同样口径的静脉,其壁比动脉薄,而且静脉壁 3 层的分层较为不明显,静脉的中层不仅薄而且平滑肌的排列比较松散。

处于血管系统不同部位的各类血管,具有不同的结构功能特点。构成各类血管管壁的内皮、弹性纤维、平滑肌和胶原纤维,4 种主要成分的相对比例也因功能特点不同而有很大差异。就平滑肌而言,从主动脉和大动脉这些弹性储器血管到大部分微动脉(内径仅 20~30 μm)都有完整的平滑肌层。在前毛细小动脉尚含单层的血管平滑肌细胞,至后毛细血管交通支便不含肌肉结构。平滑肌的收缩与舒张改变着血管的口径,从而改变着血流的阻力以及器官的血流量。

血管活动是心血管功能调节的重要组成部分。由血管输送的体内产生的活性物质以及支配血管的神经共同调节着血管的张力。血管张力的变化构成循环调节的一部分,其主要目的是为了适应体内组织的不同需要。因此,血管舒缩张力的变化具有十分重要的生理学与病理生理学意义。但是,既往只认识到一些血管平滑肌的某些性质,例如,大血管平滑肌属于多单位平滑肌,肌纤维神经末梢支配是一对一的关系,其收缩几乎完全由神经冲动引起,但亦接受局部因素的影响;中小血管平滑肌则具有内脏平滑肌的性质,肌细胞之间通过缝隙连接(gap junction)形成功能上的合体细胞。血管平滑肌的收缩本质上属于张力型(tonic),与横纹肌和心肌的收缩不同,因而血管可长时间处于收缩状态,血管平滑肌收缩无不应期亦无疲劳,这是与其功能相适应的。

2.2.2　血管的功能类型

不同类型血管的管径大小、管壁厚度以及管壁的组织成分都有所不同,它们在体内所发挥的生理功能以及高血压时所发生的病理变化都不同,主要有以下 6 类。

2.2.2.1　弹性储器血管

弹性储器血管(windkessel vessel)是指主动脉、肺动脉干及其大分支。这类血管管径粗大(一般直径大于 10 mm),管壁厚且含有丰富的弹性纤维,因此其具有较强的弹性。心室收缩射血时,大动脉内压力增高,推动血液向前流动,同时使大动脉弹性扩张,容积扩大,暂时储存一部分血液,使收缩压不致升得太高;当心室舒张时,大动脉发生弹性回缩,将储存的那一部分血液继续向前推进,使舒张压不致降得太低。正是大动脉的这种弹性回缩作用,管中连续的血流才能保证血压的稳定,因此又被称为"弹性储器作用"。

2.2.2.2　分配血管

分配血管(distribution vessel)是指从弹性储器血管以后到小动脉前的动脉,即中动脉。这类血管管径较粗(1~10 mm),管壁较厚,与弹性储器血管相比,其管壁含丰富的平滑肌纤维,故收缩性较强,其功能是将血液运送至体内各器官并对器官的血流分配起调节作用。

2.2.2.3　阻力血管

阻力血管(resistance vessel)主要是指小动脉和微动脉。这类血管的管径细,小动脉(0.3~1 mm)、微动脉(小于 0.3 mm)对血流的阻力大,管壁较薄,管壁主要成分是平滑肌,因此,其收缩和舒张活动可使血管口径发生显著的改变,从而改变血流阻力,影响组织器官的血液供应。血管的外周阻力是形成动脉血压的一个基本因素。正常情况下,外周阻力主要是由小动脉和微动脉决定的,因此称它们为阻力血管。微动脉通过后微动脉连接真毛细血管,在真毛细血管的起始处常有少量平滑肌纤维,称为毛细血管前括约肌(precapillary sphincter),如果说微动脉起着"总闸门"的作用,那毛细血管前括约肌就是"分闸门",它的开放与关闭决定了毛细血管开放的数量。小动脉、微动脉和毛细血管前括约肌这三者统称毛细血管前阻力血管(peapilary resistance vessel)。另一方面,由微静脉产生的阻力称为毛细血管后阻力（postiapilary resistance），毛细血管前阻力与毛细血管后阻力的比值决定着进入毛细血管的血流量。

2.2.2.4　交换血管

交换血管（exchange vessl）主要是指毛细血管。毛细血管管径最细（6～8 μm），管壁最薄，数量最多，表面积可达 6000 m²，广泛分布于各种组织细胞间，管壁由一层内皮细胞和基膜构成，故通透性较高，且血液在毛细血管中流动缓慢，仅为主动脉流速的 1％，这些特点均有利于血液与周围组织在此进行物质交换。除毛细血管外，微静脉也具有一部分物质交换的功能。

2.2.2.5　容量血管

容量血管（apacitance vessel）是指静脉，包括从微静脉到上腔静脉、下腔静脉。与伴行的动脉相比，静脉管径较粗，管壁较薄，容量大，整个循环血量的 60％～70％都储存在静脉系统内，因此称为容量血管。储存的血液有 3 个作用：①在人体失血时，通过静脉的收缩可使储存的血液加入循环，从而补充循环血液；②运动时，通过静脉的收缩或肌肉对静脉的挤压作用也可使血液释放，以满足机体的需要；③在正常情况下，通过调整静脉贮血量，可以调节心排血量及血管阻力，从而间接地调节血压。

2.2.2.6　短路血管

短路血管（shunt vessel）是指微动脉与微静脉之间的吻合支，它的开放可使一部分血液不经毛细血管而直接流入微静脉，皮肤血流量增加，温度升高，热量亦增加；而当短路血管闭合时，血流量减少，皮肤温度下调，因此，短路血管主要参与体温调节功能。

2.3　动脉血压的决定因素

循环系统有足够的血液充盈和心脏射血是形成血压的基本因素。在动脉系统，影响动脉血压的另一个因素是外周阻力。就整个体循环而言，动脉血压＝心排血量×外周阻力，而心排血量等于每搏输出量与心率的乘积。因此，凡是可以影响上述几个参数的因素均可影响血压。

2.3.1　每搏输出量

每搏输出量（stroke volume）是指一侧心室收缩时射出的血量。每搏输出量增加,主动脉内血量增多,对血管壁的侧压力加大,故收缩压升高。收缩压升高引起血流加速,因此,心室舒张末期留在主动脉内的血液与每搏输出量增加之前相比有所增加,但增加量很少,故舒张压升高不明显;而当每搏输出量减少时,主要表现为收缩压的降低,所以每搏输出量的改变主要影响收缩压。

2.3.2　心　率

当心率(bear trate)在一定范围内变化时主要影响舒张压。心率加快,心排血量增加,主动脉内血量增多,收缩压升高;但因为心率增快,心动周期缩短,且心舒张期缩短更明显,血被流向外周的时间也缩短,所以最终留在主动脉内的血量增多,舒张压升高。另一方面,收缩压增高的同时也促进了血流速度,使得收缩期较多的血液流向外周,对血管壁的压力相对减弱,故收缩压增高的幅度不如舒张压明显,脉压变小;反之,当心率减慢时,动脉血压下降,但舒张压下降较收缩压更明显,故脉压变大。但是,如果心率过快(超过 180 次/min),使心舒张期过度缩短,以致心室充盈不足,心排血量减少,动脉血压下降;相反地,心率过慢(低于 40 次/min),心舒张期延长,叼此时心室充盈早已达极限,即使增加充盈的时间也不能增加每搏输出量,故心排血量减少,动脉血压下降。

2.3.3　总外周阻力

任何原因引起外周阻力增加都会使心室舒张末期留在主动脉的血流量明显增多,舒张压升高,而心脏收缩期的血压本来就较舒张期高,故血流速度较快。收缩期有较多血液流向外周,所以收缩压升高幅度不如舒张压显著,脉压变小。反之,外周阻力减小,舒张压降低的幅度较收缩压更明显,脉压变大。由此可见,外周阻力的改变主要影响舒张压的高低。

另外,其他一些因素,如血黏度,循环系统平均充盈压,主动脉、大动脉的弹性储器作用等都会影响血压。如老年人因为动脉硬化,血管壁内弹性纤维减少,缓冲作用减弱,以至收缩压升得过高,舒张压降得过低,脉压增大。

2.4　血管内皮细胞变化与高血压

血管内皮细胞是衬在血管管腔表面的单层鳞状细胞,通过细胞间的连接构成血管内皮,起到了血管床与血液间的屏障作用,它还能合成和分泌多种血管活性物质来调节血管的张力,为血液流动提供光滑的表面,维持生理状态下血液正常的流动状态,内皮细胞与血流方向相同呈纵向排列。内皮细胞间互相连接,但细胞与细胞间有约 4 nm 宽的通道。内皮细胞不仅担负着维持血管内面光滑形态和相互间的连接、物质交换、选择性通透和屏障功能,它还是一个十分活跃、自成体系的代谢及内分泌器官,与全身所有组织器官联系维持正常生命活动。

2.4.1 高血压的诊断标准

2.4.1.1 高血压的定义

根据我国心血管病流行趋势和循证医学研究的进展,参考国内外研究成果和指南特点,目前临床上采用《中国高血压防治指南》(2010 年修订版),高血压定义为在未使用降压药物的情况下,非同日 3 次测量血压,收缩压≥140 mmHg 和(或)舒张压≥90 mmHg,收缩压≥140 mmHg 和舒张压<90 mmHg 为单纯收缩期高血压。患者既往有高血压病史,目前正在使用降压药物,血压虽然低于 140/90 mmHg,也诊断为高血压。

确诊高血压后应进一步进行诊断性评估,诊断性评估的内容包括以下3 方面。

①确定高血压水平及其他心血管危险因素。

②判断高血压的病因,明确有无继发性高血压。

③寻找靶器官损害以及相关临床情况,以期作出高血压病因鉴别诊断及划分心血管风险度。

2.4.1.2 高血压分类及分级

采用世界卫生组织(World Health Organization,WHO)和国际高血压学会(International Society of Hypertension,ISH)建议的 18 岁以上成人血压水平分类标准,见表 2-1。

表 2-1 血压水平的分类和分级

类　别	收缩压(mmHg)	舒张压(mmHg)
理想血压	<120	<80
正常血压	<130	<85
正常高值	130~139	85~89
高血压	≥140	≥90

类　别	收缩压(mmHg)	舒张压(mmHg)
1 级高血压(轻度)	140～159	90～99
2 级高血压(中度)	160～179	100～109
3 级高血压(重度)	≥180	≥110
单纯收缩期高血压	≥140	<90

注:至少两次在非同日静息状态下,未服用降压药物或影响血压药物,测得血压升高达到以上标准方可诊断高血压病。

2.4.2　内皮细胞与血管舒缩功能

2.4.2.1　肾素-血管紧张素-醛固酮系统

Tigerstedt 等于 1898 年发现肾素和 Braun-Menendez 等于 1939 年发现血管紧张素(Ang)而开拓了肾素-血管紧张素系统(RAS)的百年研究历史。RAS 是循环内分泌系统,具有调节血压和水电解质平衡等短期功能,同时也是一个全身分布的组织旁分泌、自分泌、胞内分泌系统,主要参与长期效应。

(1)RAS 系统的构成。

RAS 系统是肾脏和心血管功能的主要调节系统,在维持体内动脉血压和体液平衡方面起重要作用,其中 Ang Ⅱ 是该系统作用的关键。除 Ang Ⅱ 外,RAS 系统还包括肾素 Ang Ⅰ、Ang Ⅲ、Ang Ⅳ、Ang-(1-7)、ACE 及 ACE2 等多种成分。

(2)RAS 系统与血管重塑和高血压。

在正常情况下,血管重塑在胚胎形成的早期及生命的衰老阶段较为显著。在某些病理状态下,如高血压或动脉粥样硬化,血管也发生明显的重塑。高血压血管平滑肌细胞(vascular smooth muscle cells,VSMC)的增生、凋亡、炎症及血管纤维化促使血管重塑形成,这种重塑最初是适应性的,但渐渐会损坏靶器官功能,导致高血压发展和并发症的出现。高血压中的血管重塑可分为内向型营养性重塑和肥厚性重塑两种。内向型营养性重塑的主要特征是原有 VSNC 的重新排列,而 VSMC 并没有明显的增生和肥大,表现为外膜和内径减小,中膜/内膜比值增大,中膜横截面积不变;肥厚性重塑则以 VSMC 的增生和肥大为主,表现为中膜增厚并入内膜中,导致中膜横截面积及中膜/内膜比值均增加。在 RAS 系统、血管重塑、高血压之间存在着一种复杂网络联系,Ang Ⅱ在其中起关键调控作用。Ang Ⅱ除了参与血管紧张性和醛固酮分泌调节外,还有促进核酸合成、调控某些集因表达及刺激血管增殖肥厚等重要生物学功能。Ang Ⅱ还可能通过结缔组织生长因子、炎症因子的表达刺激胶原纤维增生以及细胞外基质沉积,加速血管平滑肌的生长发育,促进血管重塑的形成。另外,炎症在心血管疾病和高血压引起的血管纤维化中也发挥重要作用。

2.4.2.2　一氧化氮

一氧化氮即内皮依赖性舒张因子(endothelium derived relaxing factor,EDRF),一种多功能气体分子信使物质,是体内最主要的、强大的舒血管物质,与其他血管活性物质一起调节着血管的紧张度。从两栖类和爬行类等低等脊椎动物到哺乳类和人类均证实有 EDRF 的存在。大多数哺乳类和人的大动脉和阻力血管的舒血管效应均为内皮依赖性。

早在 1980 年,美国纽约州立大学药物学家在做离体实验时证明,乙酰胆碱(acetylcholine,ACh)能使血管内皮细胞释放一种舒张物质,其有舒张血管作用,此外,也可抗血小板聚集,还有抗血管平滑肌增生作用,这就是 EDRF,后来认识到 EDRF 主要化学本质是 NO 气体或含有 NO 的化合物。1987 年 Moncada 证实,EDRF 即 NO。

2.4.2.3　细胞内 Ca^{2+}

血管内皮细胞(vascular endothelial cell,VEC)属于非兴奋细胞,覆盖血管腔内表面。其胞浆膜富含离子通道,构成其独特的信号传导功能的物质基础。内皮细胞上的离子通道主要是通过"短时程"反应(一般在秒和分钟的范围内),影响凝血酶原、抗凝物质及生长因子的合成或释放,通过"慢反应"过程来影响表面分子、黏附分子基因的表达、细胞骨架的变化、内皮生长以及血管再生、重塑等过程。内皮细胞另外一个典型特点是其胞浆膜上的离子通道的特性可随细胞外环境的改变而改变。内皮细胞离子通道的功能异常可能与人类疾病密切相关。因此,离子通道可能是药物调节内皮细胞基本功能的作用靶点。

通常情况下,细胞内钙 99.9% 以上为结合钙,主要分布在细胞器、线粒体、内质网(肌浆网)和质膜。细胞在非激活状态时,$[Ca^{2+}]$ 为 $50\sim150$ nmol/L,与细胞外 $[Ca^{2+}]$ 相差近 10 000 倍,之所以能够保持低浓度,主要是由于细胞膜上 Ca^{2+}-ATP 酶作用的结果。

2.4.3　高血压与血管内皮功能损伤

2.4.3.1　高血压血管内皮功能损伤的机制

血管内皮细胞在高血压的发生发展过程中起到了关键性的作用,是"内皮-高血压-心血管事件"链条中的始动因素。2009 年美国血液学会(American Society of Hematology,ASH)根据血管疾病-高血压-预防的概念扩大了高血压的定义:多种病因引起的不断进展的心血管疾病综合征,可导致心脏和血管功能与结构的改变。早在高血压病诊断之前,已出现早期预警标志,而人群调查显示,我国成年人中高血压前期的比例约占 44%～60%,其中约 45% 在 10 年后有发展为高血压的风险。但目前的研究对其危害性认识及干预治疗尚不充分。

(1)内皮依赖性舒张功能减弱

血管内皮功能障碍主要以内皮依赖舒张功能障碍为特征,NO 生成减少及生物利用度下降为其因素。高血压状态以多种途径影响血管舒张功能,表现为可增强氧化应激反应,释放大量氧自由基,加速 NO 灭活并衰减其活性;与此同时,氧自由基与 NO 的合成产物过氧亚硝酸根离子($ONOO^-$)也参与破坏细胞 DNA、干扰脂类及蛋白质的合成过程,$ONOO^-$还能使低密度脂蛋白(low density lipoprotein,LDL)氧化生成氧化修饰低密度脂蛋白(oxidized low density lipoprotein,ox-LDL),进一步促进内皮损伤及动脉粥样硬化形成。

(2)内皮依赖性收缩功能增强

高血压病理状态下,缩血管多肽内皮素-1(endothelin-1,ET-1)大量释放、持续存在,引起血管平滑肌的强烈收缩。另外,肾素-血管紧张素系统状态激活,增加具有强烈收缩血管、增加外周阻力作用的 Ang Ⅱ 合成与分泌,促使 ET-1 和缩血管物质前列腺素 H2(prostaglandin H2,PGH2)的释放,增加血管收缩能力,并诱导缓激肽溶解,降低血管舒张能力。

(3)血管壁炎症反应的增强

血管内皮细胞的结构和功能完整是血管壁通透性、防御炎症反应发挥作用的前提。内皮源性 NO 是白细胞招募的主要抑制因子,可对抗炎症细胞血管壁黏附,抑制黏附分子、超极化因子表达,减轻血管炎症反应。内皮功能受损失,则抑制炎症作用随之减弱;同时上调了 IL-I、IL-6、IL-8 及 TNF-a 等炎症细胞因子的表达,促进黏附因子释放,增强血管壁的炎症反应。

2.4.3.2 血管内皮功能损伤加重高血压的机制

舒缩血管物质 NO 和 ET-1 的平衡失调是导致高血压的重要影响因素。当内皮细胞在某些因素作用下遭到破坏后,可打破血管活性物质功能,诸如凝血酶、ADP、ATP 及 5-HT 等舒血管转变为缩血管作用,从而影响 NO/ET-1 的协调状态,引起自身调节体系失衡,缩血管活性物增多,增强内皮依赖性收缩功能力量;血管壁结构改变,调节血压及分布血流能力减弱,导致血压的升高。有直接的证据表明,外源性给予注射一氧化氮合成酶(eNOS)抑制剂可以使人的血压升高。同时,Rossi 等研究发现,存在内皮功能障碍的绝经后女性发展为高血压的风险比内皮功能正常者高将近 6 倍。另一项对高血压患者子代的研究中,有高血压家族史的受试者较没有高血压家族史的受试者内皮依赖性舒张功能减低。

2.4.4 高血压血管内皮功能损伤的治疗

血管内皮细胞的损伤是多种血管性疾病的主要环节,保护血管内皮功能是防治高血压病的关键环节。因此,研究保护血管内皮功能的药物成为治疗高血压病的重要措施。

高血压的治疗是一项长期的过程,不同时期的治疗策略有所不同,涉及的药物选择种类较多,包括血管紧张素转换酶抑制剂(angiotensin converting enzyme inhibitors,ACEI)/血管紧张素受体阻断剂(angiotensin receptor blocker,ARB)、钙通道阻滞剂(calcium channel blocker,CCB)、α-受体阻断剂、β-受体阻断剂、利尿剂以及中药类制剂等其他类型。其中,ACEI 的使用可减少 Ang II 形成,进而阻断 Ang II 抑制 NO 合成过程,减少氧自由基的生成,提高具有血管保护作用的缓激肽半衰期。ARB 则通过解除 Ang II 结合 AT₁ 的各种途径发挥保护血管内皮的作用。一项对 ARB 提高外周血管内皮功能的随机对照试验分析得出,ARB 具有优于 CCB、β 受体阻断剂和利尿剂的保护血管功能的作用,而具有更强收缩作用的 ET-1 受体拮抗剂还可与 ACEI 协同发挥疗效,保护血管免于因暴露在强收缩物质的内环境中而丧失调节血管舒张的能力。在中药现代药理学研究中发现,含有 Rb3 的药用植物可有效减少高血压疾病过程中的氧化应激反应,从而保护血管内皮功能,为高血压不同阶段降压药物的选择提供新的依据。

2.4.4.1 调节血管内皮收缩和舒张功能

保护内皮细胞、调节血管内皮的收缩和舒张功能的平衡是治疗高血压的重要途径之一。近来临床和实验研究不断证明中药提取物对血管内皮收缩和舒张因子有明显的干预作用,能有效调节血管张力。程少冰等通过观察川芎嗪对肺心病患者肺动脉压及血管内皮细胞功能的影响发现,川芎嗪有助于肺心病患者肺动脉高压的缓解,其机制可能与保护肺血管内皮细胞、提高血浆 NO 含量、降低 ET-1 含量以及重建血管活性因子平衡有关。

2.4.4.2 抗氧化损伤

氧自由基产生和消除的平衡,是保持血管内皮功能完整的重要条件之一。氧自由基在体内蓄积可以使血管内皮细胞膜脂质、蛋白质核酸等氧化破坏,并可氧化修饰 LDL,生成 ox-LDL,后者具有很强的细胞毒作用,是内皮损伤的关键因素。部分中药可通过减轻血管内皮细胞的脂质过氧化,减少氧化产物丙二醛(MDA)、乳酸脱氢酶(LDH)等物质的产生,增加超氧化物歧化酶(SOD)的含量,抑制氧自由基的生成等作用来提高内皮细胞的抗氧化能力。王朔等研究发现丹参素对过氧化氢所致人脐静脉内皮细胞(Ecv-304)损伤有明显的保护作用,其机制与减少 MDA 生成、提高 SOD 活性有关。崔琳等[①]报道灯盏乙素可通过提高人脐静脉血管内皮细胞(human umbilical vein endothelal cells,HUVEC)内 SOD、谷胱甘肽过氧化物酶(glutathione peroxidase,GSH-Px)活性,提高 HUVEC 抗氧化能力,保护 HUVEC 免受过氧化损伤。

2.4.4.3 抗炎作用

内皮细胞黏附分子的表达是导致血管内皮细胞损伤而引起炎症反应的重要因素。因此,调节 VEC 分泌黏附分子的功能,可以减轻炎症反应,保护血管内皮细胞。张竞之等通过观察黄芪多糖(astragalus polysaccharide,APS)对 TlR4、NF-κB 信号传导通路的影响,发现 APS 可作为 TLR4、NF-κB 活化抑制剂,调控细胞内 TLR4、NF-κB 的表达,使细胞内信号传导通路活性降低,减轻炎症反应,保护血管内皮损伤。

2.4.4.4 降压药

降压药是治疗高血压病的主要药物,研究发现,血管紧张素转化酶抑制剂(ACEI)、ATlR 拮抗剂、β 受体阻滞剂及钙通道阻滞剂(CCB)等多种降

---

① 崔琳,余海滨,李强,等.灯盏乙素对过氧化氢致血管内皮细胞损伤的作用及其机制研究[J].中医学报,2011,26(1):57-59.

压药有内皮细胞保护功能。刘妙[①]探讨苯那普利对原发性高血压患者内皮功能和血清细胞因子水平的影响。发现经苯那普利治疗后,原发性高血压患者肱动脉内皮依赖性舒张功能增加,血清 NO 水平升高,ET、TNF-a、IL-1 和 IL-6 水平降低,同时可有效降低血压。付桂华应用高频彩色多普勒测定肱动脉血流介导的血管内皮细胞功能(FMD)。发现高血压患者服氯沙坦 6 个月后血流介导的脑动脉舒张测定值较前具有显著差异,说明高血压患者血管内皮细胞功能较服药前明显改善。邢俊杰通过动物实验证明缬沙坦通过促进内皮细胞分泌 NO,抑制内皮细胞分泌内皮素,对肾性高血压大鼠血管内皮细胞功能具有保护作用。也有学者实验证明螺内酯、牛磺酸在降压的同时也可以有效地改善血管内皮细胞功能,对逆转高血压病患者血管内皮细胞功能紊乱起重要的作用。

2.4.5　血管内皮细胞功能障碍与高血压病

高血压的发生、发展是一个慢性隐匿过程,血压从理想水平(<120/80 mmHg)到确诊为高血压的发展过程有一个关键的过渡期,称为高血压前期,此阶段血压水平为 120~139/80~89 mmHg。

上皮细胞(EC)是内膜最重要的细胞,EC 分泌多种血管活性物质,对维持血管壁的张力、血液的流动、管壁的炎症修复和血管的增生具有重要作用,是功能活跃的代谢组织;血管内皮功能是指在内皮依赖性刺激(如血流剪切应力、缺血缺氧和一些物质)下,血管内皮通过其产生的血管活性物质与之发生反应的能力。研究表明,血管内皮舒张功能障碍作为动脉粥样硬化(AS)的早期标志在冠状动脉造影或血管内超声所显示的血管壁发生明显结构变化前就已经出现,血管内皮在高血压的发生发展中扮演了极其重要的角色,是"内皮高血压-心血管事件"链的始动因子和载体。

2.4.5.1　血管内皮细胞功能紊乱与血管重塑及高血压病

近年来,围绕高血压与血管内皮功能障碍进行了大量研究,无论是高血压动物试验、高血压动脉片段分离,还是对大样本的人群对照分析都证明了高血压时内皮细胞受损程度与高血压的严重程度呈正相关。有关内皮细胞功能紊乱是高血压病的原因还是结果尚不明确。高血压状态下血

---

① 刘妙,萧佩玉.苯那普利对原发性高血压患者内皮功能和血清细胞因子水平的影响[J].中山大学学报(医学科学版),2007,28(35):35-37.

流剪切力及血流搏动过强可损伤血管内皮细胞,使内皮细胞合成释放 NO 的功能减弱或消失,同时,高血压时血管壁重塑可阻隔 NO 发挥作用,而增高的内皮收缩因子如 ET 及过氧化脂质(lipid peroxide,LPO)可对抗、灭活 NO 的功能及活性。血压升高损伤血管壁,一方面抑制 NO 合成,另一方面导致氧化应激反应增强,加快 NO 灭活,最终导致 NO 生物利用度降低,从而损害内皮依赖的血流介导的血管扩张反应。

2.4.5.2　血管内皮功能障碍与高血压病血瘀证

血瘀证的发生与脉的功能障碍,自我调节紊乱密切相关,中医之“脉”与现代医学之“血管内皮”虽不能等同,但较之其他脏腑组织有更大的相关性。众多研究表明,高血压病血瘀证也常伴有内皮细胞功能相关活性物质生成或表达异常,应用活血化瘀相关药物可改善 VEC 的分泌功能,可起到保护 VEC、治疗高血压病血瘀证的作用。周胜发等通过血液流变学、血脂、血小板聚集率、血浆纤维蛋白原、血栓素 β_2、前列环素(6-Keto-PGF$_{1\alpha}$)、t-PA、PAI 和脂质过氧化物(LPO)等指标检测,发现血瘀型高血压病与健康对照组及非血瘀型高血压病相比较,除 6-Keto-PGF$_{1\alpha}$ 等个别指标外,血黏度明显升高,凝血指标显著增强,纤溶指标显著减弱,LPO 明显增多。提示血瘀型高血压病中存在血管内皮细胞功能的改变。

叶和军等[①]研究发现,通过与非血瘀证组比较,血瘀证患者血小板内游离 Ca^{2+} 浓度、血浆 TXB_2 水平及 TXB_2/6-Keto-PGF$_{1\alpha}$ 比值显著升高,提示高血压病患者从非血瘀证状态发展到血瘀证状态的过程是一个血小板激活程度增强,促血小板聚集、血管收缩、促凝血和血栓形成增强的过程,说明血瘀证在高血压病中有其独特的生化物质基础。武文辉[②]等通过研究表明,新血府逐瘀汤治疗高血压病,在改善内皮功能及高血压病血栓前状态方面,明显优于模型组,用药组血浆 D-二聚体(DD)、vWF 及 ET 水平明显下降,提示新血府逐瘀汤在高血压病血栓前状态的防治、内皮功能的改善及高血压病并发症的防治中有积极的意义。

---

① 叶和军,林求诚.高血压病血瘀证与血小板内游离 Ca^{2+}、血浆 TXB2、6-Keto-PGF$_{1\alpha}$ 系统关系临床研究[J].实用中西医结合临床,2001,1(12):7-8.

② 武文辉,吉中强,纪文岩.新血府逐瘀汤对高血压大鼠内皮功能及血栓前状态影响[J].中西医结合心脑血管病杂志,2007,5(11):1084-1085.

2.5　血管平滑肌细胞变化与高血压

高血压的一个重要特征就是血管平滑肌细胞在各种因素作用下过度增殖，出现阻力血管肥厚、管腔狭窄，狭窄的血管又对缩血管物质的反应性增高，从而导致更高的血压形成。血管紧张素Ⅱ（AngⅡ）可诱导血管平滑肌肥厚和增殖，ACEI可有效地抑制和逆转血管肥厚。

2.5.1　平滑肌细胞结构特点

血管平滑肌在血管壁的排列呈螺旋形斜行走向，这有利于平滑肌细胞作局部收缩和螺旋形滑行。血管平滑肌的粗肌丝和细肌丝的排列不如骨骼肌和心肌那样整齐恒定，粗肌丝的数目少，仅为细肌丝的 $1/12\sim1/15$。但有人认为血管平滑肌粗肌丝上的肌球蛋白（myosin）有足够的横桥（cross bridge）足以拖动细肌丝中的肌动蛋白（actin），而使血管平滑肌靠粗、细肌丝的滑行以相似于骨骼肌的脊行机制而实现其收缩功能。

血管平滑肌细胞核呈椭圆形位于细胞中央，占胞体体积的 $20\%\sim30\%$。胞质内有肌质网（sarco-plasmic reticulum）。细胞膜向内凹陷形成内凹（caveola），其直径为 $40\sim70$ nm。有人认为其功能与横纹肌及心肌细胞的横管系统（T系统）相似，可将细胞膜的兴奋向胞内传导。同时，它也是感受肌细胞体积变化的部位。内凹沿细胞的纵轴与膜上的密斑（dense-bands）交替排列。凹内的 Ca^{2+} 浓度与胞外 Ca^{2+} 浓度相等，由于内凹与胞质内的内质网紧密接触（相距仅 $10\sim20$ nm），故认为内凹参与胞内外 Ca^{2+} 交换。血管平滑肌膜上有密斑，肌浆中有密体（densebodies），把大部分肌丝连接起来。由肌凝蛋白组成的粗肌丝排列在由肌纤蛋白等组成的细肌丝之间。密斑与密体之间有中间丝（in-termediatefilaments）结成平滑肌的骨架。血管平滑肌细胞由其自身形成的基底膜（basementmem-brane）所包裹。基底膜可分为两层，即透明层（laminalucida）与致密层（lamimdensa），靠表面的透明层含粘连蛋白，为一种非胶原性糖蛋白。

2.5.2　AngⅡ刺激血管平滑肌细胞肥大的信号通路

肾素-血管紧张素系统（RAS）是循环内分泌系统，具有调节血压和水、电解质平衡等短期功能，同时也是一个全身分布的组织旁分泌、自分泌系统，主要参与高血压进展、血管及心肌肥厚等长期效应。在原发性高血压的发生发展过程中，RAS起着重要作用，尤其是心血管组织局部RAS在高血压发病中的作用被认为可能比循环 RAS 更为重要。Ang Ⅱ是 RAS 系统的主要效应因子,也是高血压心血管重塑的重要调节因子。最近的研究表明,Ang Ⅱ参与骨骼肌重塑,进而导致高血压动脉的肥厚和重塑。Ang Ⅱ是一种血管活性肽,通过升高血压引起血管重塑和内皮功能紊乱。心肌和血管平滑肌可通过旁分泌或自分泌的方式释放 Ang Ⅱ,以收缩血管、升高血压,促进心肌细胞和血管平滑肌细胞增生肥大以及间质增生,进而导致心肌及血管肥厚发生。然而,Ang Ⅱ还可以通过不依赖血流动力学的作用介导血管重塑,大量的证据表明,Ang Ⅱ通过刺激 VSMC 肥大而诱导病理性的血管重塑。Ang Ⅱ通过激活表皮生长因子、血小板源性生长因子和胰岛素样生长因子受体而介导 AT$_1$ 受体依赖的 VSMC 的增殖和肥大。Ang Ⅱ还参与血管纤维化,它的两个受体发挥相反的作用,AT$_1$ 有促纤维化的作用,而 AT$_2$ 是抗纤维化的介质。TGF-β 是血管组织中主要的促纤维化因子,通过 Smad 通路起作用,Ang Ⅱ通过 TGF-β 依赖性和非依赖性 Smad 通路引起血管纤维化,Ang Ⅱ还通过增加结缔组织生长因子诱导血管纤维化。在主动脉平滑肌细胞中,Ang Ⅱ通过减少间质基质金属蛋白酶(MMP)的活性和增加金属蛋白酶组织抑制剂(TIMP-1)的生成来影响胶原的代谢和细胞外基质的沉积。Ang Ⅱ是血管组织中 ROS 产生的主要调节因子,ROS 增加可激活趋化因子、VSMC 增殖肥大和胶原沉积,参与血管重塑。Ang Ⅱ还是促炎转录因子的调节因子,参与激活血管细胞中的炎症反应网络。在 Ang Ⅱ诱导的众多转录因子中,NF-κB 的作用最重要,从转录水平调节多种促炎基因,放大 Ang Ⅱ引起的炎症反应。

ERK5 是最近发现的蛋白激酶(mitogen ativated protein kinase,MAPK)家族的新成员,在不同类型细胞中的定位不同。多种刺激因素,如神经生长因子、表皮生长因子、血小板源性生长因子和血管紧张素Ⅱ都能激活 ERK5。ERK5 在将信号从细胞膜传递到细胞核的过程中激活了一个三级级联反应:丝裂原活化蛋白激酶激酶(mitogen activated protein kinase kinase,MAPKKK)或有丝分裂原活化蛋白激酶激酶激酶 2(mitogen-activated protein kinase kinase kinase2,MEKK2)/MEKK3;MAPKK 或细胞外调节蛋白激酶(extracellular regulated protein kinases,MRK5);MAPK 或 ERK5,受到刺激后,这些激酶持续磷酸化并活化下游的效应因子,包括肌细胞增强因子(myocyte enhancer,MEF2)。ERK5 在调节肥厚相关基因,尤其是 MEF2 依赖的 *c-jun* 基因方面有潜在作用,通过直接磷酸化 MEF2 使其活化,从而调节肥大反应。ERK5 在 Ang Ⅱ刺激的大鼠主动脉平滑肌细胞中可激活下游的 MEF2。研究表明,ERK5 参与心肌肥厚的发生。尽管 ERK5 在神经细胞、骨骼肌细胞和脂肪细胞中的作用已有研究,其在 VSMC 中的作用还缺乏探讨。最近的实验表明,ERK5 在 VSMC 增殖中发挥作用。Ang Ⅱ 刺激大鼠肠系膜动脉平滑肌细胞时,ERK5 磷酸化增加。Ang Ⅱ 可能通过 ERK5/MEF2C 通路介导 VSMC 肥大,但其调节分子还不是很清楚。血管紧张素 Ⅱ 可以激活 PKD,引起血管平滑肌细胞肥大的实验证据已经比较充足。而且,PKD 参与调节 MAPK 家族成员 ERK 和 JNK 的信号途径。PKD 可能通过 RIN1 磷酸化与 Ras 结合,激活 Ras-Raf-MEK-ERK 途经,并通过磷酸化 C-Jun 下调 MEKK-MKK-JNK 途径,进而调节细胞的增殖和分化,参与肥厚的启动过程。因此推测,Ang Ⅱ 可能通过 PKD 激活 ERK5 通路诱导血管平滑肌细胞肥大的发生。

2.5.2.1　PKC 在血管平滑肌细胞肥大中的作用

(1)PKC 不同亚型在血管平滑肌细胞中的作用

蛋白激酶 C(protein kinase C,PKC)是 1977 年在鼠脑的胞质中发现的一种蛋白激酶,几乎参与了所有膜相关的信号传导通路。目前,至少发现了 11 种此家族的异构体,每种亚型都有特殊的亚细胞定位和特异性的底物,介导不同的细胞生物学过程,参与调节不同的细胞功能。在众多亚型中,PKCα、PKCζ、PKCε 和 PKCδ 是在调节 VSMCs 功能中发挥作用的。PKCα 可增强 Ca^{2+} 依赖的 VSMCs 收缩,它的过表达参与高血压的病理发展过程。PKCζ 定位于细胞核,可促进高血压时 VSMCs 的生长。Ca^{2+} 依赖的 PKCε 可增加高血压过程中 VSMCs 肌丝对 $[Ca^{2+}]$ 的敏感性。PKCδ 主要定位于胞浆,在高血压血管的肥厚性重塑中发挥重要作用。以前的研究已经证实,PKCδ 是大鼠 VSMCs 中表达最多的 PKC 亚型。

(2)PKC 对 PKD 的调节作用

PKD 的激活有 PKC 依赖性和非 PKC 依赖性两种方式。非 PKC 依赖性的 PKD 激活是 PKD 与 G 蛋白的 βγ 亚单位直接结合诱发的。而关于 PKC 依赖性的 PKD 激活,在不同的细胞类型和不同的刺激因素下,PKD 激活所依赖的 PKC 亚型也会不同。研究表明,过度表达持续活化的 PKCε、PKCη 和 PKCθ 可激活 PKD,而过表达 PKCζ 并不能激活 PKD。此外,PKCη 和 PKCε 可以和 PKD 相互作用。在 HeLa 细胞中,PKCδ 选择性的介导氧化应激诱导的 PKD 的活化。在 VSMCs 中,PKCδ 能够介导血栓素引起的 PKD 的激活。最近的研究也发现,在 VSMCs 中,Ang Ⅱ 通过 AT_1 受体激活 PKCδ,PKCδ 使 PKD 的磷酸化位点 Ser744/748 磷酸化,从而激活 PKD。

2.5.2.2　PKD 在血管平滑肌细胞肥大中的作用

(1)PKD 的生物学特征

PKD 是一种由 918 个氨基酸残基组成的胞浆丝氨酸/苏氨酸蛋白激酶,包含三个亚型,PKD1、PKD2 和 PKD3,目前研究最多的是 PKD1,也叫作 PKD。PKD 家族成员结构相对保守,包含 N 端的调节结构域和 C 端的催化结构域。N 端结构域内有几个保守的模体:丙氨酸-脯氨酸富集的非极性区域(AP)、酸性结构域(AC)和富含半胱氨酸的锌指样结构序列和 PH 结构域,PKD 与 PKC 其他家族成员不同,PKD 拥有独特的结构与调节特性。其与 PKC 的序列相似性非常低,除了具有共同的二酯酰甘油(diacyl glycerol,DAG)结合域外,缺少 PKC 保守的 Ca^{2+} 敏感域(C2)和典型的自抑制假底物模体(PS)。

在安静状态下,PKD 通过其自身的抑制作用保持一种低催化活性状态。这种自身抑制作用通过其 N 端结构域介导。多种刺激因素都可以激活 PKD,包括 G 蛋白偶联受体激动剂、生长因子等,PKD 通过其转磷酸化位点和自身磷酸化位点的磷酸化而激活。PKD 的调节结构域中有 DAG 的结合位点,与 DAG 具有很高的亲和性,这种结合可激活 PKD。PKD 的另一种激活方式则是 PKC 依赖性的。活化后的 PKD 转变成具有高度催化活性的状态,并参与很多细胞生物学过程,如信号转导、染色质重组、高尔基体的功能、基因表达、免疫调节、转录因子激活以及细胞的活性、黏附、分化、增殖和肥大等。

(2)PKD 在血管平滑肌细胞肥大中的信号通路

大量的研究证实,PKD 是心血管系统的重要调节因子,目前已证实 PKD 参与调节心肌收缩、肥厚和重塑。PKD 不仅存在于心肌细胞中,在内皮细胞,血管平滑肌细胞和血小板中都有表达。但是关于 PKD 不同亚型在不同细胞类型中的表达研究较少。血管内皮生长因子、过氧化氢可激活内皮细胞中的 PKD;而血管紧张素Ⅱ、血小板源性生长因子和血栓素可活化血管平滑肌细胞中的 PKD;血栓素同时也可激活血小板中的 PKD。PKD 的活化可调节内皮细胞的增殖、迁移和凋亡,平滑肌细胞的肥大,以及血小板的激活。此外,干扰 PKD 信号通路可以抑制血管内皮生长因子诱导的血管生成。以往的研究已经证实,PKD 通过 AT_1/PKCδ 途径介导 AngⅡ诱导的 VSMCs 肥大。PKD 还可以通过介导 HDAC5 磷酸化与转位参与 AngⅡ诱导的血管平滑肌细胞肥大。PKD 的底物、转录因子 CAMP 反应元件结合蛋白也参与 AngⅡ诱导的平滑肌细胞肥大。PKD 可以通过磷酸化使其底物 MEF2 激活,从而在细胞肥大的过程中发挥重要作用。

2.5.2.3　PKD 信号通路的下游分子

（1）ERK5 在血管平滑肌细胞肥大中的作用

MAPK 家族是将细胞外信号传递到细胞内的重要介质，参与很多细胞的生物学反应，如细胞的肥大、增殖、分化和迁移。MAPK 家族包含 4 个成员：ERK1/2、JNK、p38 和 ERK5。血管紧张素 Ⅱ 和内皮素-1 诱导的 VSMC 中 MAPK 激活参与高血压血管变化。ERK5 是最近发现的 MAPK 家族的新成员，将信号从细胞膜传递到细胞核的 ERK5 信号级联包括 MAPKKK 或 MEKK2/MEKK3；MAPKK 或 MEK5；MAPK 或 ERKS，受到刺激后，这些激酶持续磷酸化并活化下游的效应因子，包括 MEF2。研究表明，ERK5 参与心肌肥厚的发生。尽管 ERK5 在神经细胞、骨骼肌细胞、肝脏星状细胞和脂肪细胞中的作用已有研究，其在 VSMCs 中的作用还缺乏探讨。研究表明，敲除胚胎的 ERKS 基因将影响血管生成和结构，成年小鼠的 ERK5 在维持血管结构完整中发挥重要作用。ERK5 信号通路还参与动脉粥样硬化等血管功能紊乱的疾病。AngⅡ刺激大鼠肠系膜动脉平滑肌细胞时，ERKS 磷酸化增加。最近的实验表明，ERK5 在 VSMC 增殖中发挥作用。病理状态下，ERK5 参与肿瘤发展和肥厚反应。ERK5 在调节肥厚相关基因，尤其是肌细胞增强因子（MEF2）依赖的 *c-jun* 基因方面有潜在作用，通过直接磷酸化 MEF2 使其活化，从而调节肥大反应。ERK5 的 C 端包含一个独特的序列，可使转录因子 MEF2、PPARc1 以及 AP1 家族成员 *c-fos* 和 Fra-1 活化。活化的 ERK5 使众多底物磷酸化，包括 MEF2，从而使 MEF2 转录活性和 *c-jun* 基因表达增加，引起基因表达的重组。

（2）ERK5 在血管平滑肌细胞中的转位

大多数信号蛋白在胞浆和胞核之间的转位在它们调控多种细胞生物学过程中（细胞增殖、肥大、分化和凋亡）都发挥重要作用。MAPKs 家族的活性就依赖于它们在胞浆和胞核之间的转位。参与调节 ERK5 的亚细胞定位的结构域有 3 个，一个位于 N 端，它使 ERK5 定位于细胞质；另外两个位于 C 端，一个辅助 ERKS 定位于细胞核，而另一个则促进 ERK5 向核外转运。早期的研究表明，ERK5 是一种胞浆蛋白，受到刺激后发生磷酸化，从而向胞核转移；后来的研究却对此提出了质疑，因为在一些细胞类型中，ERK5 在未受刺激时也定位于胞核。因此，推测 ERK5 在不同细胞类型中的定位是不同的。磷酸化对于 ERK5 向胞核转移十分必要，研究发现，当 ERK5 的磷酸化位点发生突变时，即使持续表达活化的 MEK5 也无法使 ERK5 向细胞核转移。

研究发现，人气道平滑肌细胞（human airway smooth muscle cells，

HASMCs)在未受刺激时定位于细胞质内,随着 Ang Ⅱ 刺激逐渐向细胞核内转移,并于 15 min 时基本完全进入核内,此后又随着时间的延长缓慢向胞浆转移。当用 AT_1 受体拮抗剂、PKC 特异性抑制剂和 PKCδ siRNA 阻断 Ang Ⅱ 引起 ERK5 磷酸化的通路后,ERK5 的核转位也明显受到抑制。

2.6　阻力血管重塑与高血压

肥大重塑的机制是在神经内分泌因素的作用下,血管平滑肌细胞"适应性"或"反应性"肥大,胶原蛋白合成增加,而降解细胞外基质的基质金属蛋白酶活性降低所致。

血管重塑(vascular remodeling,VR)是指在高血压的慢性过程中,脑动脉等血管结构出现重塑性改变,血管内径和外径均缩小,血管壁层厚度(M)和腔径大小(L)的比值(M/L)增加而血管壁横切面积不变的现象。其机理是血管内流动的各种细胞有形成分变形、变性,在各种趋化因子的介导下,黏附覆盖于血管内皮层上,进而嵌顿、楔入和移行于内膜下层,使血管内皮下的内弹力板受压、弯曲和断裂,进而引起平滑肌细胞变短,细胞之间互相滑动、排列紊乱,细胞外间质变性、增厚,终致血管中层厚度(M)增加,而血管腔内径(L)缩短,即 M/L 比值增大。血管重塑是一个动态过程,其内容至少包括细胞的增殖、迁移、凋亡以及基质成分合成、降解及重新排列等过程。血管重塑又是血管对刺激的复杂的动态反应过程,包括信号的感受、转导和调节因子的合成、释放,最后产生结构变化。血管重塑的结果是使血管阻力进一步增加,引起或加重靶器官的损害。

从血流动力学角度讲,血管重塑在高血压的维持中起关键性作用。高血压患者的血管重塑几乎波及所有的组织器官,重塑的血管对缩血管物质的反应性增强,这在高血压及其并发症的发生中起重要作用。

2.6.1　高血压血管重塑和肾素血管紧张素系统(RAS)

高血压血管重塑主要表现为血管中膜增厚,正常情况下,中膜几乎只含血管平滑肌细胞,因此,平滑肌细胞的状态和功能变化影响和调控血管的结构和功能。RAS 系统,尤其是其中的 Ang Ⅱ 是心血管系统内重要的生长和功能调控因子。

2.6.1.1　局部 RAS 在高血压血管重塑中的作用

研究发现,高血压状态下,心脏及血管局部 RAS 明显激活,并积极参与心血管重塑的发生。运用免疫组化及分子生物学技术发现,RAS 除在循环中存在外,其所有成分广泛存在于心、脑、肾、血管、肾上腺及肺等局部组织中,称为局部 RAS,并以自分泌或旁分泌形式作用于细胞自身或外周组织。局部 RAS 的发现使传统的观点发生了根本性的变化。确定组织或器官是否存在局部 RAS 要符合以下条件:RAS 的基本成分都出现于该部位,即该部位有不依赖于循环血中的血管紧张素原、肾素、血管紧张素 I、血管紧张素转换酶、血管紧张素 II 和血管紧张素受体的存在。RAS 与高血压发病的关系近年来一直为人们所重视,尤其心血管组织局部 RAS 在高血压发病中的作用被认为可能比循环 RAS 更为重要。心肌局部组织产生的RAS 对心肌肥厚发生起重要作用,而与循环 RAS 则无明显依赖关系。心肌和血管平滑肌可通过旁分泌或自分泌的方式释放血管紧张素 II,以收缩血管、升高血压,促进心肌肥大和血管平滑肌增生肥大以及间质增生,导致心肌及血管肥厚发生。

2.6.1.2 Ang II 促进高血压血管重塑的可能机制

(1)Ang II 的产生和作用受体

Ang II 是 RAS 系统中最为重要的效应分子。传统观点认为,Ang II 的产生依赖于 ACE 的作用,肾小球球旁细胞分泌的肾素激活由肝脏合成的血管紧张素原,使之转换为 Ang I,然后再经 ACE 的作用生成 Ang II。而现在已经清楚还有另外两条途径:①非 ACE 依赖途径:Ang I 在糜蛋白酶和组织蛋白酶 G 的作用下形成 Ang II。研究发现,ACE 基因敲除型与ACE 野生型小鼠相比,Ang II 的生成并没有显著减少,而肾内糜蛋白酶的活性增加,提示糜蛋白酶可以替代 ACE 酶来介导 Ang II 形成。②直接途径:体内血管紧张素原不经过肾素及 ACE,在组织蛋白酶 G、胰蛋白酶及缓激肽等的作用下直接形成。

Ang II 通过血管平滑肌、肾和肾上腺皮质等靶器官的相应受体而发挥生理效应,如血管收缩、醛固酮分泌、水钠潴留和交感兴奋等作用,同时它还促进细胞增殖、肥大,导致心血管肥厚,从而参与高血压的发生发展及靶器官损伤的形成。Ang II 介导交感神经系统而促进去甲肾上腺素(norepinephrine,NE)释放,减少 NE 的再摄取,提高血管对 NE 的反应性,促进肾上腺释放儿茶酚胺,从而加强心功能,同时通过血管的外周作用而提升血压。Ang II 有 4 个受体亚型(AT$_1$、AT$_2$、AT$_3$ 和 AT$_4$),目前研究较多的是AT$_1$ 和 AT$_2$ 受体。Ang II 与不同受体结合将可能诱发截然相反的生物学效应。目前所知的 Ang II 的血流动力学和非血流动力学作用,包括升高血压、维持水电解质平衡以及介导高血压所致的心血管系统形态学和功能上的改变,如心肌重塑、纤维化、血管形态和舒张收缩功能的变化及内皮功能的损害等,均被证实为 AT_1 受体被 AngⅡ激活后(即 AngⅡ-AT_1 受体级联反应)的主要效应。

(2)AngⅡ的促炎作用

血管的炎症包括 3 个步骤:血管通透性改变、白细胞渗出(黏附、移行和趋化)和组织修复(细胞生长和纤维化)。AngⅡ影响 3 个阶段的炎症反应是脉管系统重要的炎症介质。高血压状态下,AngⅡ通过两条途径调节血管通透性变化,一是压力介导的内皮损伤,二是诱导局部释放第二介质,后者是非血流动力学依赖性的。前列腺素(PGs)和血管内皮生长因子(VEGF)是 AngⅡ调节血管通透性的主要介质。在 VSMCs 中,AngⅡ通过 RhoA 依赖和还原敏感性通路诱导血管细胞黏附分子(VCAM-1)、单核细胞趋化蛋白(MCP-1)、白介素 6(IL-6)和 IL-8 的生成,此过程由 AT_1 受体介导,并呈时间和剂量依赖性。另外,AngⅡ通过 AT_1 受体诱导 VSMCs 的增殖和肥大以及细胞外基质的聚集,从而参与炎症的修复过程。AngⅡ有显著的促炎作用,可诱导活性氧、细胞因子和黏附分子的产生并激活氧化还原敏感的炎症基因。NF-κB 是引发炎症反应的重要转录因子。Guo 等[1]在 VSMCs 中证实,AngⅡ通过 AT_1 受体引起 NF-κB 核转运,并促进 VSMC 中 MMP-9 的表达。AngⅡ在血管损伤中作为促炎因子的作用还可被 RAS 系统抑制剂的抗炎保护作用所证实。在自发性高血压大鼠、肾血管性高血压大鼠及 N-硝基精氨酸甲酯诱导的高血压大鼠中均可观察到炎症反应参与心肌纤维化及血管重塑。

(3)AngⅡ促进血管纤维化的作用

AngⅡ还参与血管纤维化,它的两个受体发挥相反的作用,AT_1 有促纤维化的作用,而 AT_2 是抗纤维化的介质。TGF-β 是血管组织中主要的促纤维化因子,通过 Smad 通路起作用。AngⅡ通过 TGF-β 依赖性和非依赖性 Smad 通路引起血管纤维化。AngⅡ还通过增加结缔组织生长因子诱导血管纤维化。在主动脉平滑肌细胞中,AngⅡ通过减少间质基质金属蛋白酶(MMP)的活性和增加金属蛋白酶组织抑制剂(TIMP-1)的生成来影响胶原的代谢和细胞外基质的沉积。

(4)AngⅡ刺激血管平滑肌细胞肥大的作用

大量的证据表明,AngⅡ引起血管的病理性重塑,其中心环节是通过

① GUO R W, YANG L X, WANG H, et al. Angiotensin Ⅱ induces matrix metalloproteinase-9 expression via a nuclear factor-kappaB-dependent pathway in vascular smooth muscle cells. Regul Pept. 2008, 147(1-3):37-44.

AT₁ 受体诱导 VSMCs 的肥大。体内具有促进细胞肥大作用的物质主要包括三类：①G 蛋白偶联受体激动剂：儿茶酚胺、ET-1、AngⅡ；②生长因子：胰岛素样生长因子-1、血小板生长因子、表皮生长因子；③细胞因子：IL-1β、TNFα。其中，AngⅡ是 RAS 系统的主要活性物质，在细胞肥大的发生和发展过程中发挥了重要的作用。体内和体外研究证实，AngⅡ具有强大的促进细胞肥大和增加细胞外基质合成的效应。以往的研究证实，用 AngⅡ 刺激血管平滑肌细胞，周期蛋白依赖的蛋白激酶（CDK）的活性就会被抑制，从而导致 G_1 周期的停止以及细胞的肥大。AngⅡ不仅是一种血管活性物质，更是一种促进生长的因子。AngⅡ通过调节细胞内的多种生长因子介导细胞的生长（包括增殖和肥大），细胞生长最重要的过程就是蛋白质的大量合成，包括细胞膜和结构蛋白。AT₁ 受体广泛存在于血管平滑肌细胞中，AngⅡ正是通过 AT₁ 诱导 VSMCs 的肥大性重塑。传统认为，AT₁ 受体与 G 蛋白 Gq 相偶联，AngⅡ通过 AT₁ 受体-Gq 蛋白激活磷脂酶 C，继而引起 VSMCs 内 Ca^{2+} 升高和蛋白激酶 C 的激活。AT₁ 受体介导的细胞内 Ca^{2+} 升高和继发的活性氧簇生成增多是 AngⅡ诱导细胞外信号调节激酶（ERK）活化和 VSMCs 肥大的重要信号转导通路组成部分。AngⅡ诱导细胞肥大在细胞水平上的特征性改变包括：①细胞体积增大；②肌小节结构的变化；③单位细胞的蛋白合成速率增加。AngⅡ已被国内外广泛用以诱导 VSMCs 肥大的模型。

2.6.2　内皮细胞衰老特征、机制及其参与高血压血管重塑的病理进程

2.6.2.1　内皮细胞衰老特征

血管内皮细胞衰老可能是高血压血管重塑的重要病理基础，内皮细胞生物学改变是人类衰老和疾病的基础。细胞是生物体的基本单位，也是生物衰老的基本单位，任何正常细胞都不会无限增殖，在一定生长阶段细胞将进入不可逆转的增殖抑制，并改变了细胞的许多功能，这就是衰老。衰老细胞具有以下三个特征：①稳定地抑制于细胞周期 G_1 期，即使在促分裂原的作用下，也不能进入细胞周期 S 期；②细胞获得一些功能性变化，就不可逆转的生长抑制和功能变化而言，衰老细胞相似于终末分化细胞；③衰老细胞具有对凋亡的抵抗性。

衰老过程在整体、组织、细胞乃至分子水平皆有所体现，血管衰老的表现主要为血管结构、功能的增龄变化，管壁增厚和管腔扩大，血管硬度增

加,以及内皮的增龄改变。内皮细胞功能紊乱为血管衰老的主要特征之一,另外,还表现在内皮细胞凋亡、内皮细胞通透性改变以及细胞内氧化产物的积聚。

2.6.2.2 内皮细胞参与高血压血管重塑的病理进程

内皮细胞(EC)通过产生血管活性物质如 NO、Ang Ⅱ 等调节着血管的张力及结构。NAD(P)H 氧化酶系统由 Ang Ⅱ 激活,因此,当局部或全身血管紧张素系统活性增强,过氧化产物就会增加。丁月霞等[①]发现 Ang Ⅱ 通过抑制 HUVECs 释放 NO,诱导其表达 ICAM-1 和 VCAM-1 上调而发挥促炎和促 AS 作用。Ang Ⅱ 改变了血管局部的血流动力学,剪切力的改变直接促进单核细胞、内皮细胞黏附分子的表达,诱导氧化过程的激活及氧化还原敏感基因的表达。

在关注血管内皮细胞损伤、凋亡参与高血压血管重塑的同时,也发现反应细胞衰老的端粒长度和端粒酶活性在心血管病病理进程中也存在异常变化。高血压与端粒、端粒酶之间的关系研究最初阶段主要集中在心血管细胞、淋巴细胞的端粒长度与高血压的关系上,IZZO 等[②]的研究发现心脏血管细胞的过度增生使端粒过度丢失,从而限制细胞的修复过程,导致血管衰老硬化和高血压病,而这种端粒的非正常丢失可能被动启动端粒酶的活性。

2.7 高血压病程中心脏的病理生理学改变

2.7.1 心脏收缩功能障碍

随着社会环境的改变及生活水平的提高,高血压病在我国已经成为最常见的心血管疾病,在我国,冠心病与脑卒中的发病率越来越高,其主要的危险因素就是高血压病。

高血压病发展的一定阶段会引起舒张性心力衰竭及收缩性心力衰竭,如发现较早则可以对症治疗,给予高血压病患者降压药物,积极控制血压,

---

① 丁月霞,刘启才. Ang Ⅱ 对血管内皮细胞表达粘附分子和释放 NO 的影响[J]. 中国民康医学,2007,19(2):81-84.

② IZZO,JOSEPH L. Aging and systolic hypertension:Cluster patterns and problem-solving strategies to answer the genetic riddle[J]. Hypertension,2001,37(4):1067-1068.

这样就可以减缓疾病进展,改善生活质量,降低死亡率。因此,采用正确的方法准确地观察评估出患者左室功能及结构的改变,对于左室心力衰竭做到早发现、早诊断及早治疗有重要的价值。

许多报道都认为,高血压病患者病情进展的早期,左心室结构与功能即可出现异常。在高血压病的发展过程中,会伴随着一系列的结构、形态及功能的改变,即为重构。高血压病心血管重构早期主要涉及左心室,而目前研究最多的也是左心室的改变。高血压引起的心肌增重与肥厚应该是呈正相关,但心肌重量增加却不一定会达到心肌肥厚的程度,而心肌肥厚者基本都会有重量的增加,所以大多数的高血压心脏肥厚性改变者早期表现为心肌增重,而不是左心室肥厚,换而言之,高血压患者最早出现的左心室心肌改变可能是重量的增加,而并不是肥厚。

理论上,心肌肥厚程度应该与血压成正相关,但事实却非如此,因受心率、体力负荷、心排血量、冠脉病变、血管紧张素及儿茶酚胺等分泌激素的作用的影响,压力-量效反应发生变化,因此多数患者不一致,缺乏准确性与特异性。动物和临床研究均证实,左室肥厚和扩张皆可同时出现于高血压早期。

Savage 为 234 例高血压患者作超声心动图检查,证明 60% 患者室间隔或左室后壁增厚,50% 左室内径增大,而心电图或 X 射线检查异常者却不到 10%[①]。证明超声心动图诊断左室肥厚远比后两者特异和敏感。超声心动图技术可以用来评价左心室舒张功能。左心室舒张功能可用二尖瓣血流速度记录分析。室间隔和左室心肌的厚度,这已被证明可以反映心肌松弛率,可以用多普勒成像记录。肺静脉血流速度也为识别舒张功能障碍做出了贡献。同时,左心房的直径和体积可以反映左心室舒张期充盈的负担。

高血压发展中的心脏的早期反应还包括负荷肌力的改变,左心室收缩期室壁应力的增高为其最早的表现,过度代偿时室壁增厚,但室壁应力却开始减退。收缩期室壁应力与收缩功能的关系呈反比,所以高血压心室肥厚时收缩功能并不会增高,反而有可能下降。超声心动图常用的心室收缩功能指标包括左心室缩短分数、周径缩短率以及射血分数(ejection fraction,EF)等。最新的研究认为,收缩末期室壁应力(end systolic wall stress,ESS)比峰值应力(peak stress,PSS)更能直接反映心室收缩功能状

---

① WACHTELL K, SMITH G, GERDTS E, et al. Left ventricular flling patterns inpati ent swith systemic hypert ension and left ventricular hypertrophy (the LIFE study)[J]. Am J Cardiol, 2000, 85(4): 466-472.

态。Dveeruex 等通过实验证明了舒张末期室壁相对厚度与心脏指数呈负相关,左心室缩短分数同收缩末期室壁应力(ESS)呈负相关①。收缩末期室壁应力是影响左心室缩短分数的主要因素,而收缩末期室壁应力高低取决于后负荷,因为高血压患者基本都会表现出后负荷增高,因此,收缩末期室壁应力增高,左心室缩短分数降低。

研究发现,50 岁以下高血压患者射血分数同收缩末期室壁应力显著负相关,50 岁以上者则不然,说明随着年龄的增高,老年人会出现心肌功能不足的情况,与高血压负荷无关,因此在调查研究高血压性心脏病时,一定要考虑年龄因素。舒张性心力衰竭,患者左室收缩功能检测异常,尽管射血分数正常,但已经表明,左心室收缩性能异常是患者发生心力衰竭的重要病理生理机制,与左心室长轴缩短速度、二尖瓣环收缩期速度、心肌应变和应变率有关。

2.7.2　心脏舒张功能障碍

高血压是常见的疾病,长期的高血压可引起心脏、肾脏等器官损害。而高血压早期的临床症状不明显,易被忽视,待症状出现时,治疗困难,所以高血压的早期诊断与治疗尤为重要。在高血压早期患者中,虽然心脏结构尚未出现异常,但因外周阻力升高,左心室顺应性降低,对心脏功能的早期影响主要体现在左心室舒张功能障碍。目前,左心室舒张功能不全引起的心力衰竭逐年增加,其中,高血压引起的舒张性心力衰竭(diastolic heart failure,DHF)是最为常见的原因。所以对左心室舒张功能障碍的早期诊断与心力衰竭的识别和防治密切相关。

左心室舒张功能障碍为高血压性心脏病最早的临床症状,而舒张功能不全是发生心力衰竭甚至心脏猝死等心脏事件的独立危险因素。左室收缩功能正常时发生的心力衰竭一般为舒张性心力衰竭,占心力衰竭患者的50%左右,其中,高血压为其发病的主要原因,所以尽早发现心室舒张功能障碍具有重要的意义。

人们一直将研究的重点放在高血压左心室收缩期的改变上,对左室舒张功能改变的研究一直未加重视,进行的调查研究也较少,实际上高血压

---

① LEVINE G N, BATES E R, BLANKENSHIP J C, et al. 2011 ACCF/AHA/SCAI guideline for percutaneous coronary intervention: A report of the American College of Cardiology Foundlation/American Heart Association Task Force on Practice Guidelines and the Society for Cardiovascular Angiography and Interventions[J] Circulation,2011,124(23): e574-e651.

患者早期左室舒张功能同样会发生改变，一部分高血压患者舒张功能的改变甚至早于收缩功能的改变。

肥厚性心肌病（hypertrophic cardiomyopathy，HCM）是一种典型的以原发性心脏舒张功能异常为特征的疾病。由于心房收缩，心室充盈的时间增加，常出现四分之一心音，这声音关系到心室顺应性和心房收缩力。峰值 ECC 和向心性重构与左心室质量/舒张末期容积的比值相关（M/V）。左心室重塑、心肌肥厚和充血性心力衰竭发展相关的发病率增加，其他主要心血管事件，包括猝死、左心室重塑等也在增加。压力超负荷时，重构主要是由于心肌细胞肌节同心平行的加入。因此，左心室壁厚度的增加幅度要大于的左心室腔的容积，M/V 比增加。

在 Dreslinski[①] 的研究中，选取了 21 例患者，经调查发现，左室收缩功能的各项指标均正常，但左房的排空率却几乎全部有所下降。而左房排空指数降低是左室快速充盈受损的一种间接表现，它在一定程度上提示了左室舒张顺应性有所降低。早在 20 多年前，Fouad 等人对高血压患者的心室舒张功能进行过调查研究[②]，分析发现，左室最大充盈速率与心室肥厚的肥厚程度为显著的负相关关系，且表现为进行性降低，左室肌重量与最大充盈率也呈负相关。许多研究调查说明，有些高血压患者舒张功能出现异常时，其心脏收缩指数却在正常范围，这说明心室舒张功能的异常可以发生在收缩功能之前。除此之外，二尖瓣的血流速度也是反映左室舒张功能的一项重要指标。正常的二尖瓣血流多普勒脉冲频谱曲线呈双峰，因左室舒张期快速充盈的缘故，E 峰（第一峰）时间较长，波峰较高；而代表舒张晚期充盈（即左房收缩期）的 A 峰（第二峰）时间则比较短，波峰比较低。随着年龄增高，E 峰逐渐降低，A 峰则逐渐增高，但正常情况下，A 峰始终小于 E 峰，如果出现 A 峰大于 E 峰的情况，则说明心室舒张功能异常，不过也应排除二尖瓣本身的异常情况，如瓣膜增厚或僵硬。

也有调查认为，等容舒张时间（isovolumic relaxation time，IVRT）也可作为一项重要指标来反映心室舒张功能，当压力负荷过大时，等容舒张时间大多会出现延长。Snlith 证实，等容舒张时间随着左心室的肥厚而显著

---

① SCHULZ S, MEHILLI J, NDREPEPA G et al. Bivalrudin vs unfractionated heparin duning percutaneous coronary interventions in patients with stable and unstable angina pectoris: 1-year results of the ISAR-REACT 3 trial [J]. European heart journal, 2010, 31(5): 582-587.

② BITTL J A. Accounting for ACUITY [J] New England Journal of Medicine, 2006, 355 (21): 2249.

增加,左心室中度,甚至轻度增厚者即可出现显著延长,因此,如果左房增大(即使左室无肥厚)与等容舒张时间延长同时出现,便可确定左室肌重量已经增加。所以说等容舒张时间延长可以作为原发性高血压心脏病变的早期征象之一。不过上述几项指标可能受到其他因素的影响,如心肌松弛速度、二尖瓣返流异常以及患者性别与体表面积等。诸多证据表明,原发性高血压心脏病患者左室舒张功能异常已经较为常见,部分甚至早于收缩功能,严重时也可引起充血性心力衰竭,故应加强对左室舒张功能的检测,为临床治疗提供可靠依据,防止病情加重。

随着高血压患者的逐年增多,心血管疾病的发病率也逐年升高,传统的诊断标准特异性较差,尤其在心血管病变早期,越来越难以满足临床上的需求。在此情况下,随着医学技术的快速发展,在临床上更早、更及时地发现并诊断高血压患者心脏结构及功能的改变变得越来越重要,能更好地为临床用药提供颇具价值的依据,从而防止或延缓高血压患者心血管疾病的进一步发展,提高患者的生存质量。

2.7.3 β_2-微球蛋白与左室舒张功能的关系

近年来,人类经济水平的提高,高血压发病率呈逐年升高的趋势。随着时间延长,可引起心、脑和肾等器官的损害,最终导致多脏器衰竭。高血压病患者常合并肾功能异常,而肾损害又加快了心脏疾病的发生。肾功能的轻度损伤是预测心血管疾病发生的危险因素。肾功能异常患者常合并左室舒张功能障碍,随着病史延长,症状也逐步加重。高血压引起的肾损害一般为蛋白尿、肌酐等升高,其中蛋白尿常表现为早期白蛋白、β_2微球蛋白的排泄升高。近年来发现,β_2微球蛋白(β_2-microgobulin,β_2-MG)是反映肾功能早期损伤的敏感指标,还与心血管事件的发生有关,既往大量实验研究 β_2-MG 与高血压肾病的关系,而 β_2-MG 与高血压性心脏病之间的研究很少报道。因常见降压药物,如 ACEI、ARB 及 β 受体阻滞剂不仅可以控制血压,还通过降低或逆转尿微量白蛋白等保护肾脏,为排除药物对 β_2-MG 水平的干扰,筛选了既往未服用降压药物的首次发现血压升高的患者作为研究对象。

2.7.3.1 左室舒张功能

(1)高血压性心脏病的早期表现

长期的高血压可引起左室肥厚、左室扩大等心脏结构的改变,其中高心病的特征表现为左室肥厚。既往高心病的治疗一般以改善左室壁厚度为主,忽视了高心病早期的治疗。而心脏由正常到结构变化是动态的,高血压早期患者除血压升高的症状外,心脏已经出现改变,只是无特异性的临床表现,就容易被人们忽视。左室舒张功能障碍为高心病早期心脏变化,左室舒张功能不全是指在心脏病患者中,不论左室射血分数值是否正常,左心室的主动舒缓、充盈等过程也都会出现异常。临床文献表示,心脑血管疾病、糖尿病等疾病影响心室肌主动松弛功能,可引起左心室功能异常,而左室舒张功能障碍是发生心力衰竭的危险因素。

(2)舒张性心力衰竭

按照射血分数是否正常区分,心衰的类型为舒张性心力衰竭和收缩性心力衰竭两种类型。近年来发现,由左室舒张功能不全引起的心力衰竭逐年升高,约占心衰的50%,其发病率及死亡率与收缩性心力衰竭相近。舒张性心力衰竭是由左室主动舒张功能不全或心肌顺应性降低及充盈受损所导致的。无临床症状的舒张性功能障碍称为无症状舒张性心功能不全,而无症状舒张性心功能不全是早期高心病的临床表现。研究指出,高血压导致心力衰竭生物学机制可能是由心肌细胞内质网的应激反应和细胞因子高表达引起的细胞凋亡。左室舒张功能出现轻度障碍时,左心房压力正常,仅表现为左室主动松弛延迟,随着舒张功能不断衰退,心室肌顺应性降低,僵硬度升高,松弛延迟的时间加重,致左室充盈压增高,并伴有心房增大。舒张性心力衰竭可以导致心房、心室重构,同时又对左室收缩、舒张功能造成威胁,所以对左室舒张功能的识别及防治显得至关紧要。

(3)左室舒张功能的检测方法

既往人们一般用脉冲多普勒方法检测二尖瓣的血流频谱,从而评估左心室舒张功能。随着研究发现,左室充盈压增高是左室舒张功能障碍最主要的病理改变,所以检测左室充盈压可间接的反映左心室舒张功能。大量研究发现,二尖瓣舒张早期运动速度(Ea)可预测左室充盈压,而组织多普勒弥补了脉冲多普勒对左室舒张功能评价的不足。所以,研究者将二尖瓣的血流频谱与二尖瓣环的组织多普勒成像技术结合起来评价左室充盈压。欧洲心脏协会指南提出当左心室收缩功能正常或轻度降低(射血分数＞50%)时,二尖瓣舒张早期血流速度(E)/二尖瓣舒张早期运动速度(Ea)＞15,即诊断为左室舒张功能障碍。中国专家将E/Ea作为射血分数保留的心衰的重要指标,其中E/Ea＞15存在诊断价值,而E/Ea＜8存在排除价值。

心导管术指将导管从周围血管插入,送至心腔及大血管各处,并达到检测、诊断及治疗的目的。其中,左心导管检查是将导管送至肺静脉、左心房、左心室及主动脉各部,观察导管走行途径,并记录患者心动周期过程中的压力及容积变化,可计算心肌僵硬度及左心室腔的顺应性。目前,左心导管检查为评价左心室舒张功能较为准确的测量方法,但此操作为有创检查,可出现并发症,检查费用高,对检查医师操作的要求较高,所以不适用于常规检查。

对于舒张功能不全的诊断较为复杂,缺乏相应的影像学及生物学标志物诊断标准。2014 年中国心力衰竭诊断和治疗指南提出舒张性心功能不全主要临床表现为:①有典型的心衰的症状和体征;②左心室射血分数正常或轻度下降(>45%),且左心室不大;③有相关结构性心脏病存在的证据(如左心室肥厚、左心房扩大)和(或)舒张功能不全;④超声心动图检查无瓣膜病,并可排除心包疾病、肥厚型心肌病及限制型(浸润性)心肌病等,还需考虑其他因素如大多为老年人、女性,长期的高血压病史,部分患者伴有糖尿病、肥胖及房颤等。

2.7.3.2　β_2-微球蛋白与心脏结构的变化

β_2-MG 是由化学家 Berggard 在分离肾小管的蛋白尿时发现的由 99 个氨基酸组成的单链多肽,是一种内源性的低分子蛋白质,分子质量为11 800,主要由淋巴细胞、单核细胞、间质细胞及部分上皮细胞合成,为细胞表面主要组织相容性复合体的轻链结构,分子内含一对二硫键,与免疫球蛋白的稳定区域相近。广泛存在于血浆、尿液、脑脊液、唾液及初乳中。在生理条件下,β_2-MG 以恒定速率产生,其血中含量与任何生理状况不相关,不受机体自身因素的影响。

研究员对患有腕管综合征的年轻肾衰患者进行检查分析,腕管组织中为淀粉样蛋白沉积。1985 年,Gejyo 等证实,淀粉样沉积物中的含量主要为 β_2-MG,故称 β_2-MG 淀粉样变。研究中选择 251 例长期透析患者,进行超声心动图的检查和血清中 β_2-MG 含量的检测,分析出 β_2-MG 的含量与左心室肥厚显著相关,猜测 β_2-MG 在心脏中的沉积可能与左心室肥厚的进展有关。另外有研究发现,β_2-MG 是以淀粉样沉积物的形式存在于心、血管等多处组织,提示 β_2-MG 与心肌重塑有关。研究发现,对高血压患者的β_2-MG 与左心房内径、室间隔厚度数据使用 Pearson 相关分析,分析后得出,两者呈正相关关系,进一步证实 β_2-MG 与心肌重构存在关联性。

2.7.3.3　β_2-微球蛋白与左室舒张功能

实验研究发现在高血压患者中,E/Ea 与血液中 β_2-MG 的水平存在显著正相关关系,提示血清 β_2-MG 的水平与左室舒张功能密切相关。当左室舒张功能下降时,β_2-MG 明显升高,说明左室舒张功能与早期肾功能不全之间有联系。而早期肾脏疾病的患者就已出现左心室舒张功能障碍,肾功能的损伤加重,舒张功能的障碍也进一步加重。高血压最早期的血管损伤为内皮功能的损坏,引起血管炎症、氧化应激等反应的发生,造成机体缺氧状态,使全身的小动脉痉挛,血管狭窄,动脉外周的阻力升高,全身缺血症状加重,引起全身脏器损害。而肾功能损害与血管内皮功能的损害也是有关系的,HOOM 等人研究发现,在轻度肾功能不全的患者中,肾脏血管内皮功能的损害能增加高心病的发病率及死亡率[①]。肾动脉硬化,肾小球纤维化、萎缩,肾小球滤过率降低,β_2-MG 的排出减少,最终导致血中 β_2-MG 浓度升高。β_2-MG 作为炎症的始动因子,参与了动脉粥样硬化的形成过程,促进全身血管硬化的形成,又促进了高血压发展,而动脉顺应性的下降,致左室充盈压力增高,引起左室舒张功能下降。研究发现,高血压早期患者未出现明显症状,无心力衰竭临床表现,但 β_2-MG 明显高于非高血压组,说明 β_2-MG 的升高早于临床症状的出现,另外,β_2-MG 是左室舒张功能的独立危险因素,这对高心病、心衰等患者的发病及预后的评估提供了依据。实验研究还发现,β_2-MG 与左室射血分数密切联系。因此,β_2-MG 不仅可以检测早期肾功能,也可以反映心功能的变化,有望成为早期筛查心脏功能变化的生化指标,对预测心室舒张功能障碍发展为舒张性心力衰竭的风险有了新进展,有望成为高心病发生心力衰竭的预测因子。

2.7.3.4 β_2-微球蛋白与左房大小的相关性。

左房容积与左心室充盈压有关,故可间接反映左心室的舒张功能。左房容积即左心房容积与体表面积的比值,排除了身高、体重、年龄和性别等因素的影响,是较为稳定的指标。当舒张功能不全时,左心房大小与室壁厚度指标、Ea、E/Ea 及心导管所测的左心室舒张末期压力(left ventricle end-diastolic pressure,LVEDP)有较好的相关性,可作为评价左室舒张功能的超声指标。已有相关的研究表明,左房容积大小的变化与舒张功能的严重程度呈正比,是心力衰竭不良预后的预测因子。研究证实,左房大小、左房容积是左室舒张功能不全的独立危险因素,并与 β_2-MG 呈正相关,为β_2-MG 成为评价左室舒张功能不全的生化指标提供了论据。

---

① STAM F, GULDENER C V, BECKER A, et al. Endothelial dysfunction contributes to renal function-associated cardiovascular mortality in a population with mild renal insufficiency: The Hoorn Study[J]. Journal of the American Society of Nephrology Jasn, 2006, 17 (2):537-45.

2.7.3.5　β_2-微球蛋白与脉压的相关性

脉压反应动脉的僵硬度,脉压升高使心脏疾病的发病风险加大。长期的压力负荷致血管壁增厚,硬度增加,脉压增大,进而引起肾小球内高压、高灌注及高滤过,血流调节紊乱,血管收缩,肾小球基底膜受损,致早期肾功能损伤。大量流行病学研究表明,肾功能的损害与脉压的升高呈正相关,血 β_2-MG 与脉压呈正相关,提示脉压是肾功能损害的危险因素。

2.7.3.6　左室舒张功能的危险性因素

高血压性心脏病表现为心室肥厚、心脏扩大,心脏功能的改变。对高血压患者的左室舒张功能进行了多元 Logistic 回归分析发现,年龄、收缩压、室间隔厚度、左心房内径、左心室壁厚度及 β_2-MG 是左室舒张功能的危险因素。随着年龄的增加,心肌发生老化,导致左室顺应性降低,从而引起左室充盈异常,所以临床中应严格筛查高龄患者的左室舒张功能,提早对心力衰竭进行预防。高血压患者中,随着血压增高尤其是收缩压的升高,外周阻力增加,引起左室充盈压增加、心室肥厚,继而引起左房扩大,高血压引起心脏变化是连续的,所以应尽早控制血压,减少高血压性心脏病的发生。

2.7.4　高血压与心脏重塑

心脏重塑是指在心肌缺血、梗死、血流动力负荷及炎症等损伤因素刺激下,通过多种作用途径,如增高去甲肾上腺素、增高血管紧张素Ⅱ、机械刺激及增高内皮素等,直接或间接引起心肌结构和功能的变化,心肌细胞肥大和死亡,胚胎蛋白再表达,心肌间质胶原沉积、纤维化和僵硬度增大,进行性进展从而导致心力衰竭。因此,高血压诱导的心脏重塑是指在长期动脉血压增高及各种继发因素的作用下,心脏发生的结构和几何构型的改变,其中包括左心室心肌细胞肥大、心肌细胞凋亡和胶原纤维沉积。心脏重塑结果是使心脏收缩和舒张功能受到影响,最终引起心功能的下降和心力衰竭。

2.7.4.1　心肌肥大

心肌肥大是心肌细胞对动脉血压负荷增高所出现的一种适应性改变。其病理特点包括心肌细胞体积增大、蛋白合成增加和肌小节重构。病理性心肌肥大分为向心性肥大和离心性肥大。向心性肥大是指心脏重量增加,心室壁厚度明显增加，心室腔容积正常或稍大，心室壁厚度和心室腔直径比值略大于正常，此时肥大的心肌胞浆内收缩蛋白以并联的方式排列，心肌细胞肌幅增宽；向心性肥大一般是由长期心脏压力负荷过重（如主动脉瓣狭窄、高血压等）的因素诱导形成的。离心性肥大是指心脏重量增加，心室腔明显扩张，心室壁增厚不明显，而导致心室壁和心室腔直径比值略小于正常，此时心肌胞浆内收缩蛋白以串联的方式排列，心肌细胞长度增加；离心性肥大一般是由长期心脏容量负荷过重（主动脉关闭不全，二尖瓣关闭不全及严重贫血等）诱导形成的。高血压所引起的心肌肥大早期为向心性肥大，但随着长期心脏压力负荷的增加，肥大的心肌细胞因相对缺血缺氧而发生收缩功能下降，心脏出现离心性肥大，并最终导致心力衰竭。心肌肥大的发病机制复杂，涉及多种因素，目前认为主要与下列因素有关。

（1）机械应激

血压增高导致血管外周阻力增强，左心室压力负荷过重，刺激心肌胶原蛋白合成增多，心肌细胞体积肥厚并伴有心肌间质细胞增生，导致左心室壁肥厚。在这一过程中存在一种力学传递机制，即膜牵引敏感的离子通道机制：外周阻力增加导致左心室充盈压升高，左室及心脏的血管牵引力增大导致左心室壁张力增加、心肌细胞需氧量增加，热力学失衡，左心室压力和容量负荷同时增加，间接增加心脏做功量。有实验表明，单纯增加牵引刺激可诱导细胞内第二信使环磷酸腺苷（cyclic adenosine monophosphate，cAMP）的浓度增高从而刺激心肌细胞核糖核酸和蛋白的高表达。

（2）神经体液因素

多种神经体液因子参与心脏肥大的发生和发展，包括神经肽类激素（如血管紧张素Ⅱ、内皮素-1、儿茶酚胺及去甲肾上腺素等）、炎症因子及过氧化应激反应等。这些活性物质通过直接或间接方式作用于心肌细胞，刺激心肌细胞内信号传导通路的激活，进而引起心肌细胞肥大。例如：

①去交感神经兴奋时释放的去甲肾上腺素和肾上腺髓质分泌的儿茶酚胺含量增多时，去甲肾上腺素和儿茶酚胺通过心脏相应受体促进心肌纤维增粗，心肌胶原蛋白沉积，心肌细胞纤维化增加。

②肾素-血管紧张素-醛固酮系统被激活后，可使循环系统和局部心脏组织中血管紧张素Ⅱ和醛固酮分泌增加。血管紧张素Ⅱ可通过其1型受体（AT_1）使心肌细胞中某些原癌基因的表达增高，如 $c\text{-}myc$、$c\text{-}fos$ 等，通过调节它们下游靶基因的激活和转录，促进心肌胶原蛋白合成增多、心肌细胞肥大。血管紧张素Ⅱ的增高和醛固酮分泌增多，也可促进心肌蛋白合成增多及成纤维细胞的增殖，最终导致心肌细胞肥大和心脏纤维化。

③内皮素在血管内皮及其他组织中广泛表达，是重要的调节心血管功

能的因子,通过促使血管的通透性增加,激活多种生长因子,如转化生长因子-β_1(TGF-β_1)而促使心肌细胞蛋白合成增加,心肌肥大。TGF-β_1通过Akt途径加重衰老所诱导的心肌肥大和心功能收缩力的下降。

④氧化应激:当心脏出现缺血缺氧,容量负荷及压力负荷增加,就会引起白细胞聚集导致呼吸爆发,氧自由基产生增多,氧化与抗氧化失去平衡,引起过氧化应激发生。产生的活性氧物质可直接导致心肌细胞凋亡,加重、加速心脏重塑及心力衰竭。

2.7.4.2 胶原纤维沉积

胶原纤维在心脏间质异常过多沉积,是造成心脏纤维化和心脏重塑的另一个重要原因,并且过多的胶原沉积也是导致高血压向心性肥大向离心性肥大转变的关键因素之一。心肌间质异常沉积的胶原纤维是由间质中成纤维细胞分泌增加和(或)胶原降解受到抑制所引起,主要表现为Ⅰ型和Ⅱ型胶原纤维增多。Ⅰ型胶原纤维弹性较小,僵硬度大,主要参与形成心肌间质的粗纤维;Ⅱ型胶原纤维弹性较大,僵硬度小,形成心肌间质细纤维。Ⅰ型和Ⅱ型胶原蛋白的比例决定着心肌的顺应性并维持心肌细胞的正常构型。但在病理状态下,心肌间质胶原纤维蛋白增多,Ⅰ/Ⅲ型胶原比值显著增高,导致心脏的顺应性下降,从而影响心肌细胞的收缩功能。心肌间质胶原含量正常时在左心室壁是3%～5%,当胶原含量增多至10%左右时,心肌的僵硬度增加,心脏舒张功能受到影响,心室最大充盈率减慢、左室充盈压增高;当心肌间质胶原增至20%左右时,心肌细胞被胶原网紧密包裹,心肌细胞缺血缺氧、传导受限,心肌细胞死亡,导致收缩功能障碍。另外,由于冠状动脉周围胶原也增多,血管僵硬度增加,管壁变厚,导致冠状动脉充盈不足,心肌供血不足,加快心力衰竭的发生。高血压心脏纤维化的致病机制复杂,其中肾素-血管紧张素-醛固酮系统的激活、内皮素水平的增高,引起胶原合成增多。另外,基质金属蛋白酶活性的减弱导致胶原降解减少,最终引起胶原在心肌间质积聚,心脏纤维化发生发展。

大量研究显示,心肌细胞凋亡可能是代偿性心肌肥大向失代偿性心肌肥大、心力衰竭转变的重要促进因素。随着心肌细胞凋亡数量的增加,心肌收缩能力减弱,在负反馈的调节机制下,诱导细胞增殖。但心肌细胞是不可再生细胞,不能够通过增殖来完成损伤后的修复。因此,机体通过另一种修复手段——纤维性修复来完成损伤后的修复,即通过刺激成纤维细胞增殖、胶原合成增加来维持心脏的结构。但这种修复虽然恢复了心脏构型的完整,但由于过多的胶原纤维集聚,会引起心脏收缩和舒张功能受到抑制,同时也影响营养物质的供应,最终加速心力衰竭的出现。心肌细胞凋亡和心脏纤维化的发生机制类似,心脏长期压力负荷增高(如高血压)及肾素-血管紧张素-醛固酮系统激活是诱导心肌细胞凋亡的主要原因。尤其是血管紧张素Ⅱ的激活,通过调节细胞内 Ca^{2+} 依赖的 DNA 酶活性、激活 Fas、bcl-2、c-fos、c-myc 等介导凋亡发生的细胞内信号传导途径,最终引起细胞凋亡的发生。另外,心肌细胞凋亡和心脏纤维化互为促进,恶性循环,最终导致心脏重塑、心功能下降及心力衰竭。

第3章 高血压与靶器官损害

高血压是我国最为常见的心血管疾病,发病人数高达 3 亿,每年新增高血压人数 1000 万,其所致的靶器官损害是导致患者死亡的主要原因。靶器官损害在临床上可表现为脑卒中(脑梗死或脑出血)、冠心病心绞痛或心肌梗死、心力衰竭、主动脉夹层、肾功能衰竭以及周围动脉粥样硬化等,它们是导致高血压患者最终致残甚至危及生命的主要原因。因此,临床对高血压的防治十分重视。

3.1 高血压与心室肥厚

高血压左心室肥厚是心血管病并发症的独立危险因素,在高血压患者的靶器官损害和其他危险因素中,左心室质量的增加是最严重的危险因素。随年龄的增长,左心室肥厚的患病率也随之增加,左心室肥厚患者的心血管发病率、死亡率及全病因死亡较心室质量正常的患者高 2~4 倍。

3.1.1 高血压左心室肥厚的原因

高血压左心室肥厚是心脏对高血压的持续性负荷发生的一种慢性适应性过程,发生机制尚不十分清楚,其发生与发展的程度不仅取决于血压的高低和持续时间的长短,而且与大血管的重塑和顺应性、血压的变异性及昼夜节律性改变等有关。

左心室肥厚系高血压病理损害重要靶器官,同时也是导致高血压患者心力衰竭及心血管死亡的主要原因。胰岛素、甲状腺素、内皮素和高血压皆与心肌肥厚的发生有关,但对高血压诱发左心室肥厚的原因尚未完全明确。文献报道,虽左心室肥厚系高血压直接并发症,但高血压性左心室肥厚程度与降压后回缩程度、高血压病程及血压上升幅度未呈现明显独立相关,推测有高血压之外的因素参与左心室肥厚过程。已有较多文献证实,微小 RNA(miRNA,miR)诸如 miR-133a,miR-29b 和 miR-199a 与肥厚型心肌病及心肌纤维化有关,在单纯高血压与高血压性左心室肥厚中呈明显差异性表达。但 miR-26a-5p 与高血压性左心室肥厚的关系尚未明确。

miR-26a 已被证实参与 Wnt(遗传学领域的首字母缩写,代表"wingless integrated")信号通路、脂肪细胞因子信号通路和丝裂原活化蛋白激酶信号通路调控。近期有证据显示,miR-26a-5p 可通过靶向作用参与心脏重构过程。体外研究证实,miR-26a/b 调控血管平滑肌细胞的分化、增殖及凋亡。推测 miR-26a-5p 可能通过调节血管平滑肌参与高血压心肌损害过程,或可能与高血压性左心室肥厚发生有关。

高血压性左心室肥厚系高血压性心脏病的主要表现,以室间隔肥厚及左心室肥厚为特征。高血压患者长期压力负荷下,血管平滑肌血管活性物质分泌增多,细胞外基质沉积,最终导致血管壁增厚,管腔狭窄,血管顺应性降低,诱导靶器官缺血和缺氧损伤,增加心血管并发症发生的风险。心肌肥厚系心脏对病理刺激所产生的适应性代偿反应,若未及时干预可能出现病理性心肌肥厚,出现失代偿状态,最终诱导心力衰竭发生,增加心脏性猝死风险。故早期确诊高血压性左心室肥厚尤为重要。

3.1.2 高血压左心室肥厚的发生机制

高血压左心室肥厚(left ventricular hypertrophy,LVH)是心血管病并发症的独立危险因素,其发生机制尚不十分清楚,其发病与年龄、性别、体重、种族、遗传素质、代谢状态(如胰岛素抵抗)及高血压的严重性等因素有关。有报道,血管紧张素转换酶基因第 16 含子多态性的 DD 基因型患者易患 LVH。

LVH 是心肌细胞肥大所致的心脏扩大和左心室重量增加。大致可分为向心型和离心型两种类型。向心型肥厚是指心室壁增厚,心室腔不扩大;离心型肥厚是指心室腔扩大,但心室壁与心室腔比例不增加,此时左心功能明显受影响,一般高血压病晚期出现充血性心力衰竭时皆属此型。血流动力学即外周阻力和容量负荷在 LVH 发病中起了一定作用,但临床试验证实,一些高血压患者尽管血压长期得到满意控制,但左心室重量仍在增加,因此,血流动力学因素并不是 LVH 的主要致病因素。目前认为,循环与组织局部的神经内分泌激素在致 LVH 中起了更主要的作用。这些神经内分泌激素除影响压力与容量负荷外,更主要的是其本身参与心肌肥厚的形成过程。有研究也证实了大中动脉的重塑所引起结构和功能的变化也会促使 LVH 的发生和发展。

高血压是由后负荷增加所引起的,LVH 重塑为一结构适应性变化。压力负荷不仅使心肌细胞肥大,还会伴间质胶原增多;容量负荷往往只是心肌细胞肥大,不会使间质胶原增加。心肌胶原基质的积聚和纤维化使心脏的顺应性和舒张功能降低。上述变化的发生是由心脏机械因素或体液因素所激活,并由多种生长因子及血管活性物质所介导。交感神经肾上腺素能系统也可能通过使 Ang Ⅱ 的 1 型(AT₁)受体的上调促进上述反应,醛固酮也可能使冠状动脉血管通透性增加,一些生长促进因子等生物活性物质进入组织间隙,促进成纤维细胞合成胶原。去甲肾上腺素通过兴奋 α 受体使心肌细胞信使核糖核酸(mRNA)表达增加,蛋白质合成增加,心肌细胞发生肥大;去甲肾上腺素还通过兴奋 β 受体使心肌收缩增强,心跳加快,增加环磷酸腺普(cAMP)生成和糖原合成,这些效应促进心肌细胞发生肥大;另外,缓激肽、前列腺素、一氧化氮能够增加胶原降解。两方面调节因素的作用失衡导致心肌肥厚的发生。

高血压患者 LVH 的临床诊断,主要依赖心电图和超声心动图。体表心电图诊断 LVH 特异性高、敏感性低,可出现假阴性。有时心电图未发生异常变化时,LVH 却已十分明显。由于心电图价格便宜,操作简单,目前仍作为判断 LVH 的主要筛选手段。超声心动图应用于临床以来,使诊断 LVH 的阳性率大大提高,可以精确地测量舒张末期心室间隔厚度(intelventricular scptum end-diastolic thickness,IVSTD)和左心室后壁厚度(left ventricular posterior wall thickness,PWID)以及左心室舒张末期内径(left ventricular internal dimension diastole,LVIDd)。多普勒超声心动图还是判断左心室收缩和舒张功能与治疗效应的有价值的工具,核磁共振成像检查虽然是一项敏感性高的判断 LVH 和心脏收缩与舒张功能的手段,但因其价格非常昂贵,限制了它的应用。

一旦出现 LVH 应及时治疗,使心肌收缩和舒张功能得到改善,自主神经系统活性正常化,恶性室性心律失常发生率降低,冠状动脉储备力改善,延缓或预防冠心病、心肌梗死、脑卒中与心力衰竭的发生,从而降低心血管病事件的发生。各种抗高血压药物逆转 LVH 的机制和效果是不同的。除血流动力学因素外,交感神经活性、肾素-血管紧张素-醛固酮系统(RAAS)活性及其他生物活性物质等都可影响 LVH 的逆转利尿药、α 受体阻滞剂、α 受体阻滞剂、钙拮抗剂、血管紧张素转换酶抑制剂(ACEI)和 Ang Ⅱ 受体拮抗剂都能使 LVH 逆转,其中,血管紧张素转换酶抑制剂和 Ang Ⅱ 受体拮抗剂效果最好;β 受体阻滞剂、利尿药的作用较弱。醛固酮受体拮抗剂(螺内酯)由于拮抗醛固酮的作用可使心肌纤维化减轻或消退扩血管药物(如米诺地尔、肼苯哒嗪),虽能满意地控制血压,但由于其激活了交感神经系统使左心室重量增加,血管紧张素转换酶抑制剂使循环和心肌局部 Ang Ⅱ 浓度降低并减少缓激肽的降解,从而减弱 Ang Ⅱ 对心肌的刺激,促进心肌胶原的降解,其综合作用逆转靶器官和血管壁的不良重塑,恢复靶器官和血管壁的结构和功能。新近用于临床的 Ang II 受体拮抗剂氯沙坦(losartan)可阻断 Ang II 的 1 型受体,从而阻滞 Ang II 在人体的几乎所有生物效应,又由于其不影响缓激肽系统而无干咳的副作用,因而是一个有很好应用前景的降压和逆转 LVH 的钙拮抗剂(L 通道)。由于它的有效的降压作用,以及可以减少胶原蛋白含量,减轻左心室重量,从而预防或逆转心肌纤维化选择性 T 通道钙拮抗剂。由于阻滞神经内分泌细胞、平滑肌细胞和窦房结细胞的 T 通道而不阻滞心肌细胞的 L 通道,不引起反射性交感神经和肾素-血管紧张素系统(RAS)的激活,可减慢心率,且无负性肌力作用,动物实验和临床试验均证实有较好的降压效应和逆转 LVH 的作用。近几年被推为第一线降压药物的选择性 α_1 受体阻滞剂如特拉唑嗪、乌拉地尔在受体水平抑制了肾上腺素能神经系统的活性,并能改善胰岛素抵抗,也具有逆转 LVH 的作用。

3.1.3　高血压左心室肥厚病理生理

随着心脏肥大的发生,心肌细胞体积和细胞间质随之增加,改变了心室和血管的组成,使心血管患病率和死亡率大大增加。在高血压心脏病中,心肌细胞发生肥大的同时间质成分也会增生、肥大、重构。由成纤维细胞产生的过多胶原产物使总的间质组织增加及血管周围纤维化,这降低了心室的顺应性。已证实超声心动图参数(像素亮度、偏斜、峰度和有关分区的回声宽带)可以用来估计高血压和左心室肥大患者中心肌组织的胶原总量,血管平滑肌细胞也发生了增生和肥大,从而导致中膜肥大、冠脉血管壁重构和冠脉管壁与管腔比值的增加,这些结构的改变均降低了血管舒张能力。

从代偿性的左心室肥大到收缩和舒张功能失代偿的结构变化过程中,心肌纤维化可能发挥了重要作用。作为肥大反应的一部分,心脏的成纤维细胞出现了表型的改变,呈现出肌成纤维细胞的结构特征。受刺激的肌成纤维细胞增生并使细胞外基质的生成增加,这些基质包括纤维连接素、层粘连蛋白及 I 型和 II 型胶原,这就导致了心脏的进行性纤维化。这些过程大部分受整联蛋白控制,整联蛋白是细胞表面的受体,调节细胞与其外部环境的联系。因此,心脏进行性纤维化是高血压性心脏病重构过程中的重要步骤,它通过使心肌细胞的收缩能力、氧合能力和代谢受损,从而导致左心室收缩功能障碍。

3.1.4　高血压左心室肥厚的诊断

高血压患者左心室肥厚的临床诊断,主要依赖心电图和超声心动图。

3.1.4.1　心电图检查

原发性高血压病(hypertension,HBP)合并左心室肥厚是高血压进展过程中重要的并发症,是决定 HBP 患者心力衰竭、死亡等风险的重要决定因素。近年来,有研究报道,早期诊断及治疗可预防及逆转 LVH,从而改善患者预后,因此,早期及正确诊断 LVH 具有重要价值。目前,临床工作常规应用标准的 12 导联心电图(electrocardiogram,ECG)、超声心动图(echocardiography,UCG)及核磁共振成像检查,但每种方案都有一定的局限性。临床工作中 ECG 诊断 LVH 通常比 UCG 和核磁共振成像更加方便、经济,适用于大范围筛查。

左心室肥厚主要由于左心室重量的增加,体表心电图可通过检测到电压增加来提示左心室肥厚,这一原理使得心电图成为评估左心室质量变化的良好依据。然而,心脏电压变化并不完全取决于心肌的数量,还受到左心室距电极的位置、营养状况、电传导、心肌纤维化和呼吸系统疾病等因素的影响。有研究认为,体表心电图反应心脏电的信息,因此可能不是估计左心室质量的最佳指标。尤其在淀粉样变心肌病中最为突出,UCG 显示该类患者左心室质量指数明显增加,但 40%～60% 的患者体表心电图电压较低,考虑该类患者纤维增生和间质内其他物质的沉积可能抑制肥厚心肌的电压表达,限制体表心电图的诊断能力。但是必须认识到,心电图的局限性是导致所有心电图标准均具有较高假阴性率的重要因素。

因此,心电图是早期筛选和检测左心室肥厚的一个重要的低成本、方便的工具,更优的诊断标准支持其在临床实践、流行病学研究和临床试验中广泛用于诊断心室肥大。超声心动图、核磁共振、计算机断层扫描及核素等无创影像也为让实心电图诊断提供了丰富的资源。

3.1.4.2　超声心动图检查

超声心动图应用于临床以来,使诊断左心室肥厚的阳性率大大提高。在成年人中,超声心动图检查左心室肥厚的患病率为 15%～20%,远远高于 ECG 检出的患病率 5%。利用超声心动图可以测量舒张末期室间隔厚度(IVSTD)和左心室后壁厚度(PWTD)以及左心室舒张末期内径(LVID),计算左心室质量(LVM),$LVM(g) = 0.8 [1.04 \times (IVSTD_d + IAVID_d + PWTD_d)^3 - LVID_d^3] + 0.6$。美国超声医学会推荐应用左心室质量指数(LVMI)作为诊断左心室肥厚的标准。LVMI-LVM(g)/体表面积(m^2)。LVMI 男性正常值<130 g/m^2,女性<110 g/m^2。大于此值可认为有左心室肥厚。多普勒超声心动图还是判断左心室舒缩功能和治疗效应

的有价值的工具。但超声心动图检查也有一定的缺陷,要精确地测量左心室质量并不是很容易做到的,也并不是所有的患者都值得做超声心动图。要计算左心室质量应该在固定的位置进行测量,然后推算左心室的形状,粗略地说,室间隔或左心室后壁厚度<1 cm可以认为是健康的,如果大于此值认为存在心肌肥厚。

3.1.4.3 核磁共振检查

磁共振扫描成像(magnetic resonance imaging,MRI)作为一种新的心脏成像方法,它可以从任意方向、任意角度、任意厚度成像,可以选择各种不同的脉冲序列成像,给定性、定量诊断带来极大方便。MRI用心电图的R波触发门控技术成像,可与患者心搏同步进行,可同时获得心脏收缩及舒张图像,对LVH可清晰显示。由于MRI具有高度空间分辨力,扫描记录多层次、多角度、多层面,且可将图像储存于计算机中以便动态观察,故对估价心脏大小、容量和心肌重量是一种极好的检测方法,同时对用抗高血压药治疗前后观察心肌参数的变化也有很好的诊断、科研价值,可完善心电图、心脏X射线摄片、超声心动图及心肌核素扫描对LVH诊断和观察的不足。MRI是对心血管疾病的影像诊断的又一次飞跃,但在初步开展MRI对LVH的检测时,由于观察不够全面,扫描项目不足,今后有待进一步临床应用,发挥MRI的更大价值。

3.1.5 左心室肥厚的消退

实验研究证明,在左室重量中等度(增加25%～50%)增加者,左室的肥厚至少能部分的消退,进行等张运动的运动员其左室的轻度肥厚在停止训练后迅速消退,虽然已经证实心脏病患者的整个左室肥厚(压力或容量负荷过度)可以消退,但有关这种消退的意义,其对心肌功能的关系以及预后意义的资料尚不多。

通过对多种危险因素的多方面改善,来防止心血管疾病的发生是最为有效的方法。

(1)心肌病。特发性扩张型心肌病患者在应用血管扩张剂治疗后,心肌细胞的肥厚可以消退且伴有心功能的改善。糖尿病母亲所生的婴儿其不对称性室隔肥厚在前12个月内消退。尚无报告内科治疗可使肥厚性心肌病患者的室隔肥厚消退。大剂量普萘洛尔长期治疗肥厚性心肌病患者,偶尔能使心前区导联心电图的电压降低。

(2)高血压。实验研究证明,自发性高血压大鼠在应用甲基多巴、可乐定、甲巯丙脯酸，氢氯噻嗪和 β 受体阻滞剂等药物进行抗高血压治疗后，左室肥厚可以消退。数组研究利用心电图和 M 型超声心动图证明高血压患者应用各种抗高血压药物治疗后也可发生左室肥厚的消退。早期研究表明，心电图上电压明显降低是与高血压的有效控制有关。然而，心电图上的电压标准取决于年龄、体重及胸壁与左室的距离，所以不能作为左室重量改变的精确指标。

大多数研究同意左室肥厚的消退与血压的控制有关，然而某些研究发现，在用甲基多巴治疗期间，左室肥厚的消退与充分的血压控制并无关系，而是将这些变化归纳为交感抑制的直接作用。但如果左室肥厚的消退不同时伴有血压的降低，可能是不利的，因为可由于代偿性肥厚减轻而造成心壁应力增高。

（3）特殊抗高血压药物的作用。应用 β 受体阻滞剂噻吗洛尔和阿替洛尔控制血压也可使左室肥厚消退。应用氢氯噻嗪治疗后，左室壁的厚度可减少、增加或不变。应用利尿剂或血管扩张剂治疗的患者，其血压降低对心肌重量的有益作用可被药物所引起的肾素及交感神经系统活力增高所抵消，后者可引起心肌肥厚。

（4）主动脉瓣病变。10 例年龄在 26～83 岁（平均 58±13）的单纯性主动脉瓣狭窄患者，在术前、换瓣术后早期（<6 个月）及后期（6～84 个月）用 M 型超声心动图进行研究，用传统方法测算的左室重量仅在术后后期（>6 个月）有显著的降低（近 34%）。容量负荷过度情况纠正后的左室重量的减轻伴有肌原纤维超微结构形态特点的正常化。但是，由主动脉瓣病引起的左室压力或容量负荷过度经手术纠正后的患者，其左室重量的减轻通常是部分性的，且不会恢复到正常，不能完全消退可能是由于一些心肌成分的不可逆损害（如纤维化）或人造主动脉瓣前后有轻度的残留压力阶差。然而，假使某些患者他们所换的人造瓣膜功能正常，经过一个较长的时间后，左室肥厚会进一步减小。

有或无左室肥厚消退的患者其功能和临床上的结局也是推测性的。完全性消退的患者比不完全或无消退的患者是否有更好的心功能和更长的存活期，尚不明了。主动脉瓣置换术后持续存在的肥厚可伴有持久的左室功能不全，当肥厚逐渐消退时左室功能亦逐渐改善。而另一些研究却发现，术前或术后超声心动图和血流动力学上的改变并不能预示肥厚的不可逆性、左室功能不全的持续或患者的结局。因此，左室肥厚的消退并不一定有左室功能的正常化，而肥厚不能消退并不一定意味着左室功能不正常。

要确定构成"病理性"不可逆状态的左室肥厚的程度和类型以及在不

同疾病中肥厚消退对功能方面的影响,还需作进一步研究。这些研究结果可能有助于确定治疗的时间,以利于左室肥厚的消除、左室功能的改善和预期生命的延长。

3.2 高血压与心力衰竭

高血压心力衰竭按发展的速度可分为急性和慢性两种,以慢性心力衰竭居多。

3.2.1 慢性心力衰竭

高血压慢性心力衰竭表现为舒张性心力衰竭和(或)收缩性心力衰竭。舒张性心力衰竭和收缩性心力衰竭是临床心力衰竭的两种常见类型,二者临床症状较为相似,但在发病原因和发病机制上有较大差异。为了提高心力衰竭的诊断和分型,指导后期治疗,需合理区分舒张性与收缩性心力衰竭,充分掌握二者的特异性,从而采取针对性治疗措施,提高治愈率。

高血压左心室肥厚是单纯性舒张性心力衰竭最常见的病因。舒张性心力衰竭是由于左心室舒张期主动松弛能力受损和心肌僵硬度增加(心肌细胞肥大伴间质纤维化)致左心室在舒张期的充盈受损而使心搏量(即每搏量)减少,左室舒张末期压增高而发生心力衰竭。收缩性心力衰竭是由于心脏收缩功能障碍致收缩期排空能力减弱而引起的心力衰竭。临床表现为心室腔扩大、心室收缩末容积增大和心室射血分数减低。

收缩性心力衰竭按病情发展的程度可分成无症状性心力衰竭、充血性心力衰竭和难治性心力衰竭三个阶段。其中,无症状性心力衰竭是指左室已有功能障碍,静息射血分数降至正常以下(<50%),而临床上尚未出现心力衰竭的"充血"等症状这一阶段,亦相当于 NYHA(心力衰竭的分级)Ⅰ级心功能。这一阶段的治疗除积极控制血压,改善心肌缺血外,应尽早应用 ACE 抑制剂,并需终生应用。利尿剂不必应用,以免激活神经内分泌。

舒张性心力衰竭与收缩性心力衰竭的临床症状虽然相似,但各有特点,舒张性心力衰竭患者的心衰程度轻,心衰时间较短,体征较少,多数是体力活动引起的。本研究结果显示,收缩性组的左室舒张末期内径高于舒张性组,表明收缩性组患者心室腔扩大;舒张性组的心室间隔厚度、左心室后壁厚度高于收缩性组,表明舒张性组患者室壁明显增厚。既往研究表明,收缩性心力衰竭患者心室扩大是 LVEF 降低的主要代偿机制。收缩性心力衰竭患者左室舒张功能变化机制为:左心室收缩功能减退,舒张性左室残留血量增加,左室舒张末期压力上升,从而影响舒张早期充盈,左房室的代偿性收缩提高,左室伴发舒张功能障碍。仅凭超声舒张功能指标难以判断是否存在舒张性心力衰竭。目前,无创心功能检测尚未成为独立判断左心室舒张功能减退的标准,故在舒张性心力衰竭的临床诊断上还需结合超声心动图检查结果、临床表现、核素心血池扫描左心室功能和左心形态指标,提高诊断准确率。

NT-proBNP 和脑钠肽(B-type natriuretic peptide,BNP)是目前国内外广泛应用的心力衰竭诊断指标之一。本研究结果显示,收缩性组的血清 NT-proBNP 水平高于舒张性组($P<0.05$),且心功能级别高的患者 NT-proBNP 水平较高,表明 NT-proBNP 可反映失代偿性收缩性心力衰竭患者的心功能,因此,临床上也可通过增加对血清 NT-proBNP 水平的观察,辅助判断收缩性心力衰竭和舒张性心力衰竭。

综上所述,舒张性心力衰竭患者和收缩性心力衰竭患者的左心形态学指标、心功能指标及血清 NT-proBNP 水平比较有显著差异,后者病情更重,临床需结合血清指标和超声心动图、临床症状等进行综合诊断。

3.2.2　急性心力衰竭

心力衰竭为心功能减退综合征,是心脏疾病发展的终末阶段。心力衰竭发病机制复杂,研究发现,心力衰竭的发生、发展与一些基因的表达和功能异常关系密切。microRNA(miRNA)为非编码单链 RNA,长度为 22 个核苷酸,在动植物基因翻译和转录调控中发挥重要作用,可调节胚胎发育、细胞增殖和凋亡等多个病理生理过程,并在外周血中存在,在心血管疾病的发生、发展中具有重要价值。microRNA-1(miR-1)主要在心肌和骨骼肌组织中表达,在肌肉生成、发育及重塑中发挥重要的调控作用,参与心脏正常功能的维持,参与心肌肥大、心肌梗死及心力衰竭等心脏疾病的发生发展过程。目前关于 miR-1 在心力衰竭中的作用主要集中在动物实验和细胞研究,在心力衰竭血清中的表达及意义尚需进一步研究。心力衰竭是由心脏收缩和舒张功能发生障碍引起的心脏循环障碍,包括急性和慢性心力衰竭。其中,急性心力衰竭是由于急性心肌负荷增加,心肌负荷过重导致心排血量骤减,循环阻力增加,肺充血导致肺淤血、肺水肿,并且伴有组织灌注不足所引起的一种临床综合征。目前对急性心力衰竭的诊断比较完善,但对心力衰竭患者的疗效评价及预后状况评估主要采用心脏彩超,检查效果不完善,存在一定局限性。miRNA 在靶基因降解和调控转录后基因表达方面发挥重要的调节作用,参与基因活动各个层面的调节,在胚胎发育、细胞增殖、细胞死亡、细胞凋亡及脂肪代谢等生命过程中发挥重要作用。miRNA 的表达具有高度组织特异性和细胞特异性,在心脏中大量表达的有 miR-24、miR-126、miR-133 及 miR-1 等多种 miRNA。近来研究发现,多种 miRNA 参与心肌肥厚、心肌缺血、心律失常、心肌病及心力衰竭等多种心脏疾病的病理生理过程。

miRNA 在血清中稳定表达,研究发现,miR-1 在急性心肌梗死的早期诊断中具有重要价值。研究发现,心力衰竭患者血清 miR-1 降低,在心力衰竭心肌组织中 miR-1 表达下调。miR-1 为肌肉和心脏特异性miRNA,为心脏中含量比较丰富的 miRNA,miR-1 高表达对生长相关基因的表达具有抑制作用,其表达下调可通过调控心肌肥大相关基因水平上调,从而介导心肌肥大的发生。心力衰竭时,miR-1 表达下调,靶基因肌细胞增强因子-2 和钙调蛋白表达增强,钙调蛋白为心肌肥大信号的重要介质,其可活化钙神经素,导致转录因子激活 T 细胞核因子,导致其活化,从而导致心肌肥大的产生。故分析心力衰竭时心肌组织 miR-1 表达下调,通过多种途径介导心力衰竭的发生;因心力衰竭时心肌组织中 miR-1 表达下调,其释放入血的 miR-1 也降低,故心力衰竭患者血清 miR-1 降低。

研究发现,心功能 NYHA 分级越高,血清 miR-1 越低;预后不良组患者血清 miR-1 低于预后良好组;血清 miR-1 与 LVEF 呈正相关,与 LAD,LVEd 呈负相关;多因素 Logistic 回归分析显示,miR-1 为心力衰竭预后的独立影响因素。心功能 NYHA 分级为按照诱发心力衰竭症状的活动程度对心功能受损状况进行的分级,其级别越高,表明心功能受损程度越重。左心室射血分数(left ventricular ejection fraction,LVEF)可从容积方面反映心室的射血功能,为判断心脏功能的主要指标之一,其值越低表明心功能越差。LAD[left anterior descending(coronary artery),左前降支(冠状动脉)],LVEd(left ventricular end diastolic diameter,左室舒张末内径)也为心功能的常用指标,其值越高表明心功能越差。故本研究结果表明,miR-1在反映心功能方面具有一定价值,其值越低,在一定程度上心功能越差;miR-1 为心力衰竭不良预后的独立影响因素,其值越低,心力衰竭的预后越差。

综上所述,急性心力衰竭患者血清 miR-1 降低,检测血清 miR-1 对评估患者心功能和预后具有一定的参考价值。

高血压患者因血压急骤升高引起高血压危象时,常可诱发急性左心衰竭并肺水肿。患者重度呼吸困难、咯粉红色泡沫样痰、两肺满布湿啰音和哮鸣音。此时除按急性肺水肿进行治疗,给予高流量吸氧、吗啡、呋塞米静脉推注等外,如 SBP>180 mmHg 或 DBP>105 mmHg,可应用静脉制剂(硝普钠、硝酸甘油等)灌注,并监测血压,在数分钟至 2 h 内,平均动脉压降低不超过 25%,2~6 h 内达到 160/100 mmHg。禁用硝苯地平舌下含服。

3.3　高血压与冠心病

冠心病及高血压作为临床常见的两种心血管疾病,随着近年来人们生活水平提高,两病病发率逐年提高,而高血压作为冠心病常见的并发症,二者之间有密不可分的联系。高血压作为冠心病发展的危险因素之一,其也是冠心病患者死亡的重要因素之一,患冠心病合并高血压病的患者可能因为血压上升而引起反射性心跳加速,继而促使其心肌耗氧量增加,使患者冠状动脉粥样硬化速度加快,继而导致其病情进一步恶化。为此,明确冠心病合并高血压患者的临床特征,患者及时获得诊治对提高患者治疗效果及生存治疗有重大意义。

冠心病与高血压作为两种独立疾病,发病机制不一,但两种疾病在病因及病理生理变化等方面存在较多相似之处。冠心病合并高血压患者与普通冠心病患者对比,其女性占比更高,吸烟史阳性率更高,冠状动脉病变程度较重、范围更广,复杂病变及弥散性病变、中重度硬化发生率均较高。为此,在临床冠心病治疗中,合理控制患者血压是延缓患者病程发展的重要手段。

3.3.1　高血压与血管壁损伤

脑血管疾病的发病率逐年上升,严重地危害着人类的健康。高血压是心脑血管疾病共同的病因。探讨高血压诱导应力的变化在心、脑血管疾病发病过程中所起的作用,从而有效地防治心、脑血管疾病,是目前研究的热点。血压、机械应力通过不同血管信号转导通路和力学调控途径发挥重要作用。

机械应力可分解为与血流方向平行的剪切力和垂直作用于血管壁的机械牵张力,其作用效果是使血管扩张。剪切力是血液在流动时与血管壁表面摩擦产生的与血流方向平行的力,通过作用于血管内皮细胞(endothelial cells,ECs)而产生一系列的效应。机械牵张力是由循环的血流作用于管壁产生的垂直于管壁的力,其大小随心动周期而变化,即在收缩期增大,舒张期逐渐减小。机械应力几乎可以对 ECs、平滑肌细胞(smooth muscle cell,SMC)及细胞外基质(extracel-lular matrix,ECM)等所有血管壁成分造成损伤。

血压升高后,血管壁可以通过改变血管的直径和管壁的厚度来代偿。然而,当血压的变化超过一定程度或长时间的作用,对管壁成分造成损伤时,这种代偿机制就会消失,进而出现一系列的病理生理变化,引起包括冠状动脉粥样硬化性心脏病、缺血性卒中及高血压脑出血的发生。

由于实验技术尚无法达到人体试验的要求,目前的研究主要集中在体外模拟高血压环境对血管壁及各细胞成分的影响。当血管内压力升高时,产生的机械应力使血管扩张,各细胞发生形变。在体外实验中,形变程度常用周长的变化率表示,但为便于研究,通常采用机械牵张代表周长变化率。O'Rourke 认为,人的主动脉在生理条件下可以承受 8%~10% 的周长变化率。当血压升高时,周长变化率通常大于 10%。大量实验证实,20% 的周长变化率是模拟高血压环境的最佳选择。

Hoffman 等[1]的最新研究显示,血管内皮细胞通过细胞豁附位点、整合素、细胞连接、酪氨酸蛋白激酶受体、离子通道及脂质双层结构在内的机械敏感性受体,感受管腔内的机械应力变化,激活相应的信号转导通路,调节不同类型和功能的基因表达。这样的信号转导通路比较多。Haga 等[2]的研究发现,蛋白激酶 C、GTP 酶家族、磷脂酰肌醇 3 及下游蛋白激酶 B 介导的信号转导通路和激活细胞外信号调节激酶 1、2 和蛋白激酶激活丝裂原激活的蛋白激酶(MAPK)通路都可以被激活,启动下游信号转导,最终将信号转导致细胞核,引起基因转录的改变。Anwar 等[3]的研究显示,循环的应力变化还可以诱导许多转录因子的表达,如激活蛋白、环磷酸腺苷(cAMP)、血清应答元件和核因子 κβ(nuclearfactor-κβ,NF-κβ),进一步调控基因的表达。机械应力通过调控这些特定的基因表达,极大地影响着细胞的生物学进程,如 ECs 和 SMC 的增殖和凋亡、ECM 的合成和降解等,参与血管重建的过程。

① HOFFMAN B D, GRASHOFF C, SCHWATTZ M A. Dynamic molecular processes mediate cellul ar mechanotransduction [J]. Nature,2011,475(7356):316-323.

② HAGA J H,LI Y S, CHIEN S. Molecular basis of the effects of mechanical stretch on vascu lar smooth muscle cells[J]. J Biomech,2007,40(5):94-960.

③ ANWAR M A, SGALHOUB J, LIM C S,et al. The effect of pressure—induced mechanical stretch on vascular wall diffeerential gene expression[J]. J Vase Res,2012,49(6):463-478.

3.3.2　高血压与冠脉循环异常

3.3.2.1　高血压与危险因素聚集

近年来,许多学者注意到肥胖、高血压、脂代谢异常、高血糖及高尿酸等心血管危险因素常聚集在同一个体身上,形成所谓代谢综合征,推测其可能存在某种内在联系。对这一现象始动因素的研究成为现时研究的热点之一。但研究存在着不同的观点,我们采用家系调查方法通过高血压家系中直系血亲与旁系亲属(配偶)的对比分析,探讨高血压家系中遗传因素对心血管危险因素的聚集作用。

国际上普遍认为,心血管的危险因素每一项都能增加心血管病的危险,同时合并多种异常时发生心血管病变的危险更大。研究也表明,心血管病危险因素常常在同一个个体体现出一定的聚集性。高血压家属遗传史与超重、高血脂、低高密度脂蛋白胆固醇、高尿酸血症、高血糖及高肌酶血症的个体聚集性之间有明显关联。这 6 种危险因素不同组合的聚集水平直系均高于旁系,且不受年龄影响,提示家族遗传因素可能是介导危险因素聚集性的始动因子。

流行病学调查表明,不同危险因素发生在同一个体产生的致病作用不是单一因素的简单相加,而是呈发病危险的几何倍数增加,具有高血压病家族遗传因素者,多种易患危险因素的聚集对糖尿病、冠心病和脑卒中等发病可起重要作用。因此,在人群防治工作中,对高血压患者在降压的同时应积极降低其他危险因素如肥胖、高血脂及高血糖等,同时,考虑到高血压具有遗传聚集性的特点,对具有高血压病家族史的正常血压者,也应列为"高危人群",对他们采取必要的防治措施有非常重要意义。

高血压、糖尿病、肥胖及脂质代谢异常有其各自固有的遗传背景,而遗传模式却不清楚,武阳丰等认为超重是心血管病危险因素个体聚集性的影响因素,也有认为胰岛素抵抗也许是这些疾病相伴发生的主要原因。可能编码高血压、糖尿病及肥胖的基因在染色体上的位置相邻,从而导致危险因素的聚集性。因此,高血压家系遗传缺陷可能是多种因素聚集的关键。本次研究只提供了初步的证据,尚待进一步探讨。

3.3.2.2　高血压致冠脉循环异常

长期高血压可导致冠脉循环结构与功能的改变,使冠脉血流储备功能(coronary flow reserve,CFR)减低,这可能是冠状动脉造影正常的高血压患者出现心绞痛、心肌缺血及心律失常等临床症状的原因,因此,研究高血压对冠脉循环的影响具有重要意义。本研究应用经食管超声心动图技术(trans european excellence,TEE)检测高血压病患者冠状窦血流,估测CFR,探讨高血压对冠脉循环的影响。

CFR是指机体基础状态下冠脉血流量与冠脉系统最大扩张时血流量比值,用来衡量冠脉循环最大供血的潜在能力。冠状窦为心脏大静脉的延续膨大部分,位于心隔面左房室沟内,开口于右心房,主要收集室间隔、左心室、双侧心房和部分右心室的静脉血流,经冠状窦回流的静脉血流占冠脉循环的85%。因此,如加以药物干预,则可反映冠脉的储备功能。本研究应用多平面TEE,在食管-胃底切面,所有受试者均可记录到满意的冠状窦血流曲线,证实了方法的可行性。研究结果显示,对照组和高血压病组用药前后冠状窦内径和血压变化不明显,提示冠脉血流量不受冠状窦内径和血压的影响,因此,可以用流速积分变化代替血流量变化来估测CFR。但部分病例心率明显增快,为了消除心率的影响,我们选择流速积分和心率乘积来代表单位时间内的冠状窦血流量,以其变化估测CFR,证实了方法的可靠性。

高血压可引起CFR减低。高血压病患者CFR减低的原因可能与下列因素有关。(1)基础状态冠脉血流增加。高血压病患者基础状态下冠脉血流速度和流量高于对照组,冠状窦内径代偿性增宽,这可能与高血压心肌肥厚有关。本组患者心肌重量指数明显高于对照组,研究表明,左室心肌重量增加使心肌耗氧量增加,心肌内阻力血管扩张,心外膜冠脉血流速度和流量增加,以保证心肌供血,即冠脉血流储备被提前动用。用药前后冠脉血流量比值减小,CFR减低。静息流速增加使血管内膜的剪切应力升高,内皮损伤,血流介导的血管舒缩反应异常,参与CFR减低的过程。(2)冠脉循环阻力小动脉最大扩张能力减低。如同全身其他部位的阻力小动脉一样,高血压时冠脉循环阻力小动脉的动脉壁增厚,主要为中层平滑肌细胞重组排列,壁/腔比值增大。这种高血压性结构重塑的后果是引起动脉壁顺应性减低,弹性减退,冠脉阻力小血管最大扩张能力减低,表明用药后高血压病组的CSF明显低于对照组,支持上述观点。

高血压患者可出现心绞痛症状,但冠脉造影结果正常。高血压病致使冠脉最大扩张能力明显受损,导致的CFR降低是冠脉造影正常的高血压患者出现静息或劳累性心绞痛的主要机制。在高血压病晚期不仅心肌细胞肥大,而且伴有血管与结缔组织胶原成分明显增多,导致肥厚心肌纤维化,微循环状况恶化,此时静息状态冠脉血流量正常或稍增加,主要因冠脉阻力血管最大扩张能力受损。提示:高血压病有症状组冠状循环损伤可能尤为明显。

目前认为,高血压时 CFR 降低的机制主要涉及直径<300 μm 的冠状阻力小动脉的结构与功能的改变。大量资料表明,高血压患者即便无冠状动脉狭窄,其冠脉最大血流量也常减少 30%~50%,最小阻力增大,CR 减少。而心肌活检证明高血压患者这种变化是由于小冠状动脉结构的改变,这可能是造成 CR 受限的主要原因。

高血压对冠状循环结构的影响包括冠状动脉主干及其主要分支的粥样硬化病变,冠状微血管病变,冠状血流储备能力下降,以及心肌组织毛细血管密度减少。另外,高血压时由于病理性心肌肥厚,使缺血对心肌引起的损害程度增大。

单位体积血管密度降低是高血压 LVH 的特征。冠脉阻力决定了冠脉扩张容量和冠脉流量大小。正常情况下,近一半的冠脉阻力来自直径<10 μm 的阻力血管。而慢性高血压患者冠脉血管阻力大小分布发生重新分配,微小血管阻力将占整个冠脉阻力的绝大部分。有学者在动物心脏研究中发现,直径<100 μm 的阻力血管具有自动扩张调节能力,且口径越小,其扩张至最大限度的能力越强。因此,研究直径<100 μm 的阻力血管对阐明冠脉血流量的调节将具有十分重要的意义。高血压相关的靶器官-心脏损害普遍存在微小血管平滑肌增生中层肥厚,即使平滑肌完全舒张,血管中层肥厚也可使管腔狭窄。Schwartzkopff 等[1]报道,高血压、主动脉瓣狭窄所致的 LVH 和正常血压对照组心脏病理结果表明,高血压和主动脉瓣狭窄左心室的心肌细胞直径较对照组分别增加 27.0% 和 65.0%($P<0.05$),心肌周围纤维化较对照组分别增加 25% 和 58.7%($P<0.05$),与对照组相比,仅有高血压组血管外周纤维显著增加。值得注意的是,作者还观察了不同大小血管变化,与对照组相比,高血压组左心室肥厚心肌内的微血管外径在 20~40 μm 和 40~80 μm 范围的血管壁厚度分别增加 32.0% 和 44.0%($P<0.05$),血管外周纤维分别增加 21.5% 和 61.0%($P<0.05$),中层厚度与管腔内径比值在上述范围血管均显著增加 100% 以上。而主动脉瓣狭窄致左心室肥厚心肌内的微血管无此变化。当微血管外径>80 μm 时,高血压和主动脉瓣狭窄与对照组比较无明显差异。同时还观察到高血压患者右心室也出现类似改变。说明 LVH 和微血管平滑肌

---

① SCHWARTZKOPFF B，UHRE B，EHLE B，et al. Variability and reproducibility of morphologic findings in endomyocardial biopsies of patients with hypertrophic obstructive cardiomyopathy[J]. Ztschrift Für Kardiologie, 1987, 76 Suppl 3(76 Suppl 3):26.

增生使中层肥厚及与管腔比值增大除与高血压有关外,也与局部生长激素有关。

3.3.3 冠心病患者的血压控制

血压升高是引发冠心病的独立危险因素之一,有高血压病史的冠心病患者10年心血管不良事件的发生风险高达40%。研究发现,合理的降压治疗可有效降低心血管事件的发生风险,高血压患者收缩压每降低10 mmHg、舒张压每降低5 mmHg,冠心病死亡率下降约50%。因此,在冠心病二级预防中高血压管理具有关键作用。2012年美国心脏学会(AHA)颁布的冠心病诊治指南中推荐将有高血压病史的冠心病患者血压严格控制在140/90 mmHg以下,合并糖尿病患者则应控制在130/80 mmHg以下。

3.3.3.1 降压治疗对冠心病的影响

冠心病时冠状动脉血管发生动脉粥样硬化病变而引起血管腔狭窄,使血流受到阻塞,引发心肌缺血、缺氧或坏死,产生心绞痛症状。高血压和高脂血症是临床医学上普遍认为的冠心病的两大危险因素。目前,冠心病在我国的发病率呈现逐年增高的趋势,社会上也不断研发出各种各样的降压和降脂药物,这些药物可有效降低血压和血脂,但是,冠心病患者高危人群采用多药联合治疗,冠心病的发病率仍然居高不下。最近有研究显示强化降压联合强化降脂治疗能够有效降低冠心病患者的心血管事件的发生风险,但目前尚未有证据证明我国的冠心病患者是否适合强化降压和强化降脂的联合治疗。

冠心病是指冠状动脉血管发生粥样硬化病变而引起血管腔狭窄,使血流受到阻塞,引发心肌缺血、缺氧或坏死,产生心绞痛症状的疾病。这种疾病主要分为隐匿型、心肌梗死型、心力衰竭型、猝死型和心绞痛型,而心肌梗死型、心力衰竭型、猝死型是最为严重的症状,病死概率最高。随着人们生活质量的不断提高,我国冠心病的发病率呈现逐年增长的趋势。目前临床治疗冠心病的主要有阿司匹林、他汀类以及硝酸酯类等降血压、降血脂的药物。

目前研究推荐冠心病患者LDL-C的控制标准是<1.82 mmol/L。本研究报道,急性冠脉综合征者单独采用强化降脂治疗后,斑块明显缩小,治疗效果显著。目前有研究显示,联合强化降低LDL-C可以有效降低冠心病患者的发病率和病死率。另外,HbAL是人体内处于高血糖状态下的一种糖基化产物,持续升高可以体现患者体内的蛋白质糖基化水平以及糖基

化终产物的生物学活性,HbAL 水平的升高是除血糖外的另一个引发冠心病的独立危险因素。因此,注重 HbAL 的水平,对患者的病情进行详细评估、认真处理,可以有效降低冠心病的病死率。

3.3.3.2　降压治疗对动态血压、脉压指数及降压平稳性的影响

高血压作为临床中常见且多发性疾病,发病率高达 51%,且病死率和致残率也相对更高。目前临床中需使用降压药物对高血压病症进行有效控制,以往临床中单一使用降压药物治疗的效果并不是十分理想,而他汀类药物的应用对高血压病症治疗效果存在诸多争议点。

患者治疗期间每间隔 2 个月空腹抽取静脉血 4 mL 送至实验室进行指标检测,对比组患者予以单纯降压治疗,患者口服复方利血平氨苯蝶啶片(华润双鹤药业股份有限公司,国药准字 H11022336W),常用量 1 次 1 片,1 日 1 次,维持量 1 次 1 片,2~3 日 1 片,以病情增减。研究组患者予以调脂联合降压治疗,调脂药物为阿托伐他汀(辉瑞制药有限公司,国药准字 H20051407),患者于用药前进行标准低胆固醇饮食控制,起始剂量为 10 mg,每日 1 次,剂量调整时间间隔应为 1 周或更长,最大剂量为 80 mg,每日 1 次。阿托伐他汀每日用量可在 1 d 内的任何时间一次服用,并不受进餐影响。

根据实验室检测结果详细记录两组患者的 24 h 脉压、24 h 脉压指数、24 h 平均收缩压、24 h 平均舒张压、甘油三酯、总胆固醇、收缩压平滑指数和舒张压平滑指数。

所有数据采用 SPSS 23.0 统计软件包进行处理,计量资料采用均数±标准差表示,组间比较采用独立样本 t 检验;计数资料采用例数和百分比率表示,组间比较采用 χ^2 检验 $P<0.05$ 表示差异具有统计学意义。

研究组患者在 24 h 脉压、24 h 脉压指数、24 h 平均收缩压、24 h 平均舒张压、甘油三酯和总胆固醇等指标均优于对比组,组间对比差异具显著统计学意义($P<0.05$)。

研究组在收缩压平滑指数和舒张压平滑指数中均高于对比组,统计学对比有差异($P<0.05$)。

据相关研究资料显示,高血压患者的靶器官损害与血压绝对值、脉压及血压波动之间存在极为密切的关联性,在这种情况下,需保证降压药物的稳定性和持续性,从而为患者提供更加有效的治疗。当下临床中治疗高血压患者多采用药物治疗方式,但单一降压药物治疗下,患者心脑血管疾病发生率并未得到改善,因此,临床认为高血压患者在早期治疗中联合调脂类药物治疗,从而帮助患者取得更具持久性、更加明显的治疗效果。目

前,临床中认为动态血压是判定高血压患者病症的重要指标,一般来说,脉压的升高直接导致大动脉僵硬,易引发动脉粥样硬化症,而他汀类的调脂药物能够有效增加血管内皮细胞对一氧化氮的释放,加速内皮素的清除,对于改善血管内皮功能来说起到极佳效果。实验结果显示,研究组患者在24 h脉压、24 h脉压指数、24 h平均收缩压、24 h平均舒张压、甘油三酯和总胆固醇等指标均优于对比组,且研究组在收缩压平滑指数和舒张压平滑指数中均高于对比组,由此可见调脂联合降压治疗下能够显著降低患者的动脉血压和脉压指数,提高降压平稳性。

综上所述,调脂药物联合降压药物治疗高血压患者,能够在有效改善动脉血压、脉压指数的同时,提高降压平稳性,为改善病症、提高疗效起到积极作用,应在临床中广泛推广并应用。

3.3.3.3 循证医学证据

将收缩压作为控制目标的重要性日益凸现,即使收缩压仅有轻度降低(3~5 mmHg),心力衰竭和脑卒中的危险也会得到显著减少。以往降血压的目标不明确,可能与传统的抗高血压治疗对血压的降低不充分有关,因而使降压治疗对冠心病的预防作用不充分;或出现相反的情况,即降压过度,使冠心病的危险增加。高血压理想治疗(hypertension optimal treatment,HOT)试验的结果表明,降压治疗后平均舒张压达到82.7 mmHg和平均收缩压达到138.5 mmHg时主要心血管事件(包括所有致命或非致命性心肌梗死、所有致命或非致命性脑卒中和所有其他心血管疾病死亡)的危险性降低最明显,并且降至此血压水平以下也未见主要心血管事件增加。

此外,EUROPA研究纳入的研究对象是稳定型心绞痛患者,观察在标准治疗的同时加用培哚普利,是否能够进一步降低低危患者的心血管事件。结果表明,在血小板抑制剂、β受体阻滞剂和调脂治疗等常规二级预防治疗的基础上,加用培哚普利的患者心血管死亡、非致命性心肌梗死和心脏骤停的危险性显著降低了20%。这说明,在血压控制理想的基础上,一些药物具有额外的降低冠脉事件的作用。

如何进一步降低高血压患者发生冠心病的危险与死亡是高血压治疗面临的重要问题。高血压合并心绞痛患者选用β受体阻滞剂和长效CCB,心肌梗死后或心衰患者选用β受体阻滞剂和ACEI/ARB,有储尿病倾向或代谢综合征患者避免β受体阻滞剂与较大剂量噻嗪类利尿剂合用等,都是临床实践中需要格外关注的问题。

3.3.3.4　高血压合并心肌梗死

心肌梗死发生后,在一定范围内随着血压的降低(无论是自然降低或药物降低),心血管相关疾病发生率亦随之降低。即使收缩压只有 80 mmHg,只要三大生命体征平稳,可明显减少患者住院期间的死亡和心肌梗死并发症,亦无急性肾功能衰竭或重度心力衰竭的发生。

GISS-3 和 ISIS-4 临床试验证实,在心肌梗死 24 h 内口服 ACEI 可降低 6 周内死亡率,但远期心脏扩大、心力衰竭和死亡没有改善。CCS-I 临床试验共纳入 13 634 例心肌梗死患者,在梗死后 36 h 内服用卡托普利,4 周的死亡率高于对照组,可能与很多收缩压<100 mmHg 的心肌梗死患者使用卡托普利后病情恶化有关。欧美国家多中心临床试验对于心肌梗死患者服用 ACEI 的排除标准多采用血压<90~105/55~60 mmHg。心肌梗死后早期使用 ACEI 比 2 d 后使用对心功能的改善有一定益处。

SAVE 研究的对象是 EF<40%、运动试验无明显缺血的急性心肌梗死患者,平均在急性心肌梗死后 11 d 入组,在随访的第 1 年没有观察到显著的死亡率下降,而在接下来的 3~5 年随访期间,死亡率较对照组下降了 19%。TRACE 研究将急性心肌梗死后左心室功能不全的患者随机分组,分别接受群多普利拉或安慰剂治疗,随访 108 周发现,群多普利拉组患者死亡率为34.7%,安慰剂组为 42.7%。经过 6 年的随访发现,群多普利拉组患者存活时间延长了 15.3 个月。以上研究证实,只要没有禁忌证,所有急性心肌梗死后存在心力衰竭的患者均建议使用 ACEI,即使没有心功能不全的临床表现,ACEI 亦应长期使用,尤其是合并糖尿病的急性心肌梗死患者。

3.4　高血压与脑卒中

脑卒中是一类临床预后较危重的脑血管疾病。发病机制因脑血管堵塞造成脑组织供血不足,引发相关缺血缺氧性脑组织坏死,致机体功能受影响。该症患者临床常见并发症有认知功能障碍、言语功能障碍及偏瘫等,疾病进展迅速,治疗重视时效性,一旦受治贻误,临床将增加病死发生率。脑卒中为我国当下老年群体主要病死原因之一,针对疾病的诊疗,临床主张早发现、早治愈,并强调老年群体需重视预防性护理,尤其患有血管疾病的高龄患者,更需注意自我防护,以尽量预防卒中病发。而众多脑卒中致病诱因中,高血压一直占据着主要地位。同类型文献提示,予以高血压患者有效的血压调控干预,理论上可有效降低患者卒中发生率,起疾病预防之功效。

3.4.1 缺血性脑卒中

缺血性脑卒中是十分严重的脑血管疾病,预后较差,遗留后遗症致残。在急性脑卒中后的短时间内,动脉供血中断的脑组织将发生一系列病理生理变化,并形成三个动态的脑区:中心坏死区、半暗带(penumbra)及正常脑神经。急性缺血性脑卒中早期会出现缺血性半暗带,此处缺血脑组织结构完整但功能失活,具有时限可逆性或不可逆性,因此,尽早在有效时间内促进半暗带区恢复血流灌注,对避免或减少梗死灶的扩大有积极意义。

脑内有多种神经递质,如神经肽。单胺类神经递质、兴奋性氨基酸等参与了原发性或继发性中枢神经系统损害。目前,临床上对缺血性脑卒中的诊断主要依赖于影像学检查,常规 CT、MRI 检查对该疾病早期缺血灌注状态的判断价值十分有限,而螺旋 CT 灌注成像能够识别缺血半暗带组织,发现灌注异常区,对拟定临床治疗方案有一定的指导意义。128 排螺旋 CT 可进行快速、大范围的薄层扫描,显著缩短灌注成像的时间,通过对局部脑组织血液灌注半定量检测,能更全面地收集缺血性脑卒中患者梗死灶缺血灌注状态的影像学信息,对梗死区脑血管状况进行准确的评估。

将原始灌注数据传至工作站,使用 perfusion CT/VA10B 软件,去除颅骨,将感兴趣区定义在上矢状窦部,根据脑动脉显影状况调节密度值,去除脑血管干扰后计算脑血流量(cerebral blood flow,CBF)、脑血容量(cerebral blood volume,CBV)、平均通过时间(mean transit time,MTT)和达峰时间(time trigger protocol,TTP)。根据临床表现和 CT 扫描结果,将病灶部位分为缺血中心区、缺血半暗带及缺血周围区,对侧则作为正常对照区,梗死侧各项数值除以正常对照区相应测量值得到相对脑血流量(relative cerebral blood flow,rCBF)、相对脑血容量(relative cerebral blood volume,rCBV)、相对平均通过时间(relative mean transmit time,rMTT)及相对达峰时间(relative time to peak,rTTP)。

观察指标:①比较缺血性脑卒中患者梗死区和缺血半暗带的 rCBF、rCBV、rMTT、rTTP;②分析缺血性脑卒中患者的缺血脑组织可恢复比率(potentialrecuperationratio,PRR)与美国国立卫生研究院卒中量表(national institute of health stroke scale,NIHSS)评分的相关性。PRR=半暗带面积/(梗死面积+半暗带面积)。NIHSS 评分包括意识水平、感觉、面瘫、语言和肢体运动等 15 个评分项目,得分越高则神经功能缺损越严重。

用统计学软件 SPSS 21.0 进行数据分析,符合正态分布的计量数据以

（$\bar{x} \pm s$）表示，两组独立样本资料比较采用 t 检验；采取 Spearman 进行相关性分析；以 $P < 0.05$ 提示有统计学意义。

缺血性脑卒中患者梗死区 rCBF、rCBV 低于缺血半暗带（$P < 0.05$），rMTT、rTTP 高于缺血半暗带（$P < 0.05$）。

Spearman 分析结果显示，缺血性脑卒中患者梗死区和缺血半暗带的 PRR 与 NIHSS 具有显著的正相关性（$P < 0.05$）。患者诊断为右侧基底节区和额颞叶大面积脑梗死。

缺血性脑卒中在各种脑血管疾病中占比较大，随着病情进展或临床治疗不当，脑梗死范围可能进一步扩大，导致严重的神经功能缺损，严重者造成死亡，治疗成功者也可能存在后遗症而致残。早期脑卒中的诊断主要依靠影像学检查，其中 CT 灌注成像可对脑组织缺血状态进行半定量检测，在脑血管疾病诊断中应用较为广泛。

CT 脑灌注成像主要通过静脉注射放射性示踪剂，选择特定层面进行连续扫描，获得示踪剂首次通过脑部时间，来反映脑组织血液灌注量的变化情况。CT 灌注成像可对大脑前、中、后动脉等多支脑血管进行显示，通过任意旋转多方位观察可更加全面地显示脑血管状态并进行观察。将灌注成像得到的数据传送至工作站，得到时间-密度曲线，联合数学模型可计算出特定部位的 CBV、CBF、MTT、TTP 等灌注参数。CBV 指单位体积脑组织血管床容积；CBF 指单位时间内通过动静脉、毛细血管等脑组织血管的血流量；MTT 指血液经过动脉、毛细血管和静脉窦的平均通过时间；TTP 指对比剂第一次到达扫描层面的大动脉在脑组织中达到团注峰值的时间间隔。

相关文献报道称，缺血半暗带是脑梗死部位周围的组织，大多位于正常区和缺血区之间的边缘带，属于低灌注区，尚且存在一定生存能力，随疾病进展可能发展为梗死性病灶，也可能恢复其功能性电活动。缺血半暗带处于高度动态性的病理变化过程中，若在有效时间内促进其血流灌注再通，则脑组织部分障碍会得到恢复，神经细胞的存活率也随之增加。若在有效时间内不能恢复脑组织灌注，则脑损伤会进一步加剧，梗死灶进一步扩大，此时进行再灌注则会加重患者的脑水肿病变，甚至导致死亡。因此，在脑梗死发作时确定其缺血半暗带的大小和范围，有利于决定再灌注时间窗和脑保护治疗时间窗，对溶栓治疗时机的选择和患者神经功能的挽救均有积极意义。

本研究结果显示，缺血性脑卒中患者梗死区 rCBF、rCBV 低于缺血半暗带，rMTT、rTTP 高于缺血半暗带，证实了梗死区与缺血半暗带的血流灌注状态有显著差异，CT 灌注成像可分辨半暗带和梗死区，为临床拟定溶栓治疗方案提供了重要的影像学依据。临床上常采用 NIHSS 评分对缺血性脑卒中患者的神经功能进行评估,以确定治疗后脑组织功能的恢复情况。本研究中,缺血性脑卒中患者的 PRR 与 NIHSS 具有显著的正相关性,提示脑组织缺血区血流可恢复情况与预后有直接联系,CT 灌注成像可为患者预后评估提供一定影像学依据。

综上所述,缺血性脑卒中患者梗死区和缺血半暗带的血液动力学情况具有显著差异,且缺血脑组织的可恢复情况与疾病预后有明显的相关性,CT 灌注成像可为临床治疗和预后评估提供可靠的影像学依据,值得临床借鉴应用。

3.4.2 出血性脑卒中

脑出血(itrncerebral hemorhnge,ICH)系指原发性非外伤性脑实质内的出血,是一种常见病、多发病。约占全部脑卒中的 20%～30%,在 45 岁以下年龄,原发性脑出血占首次脑卒中患者的 20%,年发病率约为 2/100 000。脑出血的发病是在原发性高血压和脑血管病变的基础上,血压骤升所致。从病理形态来看,此时脑血管可有中层肌纤维的肥大。高血压所致的血管病变及微动脉瘤,最常见的部位为苍白球、丘脑、大脑深部白质、小脑以及脑桥等,因此,高血压性脑出血多发生在上述部位。

脑组织中可见大片出血灶及点状出血,血肿周围神经细胞和胶质细胞体积增大,毛细血管充血。管壁肿胀,周围有渗血,细胞之间和小血管周围间隙增大,提示有脑水肿。胶质细胞肿胀,胞浆中线粒体及粗面内质网明显减少,有较多空泡形成,胞核中核仁消失。有髓神经纤维髓鞘明显脱失,间质中毛细血管充盈,血管内皮细胞肿胀,血管基腹裸露,周围有大量空泡形成。以上观察提示,脑出血时出血灶周围脑组织可产生明显缺血性改变,神经细胞和胶质细胞变性,且后者重于前者,胞浆细胞器变性重于细胞核,且以线粒体变性最为明显,同时有神经髓鞘脱失和毛细血管周围空泡样变性存在。脑出血的组织病理学改变与脑缺血时的病理改变非常相似。

脑出血发病初期,血肿对脑组织、神经和血管产生直接爆发性挤压、撕裂性破坏。引起头痛、呕吐和意识障碍等一系列的临床症状。脑出血后血肿对局部脑组织压迫,依据出血量的大小和部位不同出现相应的神经功能缺损表现。脑出血血肿周围脑组织受压,水肿明显,颅内压增高,脑组织可移位。

脑内出血血肿形成 30 min,其周围的脑实质即发生海绵样病变,形成海绵层。6 h 后,血肿的脑实质开始出现环死,称坏死层。坏死层外侧的脑组织内静脉为主的小血管周围出现环状成片状出血。随着时间的推移,坏死层、血管外出血层融合成片。由此可见,血肿形成 6 h,其周围的脑组织开始发生变性、出血和坏死。

脑出血灶周组织水肿是病情加重的重要原因,血肿内释放出的血液成分,如凝血酶等是导致灶周组织早期水肿的主要原因,在早期脑水肿的形成中起重要作用;凝血酶和凝血级联反应在早期(24 h 内)脑水肿的形成中具有关键作用,用特异的凝血酶抑制剂可抑制脑水肿的形成。近年来,在脑出血后脑水肿形成的机制研究中,凝血酶成为人们最为关注的一个焦点。凝血酶可诱发脑水肿形成,凝血酶抑制剂则可阻止凝血酶诱发的脑水肿形成。

研究证实,脑损伤是脑血流量和脑代谢率降低的共同结果,两个参数中任何一个紊乱均会导致脑损伤。凝血酶的直接毒性在出血量为 50 mL 左右的脑血肿中,主要表现为通过影响代谢而不是使血流下降引起细胞损伤。有研究证明,凝血酶的作用由其浓度决定,小剂量凝血酶(1 IU/mL)对脑细胞具有保护作用,可激活神经元和神经胶质细胞上的凝血酶受体,阻止细胞凋亡。大剂量的凝血酶(5 IU/mL)则具有神经毒性,破坏血脑屏障,导致神经细胞死亡。低剂量的凝血酶可保护脑胶质细胞抵抗外界有害物质如低血糖症以及过氧化酶的侵害。采用小剂量凝血酶预先注入大鼠的尾状核,然后再观察不同时间注入大剂量凝血酶所产生脑水肿状况。结果发现,注入小剂量凝血酶 7~14 d 后再注入大剂量凝血酶,脑水肿明显减轻,这种作用可能与热休克蛋白 27(HSP27)的表达有关。

脑出血局部脑损伤后组织间液和水肿液混杂,使血浆或脑组织中的激肽释放酶原被激活,激肽原转化为激肽,其中主要为缓激肽。缓激肽作用于内皮细胞 β_2 受体,可扩张脑血管。此外,连续观察 12 例脑出血后手术治疗和 5 例保守治疗的患者,检测治疗前后尿中半胱氨酸-白细胞三烯(eys-LT)的代谢产物发现,eys-LT 含量与血肿周围脑组织水含量显著相关,因此认为 ecys-LT 可能是加剧脑出血后脑水肿的一个因素。有研究证实,脑出血后周围缺血的脑组织钙离子明显积聚,且与组织损害、脑水肿程度一致,提示血红蛋白和钙离子在脑出血后组织的病理损伤中起重要作用。Delbigio 等用组织病理学的方法发现此肿周有强烈的中性白细胞反应,这种活化的白细胞的聚集性、黏附性增高而变形性降低,造成微循环淤滞,致组织缺血性损害。

脑出血后细胞因子表达增高,有研究发现,脑出血后患者血清中 IL-6 和 IL-10 增高,并且 IL-6 和 IL-10 水平与格拉斯哥昏迷指数密切相关。另外,IL-6 的水平与血肿的体积和占位效应有关。有研究通过建立狗的自体血脑出血模型,发现脑出血的早期无论在血肿区或在脑的其他部位,都没有引起肿瘤坏死因子、IL-6、IL-1 的大量表达,表明脑出血在急性期的病理生理学机制与脑缺血和脑外伤不同。

脑出血容易并发脑干出血,但由于病情危重和检查手段的限制,往往不能被及时发现。另外,脑干组织紧密,小动脉较为固定,脑出血后组织易发生移位,相应的血管受到牵拉、远端缺血,可引起梗死性出血。这种出血多呈点片状,有的孤立存在。有的融合成片,镜下可见出血灶内有管壁破坏的小动脉。继发脑干出血血肿影响到中脑腺孔散大,影响到脑桥臆孔缩小。继发脑干出血后血压可急剧升高,多在 200/120 mmHg 以上,多有眼球分离、斜视、撑动及中央固定等眼位改变。继发脑干出血后意识障碍明显加重,患者多在 24～48 h 内昏迷、死亡。

脑出血的病理损伤机制复杂,有许多环节仍不明确。以上这些病理机制相互作用,相互影响参与了脑出血的损伤。近年对脑出血的基础研究有了很大的进步。脑出血后多种生物活性物质的产生或失衡,产生炎性反应及细胞凋亡是继发性脑损伤的重要因素,也是人们研究的热点。今后如能在干预这些机制上找到合适的药物,必将对脑出血的治疗产生深远的影响。

3.4.3　腔隙性脑梗死

腔隙性脑梗死是指大脑半球或脑干深部的小穿通动脉在长期高血压等危险因素基础上血管壁发生病变,最终管腔闭塞,导致供血动脉脑组织发生缺血坏死(其梗死灶直径<1.5～2.0 cm),从而出现相应神经功能缺损的一类临床综合征。腔隙性脑梗死患者在发病初期多伴有不同程度的头痛、眩晕症状。以往临床多采用 CT 检查方法诊断腔隙性脑梗死,而相关临床研究结果显示,采用 CT 检查方法的腔隙性脑梗死影像学表现并不突出,容易发生误诊、漏诊现象,甚至导致患者的最佳治疗时机被延误。近几年来,在临床应用脑电图检查诊断腔隙性脑梗死,可有效提高腔隙性脑梗死检出率、准确率。

CT 检查方法的腔隙性脑梗死诊断标准:可见病灶处于脑部基底节区丘脑内囊,或病灶处于脑干,或处于脑部放射冠侧脑室旁,表现为圆形低密度灶分布或者椭圆形低密度灶分布,且边界清晰,直径约为 2～20 mm,其占位效应比较轻微,而且相邻脑室受压,无出现中线结构移位情况。

脑电图检查方法的腔隙性脑梗死诊断标准:可见病灶区域存在弥漫性低波幅慢波,以广泛 θ 波为背景,或广泛 δ 波为背景,可见明显局灶性慢波,或者不对称性慢波,而且部分患者可合并周期性尖慢波融合情况。

腔隙性脑梗死为临床常见疾病,该疾病患者的脑部梗死区多在发病后48 h发生一系列表现,如脑组织水肿、脑组织坏死等。临床结合腔隙性脑梗死患者疾病特点,该疾病病理学改变过程需持续一定时间,因此,发病初期运用CT检查方法,其检查结果常为阴性,而且无脑组织特异性改变。但是,在腔隙性脑梗死发病48 h之内,虽然脑生理功能未表现出结构性的变化,但是,可出现梗死区域内明显异常波,而且,通过脑电图检查方法可将其检测出。

脑电图检查方法的检出率为92%,CT检查方法的检出率为62%,组间比较,脑电图检查方法的检出率更高于CT检查方法,差异有统计学意义($P<0.05$);脑电图检查方法的误诊率为4%,漏诊率为4%,CT检查方法的误诊率为20%,漏诊率为18%,组间比较,脑电图检查方法的误诊率、漏诊率均更低于CT检查方法,差异有统计学意义($P<0.05$)。由此提示,临床在进行检查诊断腔隙性脑梗死过程中,应用临床脑电图检查方法,结合脑电图异常表现可以作为参考依据。

综上所述,临床结合腔隙性脑梗死患者的疾病特点,与CT检查方法相比较,应用临床脑电图检查方法可以取得更高的临床准确率,可以及时反映早期脑功能改变情况,从而为临床制定治疗方案提供有效参考依据,有重要临床应用价值。

脑小血管疾病(cerebral small vessel disease,CSVD)是指小穿支动脉和小动脉(直径40~200 μm)、毛细血管及小静脉的各种病变所导致的临床、认知和病理学表现的综合征,影像学主要表现为腔隙性脑梗死、脑白质病变、扩大的血管周围间隙、脑微出血(cerebral microbleeds,CMBs)及皮质萎缩等。其中,腔隙性脑梗死属于轻微神经功能损伤的脑卒中。年龄和高血压病相互作用在CMBs的发生和发展中起关键作用。有研究发现,高血压病几乎只增加老年患者和老年实验动物的CMBs。综上所述,CMBs与缺血性小血管疾病密切相关。研究表明,小血管病变越严重,腔隙性脑梗死发生的数目越多,CMBs发生率越高。随着CMBs进展,再发脑卒中风险会明显增加,CMBs是影响脑梗死早期复发的独立危险因素,而CMBs也可增加颅内出血的风险。在梯度回波(gradient echo,GRE)的基础上,CMBs的数量可以预测颅内出血的复发。与脑淀粉样血管病无关的脑出血相比,脑淀粉样血管病相关的脑出血复发风险增加了7倍。有研究表明,CMBS的病理基础无论是高血压性动脉病变、淀粉样血管病变,或是两者的结合,都有可能进展成为脑缺血或脑出血。综上所述,腔隙性脑梗死后继发脑梗死和脑出血存在共同的潜在通路。

本研究发现,腔隙性脑梗死在除外心房纤颤、癌症、多发性腔隙性脑梗死及高胆固醇因素,继发脑梗死和脑出血在年龄、性别、高血压病、糖尿病、高脂血症(除 TC 外)、吸烟、饮酒及冠心病这些脑血管病危险因素上无明显差别,伴有高血压病、糖尿病、冠心病、饮酒、吸烟及高脂血症(除 TC 外)的腔隙性脑梗死发生脑梗死和脑出血的风险相同,因此得出小血管性脑梗死和脑出血具有相同的病理基础。两者的二级预防在危险因素上是密不可分的。所以,对于伴有癌症和多发性腔隙性脑梗死的患者推荐使用抗血小板聚集药物,伴有房颤的患者按照 2019 年美国房颤管理指南使用抗凝药物。

抗血小板聚集药物可以有效阻止血栓形成,降低脑梗死复发率,但也同样会增加脑出血的风险。有学者对 908 例急性脑梗死患者的研究发现,脑出血风险和病死率随着 CMBs 数量的增加而增加,当 CMBs 数量≥5 个时,脑出血带来的风险和病死率将超过抗血小板聚集治疗所带来的益处。有研究表明,高龄、高血压病、腔隙性脑梗死是 CMBs 的独立危险因素。SWI 是检测 CMBs 最敏感的序列,对于伴有高血压病、多发性腔隙性脑梗死的高龄患者常规性进行 SWI 检查,检测合并 CMBs 的情况,对腔隙性脑梗死患者治疗方案的制定具有重要的指导意义,若 CMBs 数量≥5 时可停用抗血小板聚集药物。对于脑血管病的预防最重要的是防止和控制危险因素,做好脑血管病的二级预防。

目前,ROC 曲线分析被公认为是衡量诊断信息决策质量的最佳方法。本实验即利用 ROC 曲线评价总胆固醇(TC)水平对腔隙性脑梗死后复发脑梗死和脑出血的诊断价值,并利用 ROC 曲线找出 TC 的临界点,结果显示,脑出血组的 TC 水平明显高于脑梗死组,差异有统计学意义($P<0.05$),提示 TC 与腔隙性脑梗死发生脑出血关系密切。TC 的临界点为 4.945 mmol/L,其 AUC 为 0.605 ± 0.106,此时,TC 鉴别腔隙性脑梗死发生脑出血的灵敏度和特异度分别是 43.9% 和 81%,说明 TC 对腔隙性脑梗死患者脑卒中复发的类型有一定的预测价值。

综上所述,由于小血管性的脑梗死和脑出血具有相同的病理机制,所以二者的二级预防在危险因素的控制方面密不可分。对伴有癌症和多发性腔隙性脑梗死的患者推荐使用抗血小板聚集药物;对伴有房颤的患者按照指南使用抗凝药物;对有条件的患者,尤其是对伴有高血压病、多发性腔隙性脑梗死的高龄患者行 SWI 检查,若 CMBs 数量≥5 时可停用抗血小板聚集药物。TC 水平的检测可作为腔隙性脑梗死患者脑卒中复发类型诊断的辅助检测指标。

VRS 是软脑膜细胞与脑内血管间的一个潜在性腔隙,它将血管与周围的脑组织分开,参与了脑内局部免疫调节和炎症反应。当各种原因导致的VRS 数量和形态发生改变时,颅内的炎症和免疫稳态失衡,加剧疾病的发展。已有大量研究围绕 VRS 与帕金森病和多发性硬化等疾病展开,并证实 VRS 的扩大与疾病进展密切相关,可应用于疾病的预后判定。

研究结果证明了 VRS 的体积定量评估较评分相比,VRS 的体积定量更具优越性。早期有学者提出用三维重建方法量化抑郁大鼠海马 VRS 的体积并取得了较好的评价效果。也可通过体积定量对多发性硬化症患者的 VRS 体积进行了观察,发现体积定量法在 VRS 的评估中具有优势,并可能成为未来 VRS 研究的主流方法。

本研究通过计算两年间 VRS 的进展率,将患者分为 VRS 无进展组、轻中度进展组和重度进展组,并通过趋势检验提示了 VRS 的进展可促进Li 的发生。而单因素和多因素回归分析结果亦对趋势检验的结果提供了佐证,进一步验证了 VRS 的进展可促进 Li 发生这一观点。

腔隙性脑梗死是指颅内深部穿孔小血管闭塞引起的小囊性脑部病灶,通常在内囊、基底神经节、放射状冠、丘脑、小脑或脑干的皮质小梗死中发现直径<5 cm 的小囊性脑损伤。Meta 分析显示,腔隙性脑梗死与非腔隙性梗死会导致相似的认知障碍。患者出现血脂异常可能是缺血性脑卒中的独立危险因素,其通常通过加速全身性动脉粥样硬化进程引起具有隐匿性和进行性特点的躯体器官损伤,使患者的认知功能受到损伤,被认为是诱发痴呆症的风险因素。

脂肪组织是分泌炎症因子的重要场所,脂肪因子是由脂肪组织产生和释放的具有生物活性的多肽物质,可以通过旁分泌及内分泌的方式参与心血管疾病的发病机制,参与血管的生理及病理过程。作为脂肪因子家族的新成员,来源于内脏脂肪组织的丝氨酸蛋白酶抑制剂(vaspin)由于其改善胰岛素抵抗和抗动脉粥样硬化的能力而受到广泛关注。

随着脑梗死发病率的增加,新的生物标志物不仅可以为脑梗死的治疗提供新的策略,而且可以为早期发现脑梗死高危人群提供主动干预措施。腔隙性脑梗死是缺血性脑梗死的一种亚型,脑动脉粥样硬化是诱发脑梗死的一种全身性慢性低度炎症性疾病,目前,抗炎治疗是动脉粥样硬化的研究方向之一。氧化应激反应是核心发病机制,贯穿动脉粥样硬化的发生发展过程。炎症因子对动脉粥样硬化的临床诊断、危险分层和预后评估极为重要。长期以来,人们认为脂肪组织只是能量储存和释放的器官。最近的研究表明,脂肪组织可以合成和分泌多种细胞因子、生长因子、激素物质和其他具有一定生物活性的化合物,统称为脂肪细胞因子。

chemerin(趋化素)于 2007 年首次从白色脂肪组织中分离出来,后来在肝脏、肾脏和肺组织中的表达得到证实。chemerin 与体内的炎症反应密切相关，因为蛋白酶作用于不同的酶位点，产生抗炎和促炎作用，促炎作用为主要的作用效果。chemerin 已被证明是与脑梗死相关的脂质因子。脂肪因子 vaspin 在大鼠、小鼠和人的白色脂肪中表达，并且具有天然丝氨酸蛋白酶抑制剂的核心区域结构特征。vaspin 已被证明是少数具有抑制炎症反应和抑制动脉粥样硬化作用的保护性脂肪因子之一。vaspin 具有增强胰岛素敏感性，下调促炎因子表达和抑制动脉粥样硬化过程的作用。据推测，vaspin 的异常表达可能与胰岛素抵抗、肥胖、糖尿病和动脉粥样硬化的发展密切相关。apelin 于 1998 年首次从牛的胃分泌物中提取，随后证实其在体内的脂肪组织中表达。循环的 apelin 作为富含精氨酸和赖氨酸的前体肽存在。血管紧张素转换酶 2 可以将其切割成不同长度。apelin 可作用于内皮细胞，减少炎症反应，抑制脂质过氧化，减少动脉粥样硬化的形成，并改善内膜功能。

本次研究显示，观察组血清 chemerin 和 apelin 明显高于对照组，而 vaspin 明显低于对照组，提示血清 chemerin。vaspin 和 apelin 可能参与脑梗死等血管疾病的发生、发展过程。观察组重度患者血清 chemerin 和 apelin 明显高于轻度和中度患者，而 vaspin 明显低于轻度和中度患者；中度患者血清 chemerin 和 apelin 明显高于轻度患者，而 vaspin 明显低于轻度患者，vaspin 水平下降越明显，chemerin 和 apelin 升高越明显，表明脑梗死面积越大，神经功能缺损越严重，对监测腔隙性脑梗死的变化和预后评估越有利。将观察组患者血清 chemerin、vaspin 和 apelin 与 DNS 评分进行相关分析，结果显示，chemerin 和 apelin 与 DNS 评分呈正相关，而 vaspin 与 DNS 评分呈负相关，说明患者血清 chemerin、vaspin 和 apelin 水平与患者神经功能缺损程度相关。观察组治疗后血清 chemerin 和 apelin 较治疗前显著降低，而 vaspin 较治疗前显著升高，提示治疗可改善腔隙性脑梗死患者相关脂肪因子 chemerin、vaspin 和 apelin 水平，加速脑梗死后神经功能的恢复。腔隙性脑梗死患者血清 chemerin 和 apelin 明显升高，而 vaspin 明显降低，与神经功能缺损程度有一定关系。

腔隙性脑梗死较为常见的发病位置有壳核、尾状核、内囊、丘脑及脑桥等，发生在这些位置的血管大多都是一些较小的支脉。当这些血管发生阻塞时导致的脑组织缺血病变的范围较小，大多都是直径在 0.2～15 mm 之间的囊性病灶，由于这种情况所影响的范围较小，所以其危害性没有其他的主血管病变所引发的脑梗死大。

在腔隙性脑梗死的诊断中，传统的诊断方法为临床、病理及 CT 扫描相结合的方式进行诊断，随着医学技术的发展，核磁共振检查慢慢成了影像学检查的主要检查方式。核磁共振成像是对患者的病变区域进行多次扫描而呈现,具有较高的敏感度和检出率。

由于腔隙性脑梗死的病变位置较为隐秘,且范围较小,使得周围组织会对检查产生一定的干扰。在 CT 成像中,其对于干扰较多的情况检查精度不高容易在早期腔隙性脑梗死出现漏诊,而核磁共振成像是对检查位置进行多方位的展示,可以有效地屏蔽干扰,增加在腔隙性脑梗死诊断中的准确性。

综上所述,核磁共振成像检查在腔隙性脑梗死患者的诊断中有良好的应用价值。通过核磁共振成像,可以让医生全面地了解患者的脑部情况,提高疾病诊断的准确性,让患者可以在早期确诊并进行治疗,降低疾病对患者的伤害,在有条件的基础上推广对腔隙性脑梗死患者使用核磁共振检查。

3.4.4 高血压脑病

随着国民生活水平的改善、人均期望寿命的提高以及我国人口老龄化的出现,高血压的发生率呈逐年增加和年轻化的趋势,由高血压引起的高血压脑病的发生率也日益增加。高血压脑病是指出丁血压急剧升高(中心动脉压＞140 mmHg),严重超过了自身脑血流调节的能力,引发自动调节机制崩溃,造成脑的高灌注及颅内毛细血管压力升高,致使颅内渗透性增强,出现脑组织水肿、脑病等影像表现;高血压脑病的临床症状和体征为意识障碍、剧烈头痛、恶心呕吐、视力障碍、惊厥和局灶性神经系统症状及体征。

高血压脑病的诊断比较容易,CT 检查正常或皮质和白质有块状低密度影、全脑肿胀伴有侧脑室和中脑 CSF(脑脊液)腔受压等改变。CT 检查是利用精确 X 射线束,围绕人体进行连续不断的断面扫描,人体不同器官、组织对 X 射线的吸收率不同,经计算机处理,形成 CT 图像,CT 检查技术具有扫描时间快,空间分辨率高及密度分辨率高的特点,并有丰富后处理技术与方法。

MRI 检查,是一种将人体放置于磁场中,通过激发人体中的氢原子核产生磁共振现象,经过计算机处理、转换,最终形成人体各器官、组织的图像。磁共振图像反映器官和组织氢质子含量及变化,无电离辐射损伤,具有多方位及任意角度成像的优点,软组织分辨率高且不受颅骨伪影干扰。磁共振检查常规序列包括 $T_1WI\backslash T_2WI\backslash FLAIR$,还能对脑组织进行弥散加权成像(DWI 成像),弥散加权成像是目前唯一非侵入性检测活体组织内水分子运动的技术。高血压脑病所致脑水肿为血管源性脑水肿,病变呈边界不清的片状异常信号，呈 T_1WI 低、稍低信号，T_2WI 稍高信号，FLAIR 呈高信号，DWI 是可见弥散不受限表现并可与细胞毒性水肿（如脑梗死所致的脑水肿）进行区分，而且磁共振基于水分子（氢质子）成像，能够使脑水肿早期即可以被发现，可以为高血压脑病诊断、治疗争取更多时间。但磁共振检查时间长、对危重病人及烦躁不配合病人并不适合，对心脏起搏器植入患者和体内含铁磁性物质患者存在禁忌证。

CT 和 MRI 检查作为目前高血压脑病常用影像检查手段，可以发现病变位置、程度及范围并结合临床病史、体征对病变进行鉴别诊断，以及对于后期的治疗效果进行评价；CT 和 MRI 检查均具有其一定的优缺点，当临床发现高血压患者出现突发头晕、头痛、恶心、呕吐等临床表现时，应根据实际情况合理选择这两种检查方法，早诊断并给予积极降压、脱水等治疗，预防不可逆脑损害以及后遗症的发生。

社会发展使得人们的生活水平不断提高，而人们在越来越忙碌的生活中也一直受到许多病症的困扰。高血压作为如今常见的一种疾病，其发病率一直逐年升高。高血压患者受自身身体指标异常的影响，或外部因素的刺激，可以使血压急剧升高，从而造成头痛、烦躁等病症。高血压脑病急诊一直是急诊科最为常见的一种，许多患者发病的原因都是因为过度劳累或者受到外界刺激造成情绪波动过大引起的，发病率高且发展较快，死亡率和致残率普遍比较高，如果没有及时进行救治或者抢救的方式不当，就会加剧病情，对患者的生命安全造成严重威胁。

为了提高高血压脑病急诊患者的救治率，针对院救措施的效果进行了分析，具体措施如下。

（1）生命体征观察。在患者发病后，对其身体的各项生命体征进行详细的观察，在做出评估后根据当时现场的条件和情况，采取针对性的抢救措施，将患者的头偏转向一侧，保证患者的呼吸顺畅，若在患者口中发现分泌物，需要及时进行处理，选择适合患者的较舒适体位，避免出现有异物堵住患者呼吸道或者舌后坠的情况。

（2）急救措施。要在最早时间对患者进行吸氧护理，若患者出现无法吸氧的情况，要及时使用气管插管，帮助患者进行机械通气。同时还要检查患者的静脉情况，为确保能够在抢救期间对患者进行及时的用药处理，需要建立静脉注射通道，根据患者的情况选择注射的方式，对患者注射20%甘露醇注射液 250 mL，可根据情况加用呋塞米 20 mg，降低患者颅内压。为了控制患者血压，可静脉注射乌拉地尔，或者口服硝苯地平。

（3）转运护理。在将患者进行转运时，需要注意对患者的头部做好必要的保护措施，转运或搬动的动作要缓慢轻柔，防止对患者造成碰撞或者擦伤,可以在患者的头部安放冰袋,保持转运时的平稳。

　　高血压的主要特征是体内循环动脉的血压增高,常伴随着心脑、肾脏等器官功能的损害。而高血压的临床症状根据个体的情况,表现各有不同,早期可能并无剧烈反应,只是常见的头晕头痛、疲劳心悸等情况,只会在过度劳累或情绪过激时表现出血压升高,而休息后就会恢复到正常数值。因此,高血压早期判定较为困难,但随着病程的加长,患者的血压呈现明显的持续性升高,就会出现记忆力衰退、肢体僵硬麻木等,严重时甚至会发生神志不清等情况。而高血压脑病急诊患者,就是因为自身血压本就处于一个较高的数值,而因为过度劳累或情绪剧烈波动等情况的刺激,使得血压突然性的再度升高,常伴随昏迷、抽搐及脑卒中等表现。许多的高血压脑病急诊病发前是毫无防备的,这就增加了人们应对的困难,导致高血压脑病急诊患者的死亡率和致残率始终较高,对人体的生命安全造成十分严重的威胁,需要采取有效的措施进行防范,提高抢救的效率。

　　院前急救是指在高血压脑病急诊患者病发,而又没有赶到医院急救中心的过程中,所采取的降低患者痛苦、控制患者的血压,以求延长抢救时间、提高救治成功率的一系列举措。院前治疗具有规范性、科学性和针对性。首先是操作的规范性,对于高血压脑病急诊患者的急救需要按照一定的规范程序来进行,不能对患者进行随意的挪动,或者对患者的身体进行按压等操作,需要注意轻柔缓慢,帮助患者选取较舒适的体位,保证患者的呼吸畅通。而对于治疗的科学性和针对性,则是在急救时所使用的药物,因为高血压脑病急症患者在病发时可能出现昏迷的情况,所以用药的选择基本为注射药物,通过静脉注射的方式,根据患者所表现出来的特征选择性用药,或是控制血压,或是稳定心率,或是保持呼吸道通畅。但院前急救对于医护人员的素质要求较高,需要有良好的专业素质,能够对患者的情况做出准确判断,才能采取正确有效的措施,同时还需要具备多种抢救技术以应对突发情况,需要有沉着冷静的心理素质在抢救时不慌乱。采取院前急救措施能够帮助高血压脑病急诊患者及时控制病情,赢得抢救时间,有效提高了救治的成活率,降低了死亡率和致残率,有益于保障人们的生命安全,具有推广的价值。

3.5　高血压与动脉粥样硬化

　　流行病学研究表明,高血压是冠心病的一个独立危险因素。冠心病的发病率和死亡率均随血压水平升高而增加,整个人群的血压水平与冠心病发生危险呈一连续线性关系。流行病学研究还表明,舒张压长期增高 5～6 mmHg,冠心病危险性增加 20％～25％,舒张压＞110 mmHg 患冠心病的危险性是舒张压＜80 mmHg 的 5～6 倍。最近的"东方脑卒中与冠心病协作研究"结果表明,在东方人群中,血压与心血管事件的发生率之间的相关性高于西方人群的研究结果,血压水平与冠心病的死亡率呈直线相关,即努力控制高血压可以减少心血管事件的发生率。因此,血压水平对冠心病发病的影响程度不仅可以定量,而且可以预测人群的发病情况。血压升高与冠心病之间的密切关系主要在于高血压与其他动脉粥样硬化危险因素往往并存,高血压本身又通过促使血管壁损伤、重塑等机制,协同其他危险因素加快了动脉粥样硬化的进程。

3.5.1 大动脉顺应性下降

动脉系统的功能是将心脏射出的血液输送至全身。大动脉作为一种弹性管道可将心脏断续射血转变成持续的不断的血流。这一特性除保证血液源源不断流经机体外,对减轻心室的收缩期负荷也具有重要作用。大动脉弹性降低将导致血流特点及心脏负荷发生变化。高血压早期的血管损害主要表现为大动脉顺应性下降、小动脉硬化及血管重构。脉搏波速度(pulse wave velocity,PWV)是反映大动脉顺应的重要指标,一般来说,PWV 越快,动脉的弹性越差,僵硬度越高;反之,PWV 越慢,动脉弹性越好,血管硬度越低。

血管顺应性是指管腔内压力上升到某一程度所需的血量,即顺应性。血管弹性低时,由于管壁扩张能力受限,其顺应性降低。高血压时,动脉壁受血压等因素影响增厚僵硬,因而其顺应性较健康者明显降低,表现为动脉顺应性显著异常。中国的一项的研究显示,在高血压前期的患者中已经存在显著动脉顺应性的改变,PWV 随血压的升高而加快,颈桡动脉 PWV 和颈股动脉 PWV 在正常人组、高血压前期组及轻型高血压组人群的比较中有显著的统计学差异。动脉硬度增加和血压升高是互为因果且相互作用的,因此,对高血压前期动脉硬度的评价,是预测高血压进展的可靠方法。

血管顺应性改变直接影响管内血流特性。在管壁僵硬的血管内,血流速及压力波传播速率加快,反映在动脉搏动图上,表现为搏动波上升速率增高,脉波传导时间缩短。校正的脉波上升速率和脉波上升 50％时间是两项反映搏动上升速率的指标。结果显示,高血压患者的脉波上升速率明显增快,脉波上升 50％的时间显著缩短。脉波传导时间和搏动波时间是两项反映脉波传播速率的指标,它们分别代表脉波从主动脉根部到颈动脉的时间以及脉波从上肢反射回颈动脉的时间。若高血压的这两项指标均较健康人明显缩短,则提示高血压的动脉内血液流速及压力波传播速率加快。

值得注意的是,等容收缩时间发生的显著变化,可能与外周动脉压升高导致主动脉瓣开放延迟有关。这表明,即使处于代偿阶段,高血压患者的心脏收缩功能仍有受损表现。同时提示在评价高血压患者的心功能时,等容收缩时间可能是更敏感的指标。

3.5.2　颈动脉粥样硬化

内-中膜厚度(intima-media thickness,IMT)也是一种早期反映大动脉硬化的无创性指标。如果说 PWV 反映动脉弹性的功能改变,IMT 测定则显示了动脉硬化的结构改变。颈动脉作为大动脉的一个窗口,颈动脉 IMT 可定量和定性地反映早期血管病变。

在高血压前期,颈动脉内膜中层厚度(media thickness,MT)已经开始发生改变,随着血压的增高,MT 逐渐增大,动脉粥样斑块增多。高血压前期,颈动脉动脉内膜-中膜厚度(IMT)是全身动脉粥样硬化的外在表现,与高血压、脑梗死关系密切。

脑梗死患者颈动脉粥样硬化斑块发生率相对较高,且患者以不稳定性斑块居多,说明脑梗死与颈动脉粥样硬化斑块关系极为密切,斑块的稳定性与脑梗死的发病有直接联系,颈动脉斑块在临床中根据其性质主要分为稳定性斑块和不稳定性斑块。稳定性斑块,主要包括有硬斑块和扁平斑块,由于上述斑块在患者体内存在时间较长,并且逐渐发生钙化和纤维化,因此极为稳定;软斑块中脂质成分含量较高,并且纤维帽较为薄弱,当血流冲击力较大时,极易出现破裂的现象,而破裂后会释放出血小板活化因子和组织因子,可大量聚集血小板形成血栓,血栓随着血液流动到管腔较细的血管时会发生堵塞,最终导攻脑梗死的发生。

颈动脉粥样硬化斑块的形成与多种血脂指标存在密切联系,经过探究可以发现,患者总胆固醇、低密度脂蛋白和甘油三酯含量上升,而高密度脂蛋白含量下降时,颈动脉粥样硬化斑块发生率显著较高,脑梗死患者发生斑块的概率更高。董秦川、张勇等[1]在颈动脉粥样硬化斑块与脑梗死的相关性研究中得出,脑梗死患者的斑块检出率显著较高,检出率为 92.42%,

---

[1]　董秦川,张勇.颈动脉粥样硬化斑块与脑梗死的相关性研究[J].华南国防医学杂志,2016,8 (1):83-85.

将检出的存在斑块的患者进行深入研究,发现甘油三酯、总胆固醇、低密度脂蛋白水平显著较高,高密度脂蛋白水平显著较低。综上所述,脑梗死与颈动脉粥样硬化斑块之间关系密切,尤其是斑块的性质,不稳定性斑块的危险性较高。

在我国,缺血性脑梗死是一种致残率和致死率均较高的脑血管事件,相关研究表明,缺血性脑梗死风险与颈动脉易损斑块密切相关。目前已经从影像学、病理学及分子生物学等多个学科对颈动脉易损斑块进行了深入研究,但对颈动脉易损斑块的评判尚未形成统一的客观标准。临床上颈动脉无明显狭窄的患者,也有一定比例的易损斑块检出。因此,提高对易损斑块的检出能力,早期判定斑块稳定性,对于预防缺血性脑梗死事件意义重大。

超声技术是临床较为常用的颈动脉粥样硬化评估方法之一,颈动脉超声作为一种无创性筛查方法,在临床上已得到广泛推广,可以测定颈动脉管腔狭窄程度和 IMT,还能观察形成斑块的形态学及回声特点,使其能够从形态、边界特点及回声特点等判断斑块易损性。本研究结果显示,急性缺血性脑梗死患者颈动脉易损斑块占比高达 60%,而无症状的颈动脉粥样硬化患者则以稳定性斑块类型为主,易损斑块占比仅为 20%,两组比较差异有统计学意义($P<0.05$),观察组 IMT 明显高于对照组($P<0.05$)。

目前多数研究表明,血清炎性标志物水平变化可在一定程度上提示斑块的稳定性,可为斑块破裂、脱落乃至缺血性脑梗死事件提供预测信息。颈动脉粥样硬化患者会随着斑块稳定程度的改变而改变各项炎症因子水平。TNF-α 与 IL-β 属于促炎症因子,有降低斑块强度的作用,是导致动脉粥样硬化斑块破裂的重要因素。因此,结合炎性介质检查,有助于早期识别易损斑块。

氧化应激反应提示体内氧化和抗氧化的失衡状态,其产生的活性氧在动脉粥样硬化病情恶化过程中起到重要作用,血清 MDA、GSH-Px 及 SOD 水平可反映机体的氧化应激状态。MDA 是膜脂过氧化过程中最重要的产物之一,是检测氧化应激反应的常用指标。氧化应激促进细胞内多种蛋白质磷酸化,进而通过介导 LDI 氧化等途径加速颈动脉粥样硬化斑块的形成和发展。SOD 可对机体内产生的超氧自由基的歧化反应起到催化作用,是一种天然的超氧自由基消除剂;GSH-Px 可清除活性氧(ROS),SOD 与 GSH-Px 活性水平,与体内的氧化应激程度呈负相关。本研究结果显示,易损斑块类型患者的 MDA 显著高于稳定斑块类型患者($P<0.05$),而 GSH-Px 与 SOD 水平明显低于稳定斑块类型患者($P<0.05$)。易损斑块类型患者的氧化应激作用增加,提示易损斑块发生与氧化应激状态密切相关,氧

化应激会促进斑块不稳定状态的发生。

综上所述,颈动脉超声评估颈动脉易损斑块有助于快速识别缺血性脑梗死发生风险,从而能够早期干预以减少缺血性脑梗死事件的发生。颈动脉易损斑块与患者血清炎性介质及氧化应激状态密切相关,联合颈动脉超声、血清炎性介质及氧化应激状态检查,对预防和减少缺血性脑梗死事件的发生意义重大。

3.5.3　冠状动脉粥样硬化与血流储备受损

高血压前期同样增加冠状动脉粥样硬化的风险。研究显示,35 岁前出现高血压前期状况,尤其是收缩压升高,与日后冠状动脉粥样硬化的概率呈等级相关,调整其他冠心病相关危险因素后结果仍相似。冠状动脉粥样硬化被视作冠心病的强预测指标,该研究提示,年轻人出现高血压前期状况,将明显增加日后患冠心病的可能。由此可见,处于高血压前期的人群,也无可避免地发生了冠状动脉粥样硬化这一并发症,将来会进一步导致冠心病的发生。

冠状动脉血流储备(CFR)受损是指冠状动脉最大扩张时血流量与静息状态血流量的比值,反映冠状动脉循环最大供血潜在能力。CFR 降低能准确提示心肌缺血或者冠状动脉微循环损害。高血压前期和高血压是CFR 降低的显著预测因素,高血压前期提示受试者的 CFR 受损,但受损程度较高血压患者为低。

3.6　高血压与肾脏损害

肾脏是高血压损害的靶器官之一,肾脏并发症的发生率为 42%,仅次于心脏并发症,大约 10% 的高血压病患者死于肾功能衰竭。在抗高血压药物广泛应用的今天,高血压病导致终末期肾病的发生率仍呈上升趋势,已成为终末期肾病的主要病因之一。因此,研究高血压早期肾损害有着重要的意义。

3.6.1　良性肾小动脉硬化症

高血压肾病已成为引起终末期肾病(end-stage renal disease,ESRD)的常见原因。绝大多数高血压肾病的病理表现为良性高血压性肾小动脉硬化症(benign hypertensive nephrosclerosis,BHN)。由于 BHN 大部分通过临床病史作出诊断,较少行肾活检,从而容易导致临床漏诊、误诊,国内外有关 BHN 的临床病理关联分析较少。传统观点认为,高血压通过血流动力学机制导致肾脏病变及进展,但是围绕高血压和肾硬化之间关系的研究一直存在争议。目前尚不清楚血压水平是否对肾脏病理改变有直接影响。

原发性高血压引起的良性肾小动脉硬化症是以入球小动脉和小叶间动脉壁硬化为主要病理表现,继而引起相应的肾实质缺血、萎缩,最后发生纤维化、硬化。良性高血压主要侵犯直径在 $50 \sim 150 \ \mu m$ 的小动脉和直径 $\leqslant 50 \ \mu m$ 的微动脉,在肾脏,肾小球前小动脉较肾小球后小动脉更易受累,表现为两种特征性病理改变,即动脉玻璃样变和动脉肌内膜增厚。当肾小动脉病变发展到一定程度,导致肾供血减少,即发生肾小球和肾小管缺血性损害,与肾动脉管腔狭窄程度相关。在高血压早期,大多数肾小球形态正常,仅有少量肾小管萎缩、间质纤维化。随着高血压进一步发展出现肾小球缺血,光镜下表现为肾小球毛细血管襻塌陷和基底膜皱缩,毛细血管壁增厚,继而肾小球发生硬化,最初为节段性,逐渐发展至球性。

肾小动脉腔壁直径比均值同缺血肾小球百分比、缺血皱缩肾小球百分比、废弃性硬化肾小球百分比以及病变肾小球百分比呈显著负相关;但和固化性硬化肾小球百分比、硬化肾小球百分比及 FSGS 肾小球百分比无显著相关性。与腔壁直径比均值类似,评价肾小动脉狭窄程度的另一个指标,狭窄肾小动脉百分比也与缺血肾小球百分比、缺血皱缩肾小球百分比及病变肾小球百分比呈显著负相关;但和固化性硬化肾小球百分比、硬化肾小球百分比、FSGS 肾小球百分比无显著相关性。值得注意的是,废弃性硬化肾小球百分比和腔壁直径比均值呈显著正相关,而和狭窄肾小动脉百分比无显著相关性。透明变性肾小动脉百分比和评价肾小球变的各项指标都没有显著相关性。

透明变性肾小动脉百分比同肾小管间质病变无显著相关性,评价肾小动脉狭窄的两个指标中,腔壁直径比均值和肾小管间质病变呈显著正相关,而狭窄肾小动脉百分比和肾小管间质病变无显著相关性。

肾小管间质病变程度和硬化肾小球百分比、缺血肾小球百分比、缺血皱缩肾小球百分比、废弃性硬化肾小球百分比及病变肾小球百分比均呈显著正相关,而和固化性硬化肾小球、FSGS 肾小球百分比、肾小球密度、肾小球平均面积,以及面积变异系数没有显著相关性。

肾小球密度也是影响肾脏病进展过程的重要因素,本研究发现,肾小球密度和肾小球平均面积呈显著负相关,和缺血以及缺血皱缩肾小球百分比呈显著正相关,而和废弃性硬化肾小球、肾小管间质病变、肾小动脉病变均无显著相关性。

分别采用腔壁直径比评价肾小动脉病变,用病变肾小球百分比评价肾小球病变,半定量评分评价肾小管间质病变,建立了三者间关系的三维散点图。观察图形可见肾小动脉狭窄程度越重,病变肾小球越多,肾小管间质病变越重;病变肾小球百分比在 50% 以下的患者其肾小管间质病变评分都小于 6 分,50% 以上的患者其肾小管间质病变评分则为 2～9 分,表现为从轻到重均有分布,而肾小管间质病变程度重的患者病变肾小球百分比都在 50% 以上。

近年来,有不少学者指出肾小球数量可以影响肾脏病变的发生与进展,一般而言,肾小球数量越多,肾小球平均体积越小,则肾小球发生病变的机会越小。也有学者发现肾小球数量同硬化肾小球和小叶间动脉肥厚呈显著负相关。研究发现,肾小球密度和缺血肾小球百分比呈显著正相关,而与硬化肾小球百分比无显著相关性。分析可能的原因为,硬化肾小球发生原因比较复杂,受到肾小动脉狭窄等多个因素的影响,在一定程度上影响了与肾小球密度的相关性。另外,目前大多数针对肾小球数量的研究多集中在无肾小球病变的相对正常人群,而缺血肾小球体积缩小,使皮质部面积减小,从而增大肾小球密度,肾小球密度越大在一定程度上反映了缺血肾小球数量越多。

由于肾小管对缺血较敏感,表现为肾小管浓缩功能障碍,故首发症状常为夜尿增多,此时测定肾血流量及尿渗透压已有不同程度降低,但反映肾小球功能的敏感指标肌酐清除率(Ccr)尚保持正常,尿常规检查正常。由于肾小管易受损伤,表现为对尿酸分泌的障碍,故本病易出现高尿酸血症,发生肾功能不全时,血尿酸升高更为明显。伴随肾功能不全患者常出现肾性贫血,但贫血程度相对较轻。在发生肾损害的同时,良性高血压常导致其他靶器官(心、脑、视网膜)的损害,表现为左心室肥厚、心力衰竭、脑血管意外和视网膜动脉硬化等。

3.6.2　恶性肾小动脉硬化症

恶性高血压是高血压急症中的一种类型,其发病率占高血压人群的 1%～4%,大多是在原有的良性高血压基础上急剧演变而来,但也可发生于以往血压正常者。恶性高血压的临床特征包括:①血压明显升高,通常舒张压大于 130 mmHg(16.9 kPa);②广泛累及全身小动脉,导致中枢神经系统、心、肾等脏器受损,其中以肾脏损害最为显著;③眼底改变包括视网膜出血、棉絮状渗出及视盘水肿等;④如不及时治疗则预后不佳,多死于尿毒症。

恶性高血压的发病机制目前尚不十分清楚,但可以肯定的是在恶性高血压的病理生理过程中,严重升高的血压和激活的肾素-血管紧张素系统(RAS)是启动和促进恶性高血压的两个最关键因素。以往研究认为,血压明显升高所产生的高机械切应力破坏血管自身调节机制,致使局部血管扩张将高血压传递至内皮,导致血管内皮受损,进而使血管内皮通透性增加,血浆蛋白和纤维蛋白原渗出并沉积于血管壁,激活凝血因子,促进细胞增生,最终导致血管壁增厚,管腔狭窄。近年来的研究更发现 RAS 中肾素和血管紧张素Ⅱ(AngⅡ)不仅在维持和促进高血压,而且在诱导血管损伤方面均扮演着重要角色。由高血压导致肾小球入球小动脉狭窄而产生的肾缺血激活 RAS,使 AngⅡ产生增加,导致血管收缩,血压进一步上升,而AngⅡ又会导致肾血管收缩,加重肾缺血;与此同时,血压升高启动压力-利钠调节机制,水钠排泄增加,循环容量不足出现,进一步刺激肾素释放,加重高血压,从而形成恶性循环,导致和维持恶性高血压发生发展。不仅如此,肾素和 AngⅡ还能直接引起血管纤维素样坏死。事实上,在恶性高血压患者中不难发现血浆高肾素水平,并伴随低血容量现象存在,故又称为"干性"高血压。

恶性高血压一部分由原发性高血压进展而来,另一部分则发生于继发性高血压,主要为肾实质性病变(慢性肾盂肾炎、急慢性肾小球肾炎)和肾血管性高血压。肾脏是恶性高血压最易累及的靶器官,表现为恶性小动脉性肾硬化症,病情凶险,不及时治疗很快进入肾功能衰竭期,可导致80%患者在两年内死亡,故应引起广大医务人员的重视。

血压显著升高,通常舒张压在 130 mmHg(16.9 kPa)以上,但血压变动范围大,舒张压在 100～180 mmHg(13.3～24.0 kPa),收缩压在150～290 mmHg(20.0～38.7 kPa),大多既往存在良性高血压数年。

眼底视网膜改变属于 Keith-Wagner 分级Ⅲ～Ⅳ级,包括眼底条纹状、火焰状出血,棉絮状渗出和视盘水肿等,此乃恶性高血压的特征性表现,35%～60%患者出现视力受损。

肾脏损害极为常见,但严重程度差异大。①尿液检查:表现为突发性蛋白尿,1/3 以上患者甚至出现大量蛋白尿(>3.5 g/24 h),20%患者出现肉眼血尿,50%表现为镜下血尿,75%有无菌性白细胞尿,可出现红细胞管型和颗粒管型。②肾功能检查:31%左右患者有肾功能受损,血清肌酐水平>260 μmol/L,尿蛋白排泄量高的患者往往血清肌酐水平也高。③肾脏病理检查:光镜下可见入球小动脉发生纤维素样坏死,伴随内皮下脂肪滴沉积和透明血栓形成,正常的血管中层结构消失,管壁可有轻度炎症浸润;小叶间动脉和弓状动脉肌内膜高度增生,细胞外基质明显增加,基质与肌内膜细胞呈同心圆排列,形成"洋葱皮"样外观,致使动脉管壁高度狭窄乃至闭塞;肾小球呈节段性纤维素样坏死,局灶性系膜细胞增生,偶尔也可见新月体形成,轻度受累的肾小球则表现为基底膜皱缩和毛细血管撑塌陷,肾间质可表现为出血和灶性炎症伴纤维化,肾小管逐渐萎缩;此外,可见肾小球旁器肥大,分泌肾素的颗粒细胞增生。免疫荧光检查可见纤维素沉着于肾小球内及上述小动脉内,系膜区可有 IgM、C3 沉积。

其他器官常伴随心脏及中枢神经系统累及。急性心力衰竭、心绞痛和心肌梗死可发生在 11%、4.1% 和 3.7% 的患者身上,3/4 以上患者有左心室肥大。脑血管意外发生率为 7%,表现为局灶性脑梗死、蛛网膜下腔或脑实质出血。

相当部分患者不存在贫血,反而由于低容量而表现为血细胞比容增高、血液黏度增加。伴随大量体液排出体外患者可出现低钾性碱中毒。大多数患者血浆肾素水平和活性以及醛固酮水平升高。可有微血管溶血证据,外周血片见红细胞碎片,血小板减少,纤维蛋白降解产物增加,纤维蛋白原增加等。

3.6.3　高血压肾损害实验室检查

通常使用的肾功能检查包括血尿素氮、肌酐水平的测定,一般只能在肾脏损害较严重时才出现异常。尿常规检查中,蛋白尿的出现往往早期能显示肾脏损害的存在,尿微量白蛋白测定则可检查出更早期的肾脏损害。也有学者提出高血压肾损害的早期指标还有尿 β_2-微球蛋白和 N-乙酰 β-氨基葡萄糖苷酶排泄增加,尿中畸形红细胞增多等。目前认为诊断高血压性肾损害的条件包括:①原发性高血压;②出现蛋白尿前一般已有4~5 年以上持续血压升高(血压>140/90 mmHg);③有持续性蛋白尿(一般为轻、中度)或尿微量白蛋白排泄增加等;④排除了各种原因的原发性肾小球疾病和继发性肾疾病。

原发性高血压患者需要较长的时间才能使其病变的肾脏进入 ESRD。尽管肾小球滤过率的测定是判断肾功能状态的最佳指标,然而一旦 GFR 降低,其肾功能减退的速度则随病情的变化进行性加速。

肾小球滤过率(glomerular filtration rate,GFR)是衡量肾小球滤过功能的指标。临床多以内生肌酐清除率(endogenous creatinine clearance rate,Ccr)代替。当肾组织损害,GFR 降至正常值的 50% 以下时,血清肌酐浓度(serum creatinine,Scr)才开始迅速上升。目前一般认为,当 GFR<60 mL/min时为轻度肾功能不全。在一组中年高血压患者的研究中发现,轻度肾功能不全者约占 18%,这些患者与正常肾功能者相比,常常

年龄较大、血压较高、高血压病史较长和血尿酸水平增高。有学者研究（18 790 例患者）发现，Scr>133 μmol/L(1.5 mg/dL)的原发性高血压患者4 年内主要心血管事件和全因死亡的发生率较血肌酐浓度正常者高 2 倍。目前的研究还表明，即使是在正常高限水平的血肌酐浓度也已是心血管发病的独立预测因子。

3.6.4　高血压性肾损害治疗

最近肾脏疾病饮食调节试验小组主张高血压尤其是蛋白尿的患者，血压控制标准为：蛋白尿>1.0 g/d 时，血压应控制于 125/75 mmHg 以下（平均压或肾灌注压<92 mmHg）；蛋白尿在 0.25 g/d～1.0 g/d 时，血压应控制在 130/80 mmHg 以下（平均血压或肾灌注压<97.5 mmHg）。治疗高血压药物必须对肾脏具有保护作用，首选血管紧张素转换酶抑制剂（ACEI）。

第 4 章　高血压的治疗

高血压的发病是多种因素、多环节长期相互作用导致血压的正常调节失代偿的结果,属多基因遗传的生活习惯病,因此高血压的治疗需要综合干预,涉及药物和非药物治疗措施两大方面。生活方式的改善是防治高血压的基石,而合理、规范化使用降压药物是高血压管理的重要环节,降压药物能有效控制、治疗高血压,减少心脑血管疾病如冠心病、脑卒中的发生和进展,降低患者的死亡风险。降压药物通过降低血压和降压药的独立作用而使患者受益。高血压药物在临床上的应用日趋增多,在长期使用的过程中患者身体的部分功能受到影响,出现了各种各样的药品不良反应(adverscroaction,ADR),并且越来越复杂。因此,我们需要在临床应用抗高血压药物的过程中,加强药物的再评价与监测管理。合理选择降压药物,促进用药安全,预防 ADR 的发生,提升患者的生命质量。

经治疗后高血压患者的血压可以控制、可以达标,但不可根治,治疗几乎需终身进行。因此,高血压治疗要求做到药物选择调整合理、生活方式改善同步跟进、病人对治疗长期依从等原则。这些原则在我们现有的门诊治疗管理体系中能否做到目前并非十分清楚。这些原则执行不力、坚持不够可能是导致我国高血压治疗达标率低的一个重要原因。

4.1　高血压的非药物治疗

高血压是危害人类健康的主要疾病之一,是常见的心血管疾病。随着人们物质生活的日益丰富,高血压发病率呈上升趋势,高血压病已成为全人类共同的健康卫生问题。药物治疗是目前高血压病的主要治疗手段,其方法简单方便,患者易于接受,但目前药物降压满意度不佳,长期服用药物会引起副作用的增多,血压控制达标率低,尤其对于舒张压的控制,药物也存在不理想之处。此外,长期药物治疗,药物副作用累积,耐药性出现,且长期药物治疗价格昂贵,给家庭和社会带来沉重的经济负担。基于以上药物治疗的种种,高血压病康复治疗受到越来越多患者的重视。

随着经济和社会的发展,人们开始注重生活质量并寻求延长寿命,对疾病的认识逐渐地加深,并注意到改善不良的生活行为方式能有效地预防慢性疾病的发生和发展。生活方式干预在慢性病预防中逐渐地得到接受推广,可一定程度地减少或延缓高血压及其并发症的发生。《中国高血压防治指南 2010》明确提出,对于初始治疗的 1 级高血压患者在生活方式干预数周后,如果血压仍不能达标再考虑药物治疗,可见生活方式干预在高血压控制中占据重要的地位。已经得到确认的具体内容有:饮食疗法、运动疗法和心理疗法。

降压治疗是减少心血管事件的根本,而关注靶器官保护、干预危险因素和并存的疾病尤为重要。近年来,对轻度高血压患者是否应用降压药物治疗尚有争议,许多学者通过研究和临床实践,提出了将非药物治疗作为治疗高血压的首选方法。

4.1.1 饮食疗法

饮食疗法以控制体重、合理饮食为原则。肥胖是血压升高的重要危险因素。研究表明,控制体重是几种关键的非药物疗法之一。超重和肥胖是导致高血压的重要因素之一,多项研究表明,体重指数超过正常水平的患者血压控制率均显著低于正常水平的控制率,适当减重可显著降低血压。对于血压控制良好的高血压患者,如果长期坚持采用健康的生活方式,控制体重的增长,则可以成功地降低对降压药物的依赖性。

控制体重的具体措施有减少总的食物摄入量,具体标准是要求患者除蔬菜类外其他进食总量较之前减少 1/3 以上,尤其控制高糖高脂肪食物的摄入。合理膳食的主要措施是:控制钠盐摄入量,每人每日食盐量以不超过 6 g 为宜,高血压患者每天最好小于 5 g;增加钾、钙的摄入,多吃新鲜蔬菜、水果、奶制品、豆类和豆制品,主食多样不过量;减少脂肪摄入,膳食中脂肪量应控制在总热量的 25% 以下。戒烟、限制饮酒,饮酒量每日不可超过相当于 50 g 乙醇的量,白酒、葡萄酒和啤酒的每日饮量分别少于 50 mL、100 mL 和 300 mL。少嗜咖啡、浓茶,少泡酒吧,少熬夜,形成良好的睡眠习惯。

高血压患者要进行合理膳食调整,具体品种选择见表 4-1。

表 4-1 高血压患者膳食

项　目	要求及影响
碳水化合物	摄入不宜过多,以谷类为主食,应吃五谷杂粮和全麦食品,既营养丰富又含大量纤维,可以避免肥胖,降低胆固醇

续表

项　目	要求及影响
脂　肪	限制脂肪的摄入,烹调时,选用植物油,可多吃海鱼,海鱼含有不饱和脂肪酸,能使胆固醇氧化,从而降低胆固醇,还含有较多的亚油酸,对增加微血管的弹性,防止血管破裂,防止高血压并发症有一定的作用
蛋白质	高血压患者每日摄入蛋白质的量为每千克体重 1 g 为宜,每周吃 2~3 次鱼类蛋白质,可改善血管弹性和通透性,增加尿钠排出,从而降低血压
离　子	多吃含钾、钙丰富而含钠少的食品,如土豆、茄子、海带、莴笋。含钙高的食品有:牛奶、酸牛奶、虾皮
盐	限制盐的摄入量,每日量应逐渐减至 6 g 以下,这里指的是食盐量,包括烹调用盐及其他食物中所含钠折合成食盐的总量
蔬菜、水果	多吃新鲜蔬菜,水果。每天吃新鲜蔬菜不少于 8 两,水果 2~4 两。需要说明的是,降压药物不能与柚子同食,柚子里面含有呋喃香豆素,呋喃香豆素化合物是天然香豆素化合物的一种,能够影响人体肝脏酶的功能,使得肝脏酶对药物的代谢作用大大减低,导致体内血药浓度增加,从而使药效增加,降压力度增强,这样可使低血压发生风险大大提高。同时,柚子中另一种成分柚皮素又会加快肠道对药物的吸收,药物吸收的过快,代谢得过慢就会导致血液中药物浓度过高,服用降压药时,如果同时吃柚子,就好比服用过量的降压药,血压会大幅下降
海产品	适当增加海产品摄入,如海带、紫菜和海产鱼等

4.1.2　运动疗法

　　运动疗法是高血压患者非药物治疗的主要治疗方法之一,不仅有助于控制体重、降低血脂、促进机体代谢,能产生一定降压效果,还可调节情绪。世界卫生组织和国际高血压学会将有规律的运动作为治疗和预防高血压的有效措施之一。运动疗法适用于临床情况稳定的临界高血压、Ⅰ、Ⅱ期高血压及部分Ⅳ期高血压患者。运动疗法降低血压,可能与其调节自主神经功能、降低血容量及外周阻力、调节内分泌、纠正高血压危险因素等有关。

4.1.2.1 运动处方

运动处方是运动疗法的核心内容,主要包括如下内容。

(1)运动形式

有关高血压病的运动形式主要包括如下几种,如图 4-1 所示。

高血压病的运动形式
- 有氧运动(高血压病患者主要运动方式)
  - 步行
  - 慢跑
  - 走跑交替
  - 骑自行车
  - 游泳
  - 上下楼梯
  - 跳绳
- 抗阻运动,不作为首选运动形式

图 4-1 高血压病的运动形式

(2)运动强度

运动强度因人而异,通常以下面两个指标来衡量,如图 4-2 所示。运动强度太大,甚至力竭性运动,反而会使整个运动训练后的血压升高。所以,运动强度一般以轻、中度为宜。

运动强度

运动时心率的快慢:
一般采用最高心率(220一年龄)的50%~70%作为运动时的适宜心率,停止活动后心率应在3~5min内恢复正常,50岁以上者活动时的心率一般不得超过120次/min

吸氧量(VO_2)大小:
运动强度在40%~80%VO_{2max}(最大吸氧量)范围内,对高血压患者降压都有效。有研究表明,50%VO_{2max}的强度较75%VO_{2max}的强度降压效果明显

图 4-2 运动强度衡量指标

(3)运动时间和频率

每次运动时间应为 30~60 min,达到适宜心率的时间须保持在 5 min 以上;每周锻炼 3 次以上即可产生降压效应,若每周少于 2 次,VO_{2max} 通常

不引起变化,此外,如果间隔时间超过 3 d,运动的蓄积作用就会消失,疗效将明显减少。对患者进行长期、有规律的有氧训练,才能维持有氧运动产生的降压效果。

4.1.2.2　运动降压的机制

目前运动降压的机制尚未明了,可能的机制如下。

(1)神经调节机制

运动能够抑制交感神经的传导,兴奋迷走神经,从而缓解小动脉的痉挛达到降低血压的效果。运动能够明显改善大脑皮层的兴奋性,促使大脑皮层趋向转归于主动性的抑制过程,减少大脑皮层对外发出的交感神经兴奋性传导的冲动。

(2)体液调节机制

①肾素-血管紧张素系统(RAS)的改变:肾素催化血浆中的肾素底物 α 球蛋白转化成 Ang I,Ang I 又在 ACE 的作用下转变为 Ang I,而 Ang II 又通过激活中枢和外周的相关收缩血管的机制,增大外周血管阻力,从而升高血压。

②NE 水平的下降:NE 是人体内源性的儿茶酚胺,它能够兴奋交感神经,激活交感神经系统来升高血压。目前多数相关研究认为,运动能够通过一系列体液调节机制来减少血浆中 NE 的含量。

③血管内皮生成的血管活性物质发生反应性的变化:运动可以促进 NO 的合成释放,增强 NOS 的活性,使舒血管作用恢复,血压下降。进一步激活 PKG,从而舒张血管来降低血压。

④血浆 ANP 水平的改变:运动能够增加血浆 ANP 浓度,对血压的升高有重要的代偿作用。

⑤提高血浆中 PGI$_2$ 的水平:PGI$_2$ 具有强烈的舒张血管作用。

⑥促进尿钠的排泄:钠和高血压病的发病关系密切。原发性高血压患者血管平滑肌质膜的 Na^+ 转运发生障碍,Na^+ 浓度增加,直接或间接地增加外周血管阻力,升高血压。而运动能够促进尿钠的排泄,相对地减少了血容量,从而发挥降压的作用。

(3)神经体液调节机制

①调节反射中枢:运动能够引起压力感受性反射及化学感受性反射,二者共同作用于心血管系统调节中枢,减弱交感神经兴奋性,加强心迷走神经兴奋性,使心率减慢,外周阻力降低,血压下降。减弱兴奋性,减慢心率,降低外周阻力,从而降低血压。

②激活大脑中枢的脑啡肽系统:β-内啡肽是一种由垂体系统分泌的,能

够调节某些与血管活动有关的中枢神经系统的神经核团,能抑制交感神经的兴奋性,增强迷走神经兴奋性,还能够作用于大脑中枢的边缘系统参与情绪反应机制,减少中枢儿茶酚胺的释放。运动能够激活大脑中枢的脑啡肽系统,通过上述一系列机制发挥降压的作用。

(4)其他:主要是减少高血压相关的可控危险因素。

①运动能够调节人体对应激反应的适应性,提高患者自我调节的适应能力,降低机体对血压应激的反应阈值。

②有氧训练可降低血 LDL-C 水平,提高血 HDL-C 水平,可以在降低血流阻力的同时,增加血管壁的弹性,使血压下降,有利于动脉粥样硬化的控制。

③适宜的有氧运动对减轻胰岛素的抵抗作用显著。

4.1.2.3 运动与高血压及其相关可控危险因素的关系

高血压的治疗不仅在于降压,还要干预所有其他高血压相关可控危险因素(如肥胖、血脂异常及血糖异常等),并适当处理同时存在的各种临床情况。许多研究表明,长期规律适宜的运动不仅能够平稳地降压,还能减轻精神压力,减轻体重,改善血糖血脂的代谢。

综上,运动可以调动人体的神经体液调节机制来达到降压的效果。运动疗法作为一种积极主动的治疗方法,在科学运动的前提下,几乎没有副作用,不仅可以平稳地降压,还能减少高血压相关可控危险因素,如调节心理状态、改善能量代谢。所以运动疗法不但可以作为轻中度高血压的主要治疗手段,还可作为各种高血压病治疗的基础疗法加以提倡和推广。

4.1.2.4 八段锦运动在高血压病康复中的运用

八段锦是中华民族智慧的结晶,是我国传统体育疗法的重要组成部分,在中国人民的养生保健中发挥了重大作用,日益受到国内外医学界的重视。

(1)八段锦运动的历史渊源

八段锦是一项在人民群众中广为流传的,能够增强体质、延年益寿的传统健身运动。古人把这套动作喻为"锦",意为姿势优美柔和,有"集锦"之意,又因其功法共为八段,每段一个动作,故名为"八段锦"。八段锦历史悠久,大概起源于南朝梁代,梁·陶弘景《养性延命录》中的动作与定型的八段锦动作相似。宋代时期,八段锦处于雏形阶段,其名最早出现在宋朝洪迈所著的《夷坚志》中,但此书中并没有记载八段锦的具体功法。明清时期,八段锦处于成熟发展阶段,明太祖朱元璋之子朱权所著的《活人心法》

的上卷《导引法》中真实地记载了"八段锦导引法",而近代在民间广为流传的八段锦歌诀和功法套路,则出自清朝光绪年间的《幼学操身》和《新出保身图说·八段锦图》两书,两书记载了大家耳熟能详的八句七言诀:"双手托天理三焦;左右开弓似射雕。调理脾胃须单举;五劳七伤向后瞧。攒拳怒目增力气;两手攀足固肾腰。摇头摆尾去心火;背后七颠百病消。"此为歌诀的最早版本。目前它是广大八段锦运动爱好者最为熟知的八段锦歌诀。

(2)八段锦运动的功法特点

八段锦是一项起源于南朝梁代至今仍在人民群众中广为流传的传统健身运动。它是由八种如"锦"缎般柔美、和顺的动作组成,习练简便,效果显著,整套动作柔和连续,节节贯穿,松紧有度,动静结合,气机畅达,骨正筋柔。

八段锦运动的功法特点:

①柔和缓慢,圆活连贯:练功时动作舒展自如且轻飘徐缓,四肢关节活动上下相随,节节贯穿,连续自然。

②松紧有度,动静结合:全身放松,融于自然,心无杂念,融于天地,随意识而动,以意御行,同时松而不弛,松中有紧,在轻灵活泼,舒适自然的动作中又流露出沉稳刚健,中规中矩的紧张之意。

③神形俱备,气贯始终:神形相互联系、相互扶持、相辅相成;整套八段锦运动的动作充满了对称与和谐,体现出虚实相生、刚柔并济、形随意动、神形俱备的特点;在精神的修养和形体的锻炼中,一身之气贯穿其中,达到强身健体的功效。

(3)八段锦的功效

传统医学认为,八段锦运动通过疏经通络、强筋壮骨、怡神养性的途径,从而起到调和气血、调理脏腑、平衡阴阳、防病治病的功效。目前的科学研究也证明,八段锦运动能够合理地改善机体的神经体液调节功能;能够加速血液循环的速度,从而改善机体的新陈代谢;能够对腹内的脏器起到一种柔和的按摩作用,改善脏器的功能;能够良好地调节机体各大系统和各个运动器官的同步协调性。所以,经常习练八段锦运动能够起到畅通经络、强身健体、怡养心神、防病治病的功效。八段锦运动作为中国传统健身运动的代表,在干预高血压病方面有很好的前景,而且在临床上已被医生广泛应用,也被较多的患者所接受。

(4)八段锦运动的临床研究

①八段锦运动对血压的影响

八段锦运动对血压有显著性的降低作用。八段锦能够通过调整意念和气息调动机体自身的调节功能,达到一个平稳降压的效果。

②八段锦运动对血脂的影响

血脂异常是心血管疾病的重要危险因素。主要的血脂指标包括：TC、TG、LDL-C 和 HDL-C；HDL-C 能够降低患动脉粥样硬化及冠心病的风险，LDL-C 目前已被证实是患心血管疾病的独立危险因素。八段锦运动对TC、TG 水平有显著性的降低作用，而对 HDL-C 水平则有显著性的升高作用。

③八段锦运动对血糖的影响

空腹血糖受损及糖耐量异常是高血压病风险评估中心血管疾病的重要危险因素，而糖尿病则被视为冠心病的等危证，是高血压病风险评估中的并存的临床情况。关于八段锦对血糖影响的临床研究较多，众多学者认为，八段锦锻炼对血糖调节功能受损及糖尿病患者有较好的辅助治疗作用。八段锦运动能够预防或延缓血糖调节受损发展成为糖尿病。八段锦运动能够明显地降低患者的空腹血糖及 HbA1c 水平。

综上，八段锦运动历史源远流长，蕴含着丰富的中国传统文化，通过"调身""调息"和"调心"，在生理上疏通人体经络，保证人体气血畅通，具有保精、养气、调神的作用；在心理上调节平衡心理状态。许多的临床和实验研究均表明，八段锦运动在干预高血压病方面能够取得满意的疗效。八段锦运动作为中国传统健身运动的代表，不仅可以降血压，而且可以平稳有效地降压，并且减少高血压患者发生心血管疾病的危险因素，在干预高血压病方面必然有一个好的前景。

4.1.2.5 太极拳在高血压病康复中的运用

我国已经被列入"老龄化"国家，人们的生活水平、生活质量较 20 世纪得到不断改善，但是越来越多的人受到高血压威胁，并且高血压人群呈现年轻化趋势。高血压是导致心脑血管疾病的主要因素之一，具有很高的致残率、致死率。关于世界卫生组织对长寿者的调查资料显示，几乎所有的百岁老人中没有发现有高血压病史，高血压和寿命呈负相关这个结论，已经得到更多人认可。

对于现在的中老年高血压患者来说，医学专家认为，只要坚持科学有效的康复保健医疗方式，便可以大幅度地降低并发症的出现，进而提高中老年人的生活质量，减轻社会的负担。太极拳运动动静结合，中老年人可以此作为修身养性的运动方式。太极拳运动对于血压具有良好的降低和调节作用，已经被现代医学实验所证明，太极拳运动可以被当作一种比较理想的养生保健手段。对于中老年高血压人群来说，太极拳运动的强度比较适中，简单而又易学，能够有效调养身心状态，存在着一定的可行性、推广性与科学性价值。

医学研究实验表明,太极拳的动作属于缓慢轻柔型,很适合高血压患者的康复保健,在治疗高血压方面效果非常好。

第一,太极拳运动通过对大脑皮层的抑制与兴奋程度的调节增强大脑皮层与内分泌之间的反射联系,通过大脑皮层与内脏、肌肉之间的联系,从而逐步改变体内血管运动中枢的功能运行状态,以此消除病理性兴奋,促使体内血管运动中枢紧张度下降,通过加强其他功能区、大脑运动区之间的联系促使血压趋于正常。

第二,经常练习太极拳,人体的平衡力也会有相应变化。太极拳锻炼时静的要求可以对体内的植物性神经进行调节,通过对肾上腺素反应性的降低,提高迷走神经的张力。

第三,通过太极拳动作刚性和柔性,改善血液的循环,提高心肺功能,降低外周阻力。通过太极拳运动的调节,心肌的收缩和舒张力度加强,血液单位时间内流量增多,有利于心肌的收缩、扩张力度的加大,从而降低冠状动脉血管心肌的收缩性与弹性。同时改善血液的流变性、降低血液的黏稠度,通过一段时间的练习逐步提高心脏功能、增加肺活量,从而促进高血压患者病情的好转、康复。

第四,太极拳可以陶冶锻炼者的情操,降低现代人的生活压力,防止过激行为的发生。

另外,我国太极拳健身功效方面的研究专家李艳红在《太极拳的健身功能》一文中提出,太极拳还对人们的消化系统产生影响。呼吸深长、气沉丹田是太极拳的基本呼吸法则,而这样的方式恰恰可以更好提高人体的消化系统能力,增加人体腹肌和膈肌的活动幅度,促进了胃肠的蠕动,使胃肠器官的血液循环加快、消化液的分泌更加彻底,这样的反应有助于人体对食物的吸收、消化及利用,进而起到提高消化系统功能的作用。

4.1.2.6　气功在高血压病康复中的运用

气功在我国历史悠久,是中华民族历史文化的重要组成部分,在中国人民防病保健、提高患者生存质量中发挥了重大作用。近年来,气功逐渐受到国内外医学界的重视,各地成立气功协会,开展了大量的气功临床应用与研究。气功是在中医理论的指导下,通过调身、调心、调息而达到合畅气血、疏通经络、调整阴阳的作用,能够对高血压等慢性疾病患者的病情及机体状态进行良性调节。

高血压病防治气功是南京中医药大学气功研究所的多位专家、教授在长期教学、临床和科研基础上,创编而成的对症气功功法。该功法共有十节,现介绍如下。

第一节:自然站桩。两脚左右分开,两足平行自然站立,上肢微曲下垂于体侧,头身正直,下颌微收,含胸拔背,口目微合,全身放松,面带微笑,意念青春,呼吸自然,等待心静气平,再行放松法。放松两遍后,意守丹田或涌泉穴 1 min。

第二节:调心平气。接前式,吸气时,两手臂从身体两侧沿弧线向上正中方向移动,两手指自然弯曲,当吸气完毕时,手掌高低与喉头平,距喉头前一横掌处;呼气时,两掌心向下,沿胸正中线徐徐下降,并用意念导引气血下沉,同时两腿屈膝下蹲,两手掌与脐平,离脐前约一横掌处,双膝不过足尖,然后两手左右分开,随下一次呼吸反复进行,共 6 次;做 1 次调息。

第三节:疏肝降气。自然式站桩,两手缓缓向前平举,同时吸气,两臂上抬至肩部水平时,随后两腕旋转,手心稍向里随两臂屈肘回撤至两腋旁;手背贴于身体两腋、两腰、尾骶关节方向向下按摩并同时呼气,在按摩下降时,意念导引直达涌泉,腰胯及两下肢也随之下蹲,接着两手呈弧形路线向上抬起,继续下一次动作,反复6次;做 1 次调息。

第四节:三焦开合。自然站桩,吸气时两手从左右两侧沿弧形向前直至胸前,离胸口两手掌处,身体前倾,重心在脚尖;然后两手翻掌转腕,手心向上,撤回两腋处,重心落于脚跟,同时呼气;接着两腿下蹲,两手再依上述方法,沿弧形向前直至上腹前部位,离上腹两手掌处,同时吸气,然后再两手翻转,掌心向上,并撤回至腰部两侧,同时呼气;再次吸气时,两手从腰部两侧沿弧形向前直至上腹部位,离上腹前约两手掌处;再次呼气时,两手翻掌,手心向上并撤至胯部;再吸气时,两手从胯部两侧沿弧形向前,直至小腹部,离小腹前约两手掌处;再次呼气时,两手翻掌手心向上,并撤回至胯部两侧;然后两手以同样方式再由下而上在小腹、上腹、胸前三个水平部位作循环调气反复6次;最后两手由胸前落下,以意导引,气归丹田。

第五节:柔身回春。自然式站桩,采用腹式呼吸(或自然呼吸),吸气时,脚跟提起,同时两肩向上向前提起;呼气时两足跟落下,同时两肩向后向下划圆转动,两膝同时下蹲,意念从头放松到足,反复18次;做1 次调息。

第六节:太极柔气。自然式站桩,两手形同抱球,由下而上抬起,至胸口处翻掌,右手手心向上,左手心向下,相距 3 掌。躯干左转,由左至右来回作∞形动作。两掌心相对,顺势在体前运转划∞形,即两个连环的圆。在左侧划圆时,左手领先在上,右手在下同时跟运至胸前时,相对翻掌,改为右手领先在上,左手在下同时跟行。左右两侧动作交替进行,连续划圆各 8 次,共 16 次。做 1 次调息。

第七节:转腰健肾。自然式站桩,双手置于胸前,手心向下,手背与双乳平行,身体偏左,双手伸向左前方,左脚同时向左前方迈出半步,双手尽量翻伸,带动身体呈弓步。然后双手从左至右在胸前划水平圆,腿则相应由前弓步变为后侧弓步,身体亦相应由偏左偏前改为向右向后倾,连续划圆 8 次,再收左腿换右腿,再同前做 8 次。做 1 次调息。

第八节:震颤放松。自然式站桩,在入静调息的基础上,整个身体由上到下,由慢至较快,做上下抖动,每次抖动 1 min,每分钟抖动 60～120 次左右,抖动完毕,静立片刻,体会松快感;做 1 次调息。

第九节:交通心肾。自然式站桩,两臂从体侧经腰向前抬起在胸前膻中穴撑圆,两手指尖相对应如抱重物。呼气读"吹"字时,身体下蹲,足五趾点地,足心空如行泥地,两臂随之下落,虚抱两膝,直至呼气尽。下蹲时,身体要求尽量保持正直,膝盖要与脚尖上下垂直。呼气尽后两足跟稍用力,慢慢站起,两臂自然下落于身体两侧。然后依上述要领再做下一次动作,共做 6 次。做 1 次调息。

第十节:导气归元。自然式站桩,左手按在丹田处,右手放在左手背上(女性相反),静养片刻,身向左转,同时吸气,两足不动,两手向左侧方上举于头前方;呼气时,随着以肩关节为轴心,身体右转回原位,同时两手臂呈弧形分开,掌向外、向下划弧,交叉于小腹;再右转,姿式动作同左转,左右各做 3 遍;做 1 次调息;搓手 10 次,擦脸 10 次,双手合掌沿体前缓缓下落,两眼慢慢睁开,练功结束。

高血压病防治气功的十个动作简单易学,运动量适中,不易造成肌肉骨骼损伤及其他意外事件的发生。且前期研究已证实,高血压病防治气功对高血压患者的收缩压、舒张压均有降压效果,且其降压效果以舒张压及夜间血压尤为明显。

综上,运动疗法在高血压非药物治疗中扮演着极为重要的角色,不仅能直接降低血压,还能减少心血管疾病发生的风险。运动疗法是目前高血压病康复治疗的主要干预措施,传统体育疗法在高血压病的康复治疗中发挥着重要作用,尤其是气功锻炼,其通过"调身、调息、调心",放松精神情绪,扩张血管,降低心率等,从而达到降低血压的目的。

在运动时体内自由基成比例增加,消耗体内抗氧化物质,降低机体的抗氧化能力,在运动后适当补充抗氧化物质,可以快速消除疲劳,减少运动损伤的发生,提高运动后机体的免疫力,保护心血管,防治癌症,延缓衰老。

4.1.3　心理疗法

社会心理因素在高血压的发展中起着一定的作用,长期处于应激状态,如驾驶员、飞行员、外科医师和会计师等职业者高血压患病率明显增高。不良的心理状态(狂喜、愤怒、悲伤、紧张、失眠)是引起患者血压波动的主要原因。其生活满意度与身体健康状况相关,与高血压病呈负相关且差异显著。因此,心理疗法在高血压病治疗中的作用受到越来越多人的重视。

所以说,心理治疗也是治疗高血压的一个重要措施。常用的心理疗法主要包括认知疗法、音乐疗法、催眠暗示疗法、默想松弛法、超觉静思法、生物反馈法及自我训练法等。

(1)应减轻患者的心理负担,让他们正确认识高血压,虽然该病属于需要长期治疗的疾病,但并不是不治之症,只要患者遵照医生的指导进行长期合理的治疗,就可以使血压保持在正常范围,稳定病情,避免出现并发症。

(2)面对生活中可能会发生的强烈的或长期性的精神打击,高血压患者应学会冷静处理,对于一些令人烦躁焦虑的事,可采取暂时忘却的方法,跳出现实的烦恼,创造放松的心境,从而有益于稳定血压。

(3)高血压患者可以培养一些清闲、优雅,能陶冶情趣,宁静心神的个人爱好和业余活动,还可以根据自身身体素质来进行旅游、垂钓、跳舞等体育活动,从而达到消除紧张疲劳,放松心身的效果。

4.1.3.1　认知疗法

认知疗法是根据个体的认知过程影响其情绪和行为的理论假设,通过一定的技术和手段来改变患者的不良认知,以达到消除其不良情绪和行为的目的。高血压患者总感到自己的病不能治愈,患者往往会有焦虑恐惧感,会出现抑郁情绪,这样的心理又加重高血压的进程,形成恶性循环。有研究显示,有效的心理治疗,如认知疗法对高血压患者有较好的疗法。通过认知疗法,加强与患者的交流与沟通,给予患者关怀,提高患者对心身疾病的认识,并结合音乐疗法,消除其恐惧以及焦虑、抑郁等负性情绪,增加患者对治疗高血压病的信心,结果血压与之前相比明显降低。

4.1.3.2　音乐疗法

音乐疗法,又称音乐治疗,它是一门集音乐、医学和心理学为一体的新兴的边缘交叉学科。研究表明,主导音乐活动主要是大脑右半球的功能。音乐的传递作用,能使情绪或行为得到调节,这是音乐治疗原理的重要依据。音乐可以降低血压,研究显示,自选的经典音乐可以明显降低高血压患者的收缩压。有研究人员运用五行音乐,根据以情胜情、补母泻子的规律选择音乐处方,对新发现的轻、中度高血压进行治疗,12 周后,治疗组患者的焦虑和抑郁情绪明显得到改善。

4.1.3.3 催眠暗示疗法

催眠暗示疗法能够较好地治疗原发性高血压,对患者进行催眠的过程中,一般会采用言语诱导的方法,使其处于浅度睡眠的状态,此时,大脑皮层处于抑制状态。大脑对过去的认知较为淡漠,而施加的新刺激会对大脑产生较强的影响,医生言语的积极暗示、安慰、保证、疏导具有不可抗拒的力量,除直接暗示外,还可以进行催眠后暗示,暗示患者催眠醒后血压会维持在正常水平。

4.1.3.4 默想松弛法

可作为轻度高血压的初选治疗、中重庹高血压辅助疗法。该疗法是对应激的一种固有生理反应,可归纳为 4 个要素,即反复的自我精神锻炼、默从的态度、放松的姿势和安静的环境,这种松弛疗法是通过降低交感神经系统的刺激反应控制高血压。

4.1.3.5 超觉静思法

超觉静思法主要包括 3 个阶段,每阶段只需 3 min。
(1)静坐,通常采用椅坐法。
(2)调整呼吸,每分钟 5～6 次腹式呼吸。
(3)真言阶段,默念血压下降,立即下降,定能下降。
应用此法可以改善机体的血液循环,降低儿茶酚胺分泌,降低血中乳酸浓度,并对机体的代谢产生积极影响。

4.1.3.6 生物反馈法

本疗法需要借助于肌电反馈仪或皮温反馈仪,使患者学会在某种程度上自我控制和调节血压。一般采用三线放松法,在反馈方式上,现多认为以能反映交感神经兴奋性及外周血管阻力的皮肤温度训练为佳。

4.1.3.7　自我训练法

自我训练法是一种分阶段进行的自我暗示训练方式,其标准练习公式包括四肢重感公式,四肢温度公式,心脏调整公式,呼吸调整公式,腹部温暖公式,以及额部清凉公式。在训练过程中,应使心态安静平和,并按照上述顺序依次进行练习,每天应练习 2~3 次,直到病情好转。

对非药物疗法的掌握有助于高血压的干预研究,从而提高高血压的知晓治、治疗率和控制率,改善高血压患者的生活质量。更值得提倡的是高血压非药物疗法的综合应用。近年来的研究也表明高血压非药物疗法的综合干预疗效显著。然而,关于高血压的运动疗法尚无定量说法,饮食、心理干预也存在相应的问题。

4.2　高血压的药物治疗

4.2.1　降压治疗的意义

积极预防并发症,有利于规范化治疗,加强药物使用的经济、合理性,共同为广大高血压和高血压高危人群服务。据文献报道①,脉压与全因死亡率、心脑血管病死亡率呈相关关系,在预测心脑血管病危险性时,脉压可以作为一个独立的预测指标。所有血压测量中,脉压是心血管疾病死亡率的最佳预测指标。脉压每增加 5 mmHg,风险比则从 1.06 变化至 1.1713,这提示了降低全身动脉系统扩张性的重要性,抗高血压药物的有效应用能够使高血压并发症减少。有临床试验也证明了降低血压可以有效减少高血压的并发症,特别是能降低脑卒中的发生。国外临床试验也表明,收缩压每降低 10~14 mmHg 和舒张压每降低 5~6 mmHg,能减少 40% 的脑卒中风险,减少 16% 的冠心病风险,以及减少 20% 的任何原因心脑血管疾病导致死亡的风险。由此可见,降低脉压可以预防并发症的发生,提高患者生存质量,对减少社会负担有重要意义。

① 张钦风,朴中危,高尚伯,等.脉压与心脑血管病的关系:一个大样本的随访研究[J]中华高血压杂志,2006,14(10):830-832.

4.2.2 降压目标

治疗高血压的主要目标是最大限度地降低心脑血管发病和死亡的总危险,在治疗高血压的同时,干预患者所有的可逆性心脑血管危险因素、靶器官损伤和合并存在的临床疾病,有效地控制血压是最具有成本效益的方法之一。高血压的低控制率对高血压的治疗提出了挑战,如何能更好地控制血压,以及使用何种方法有效地控制血压是目前研究的重要课题。

原则上应将血压降到患者能最大耐受的水平,目前一般主张血压控制目标值至少<140/90 mmHg。2010 年,中国高血压指南更新版建议,如果可以耐受,糖尿病、肾病、脑血管病及冠心病的高血压患者,应把血压降至<130/80 mmHg。老年收缩性高血压的降压目标水平:收缩压140~150 mmHg,舒张压<90 mmHg 但不低于 65~70 mmHg。2009 年欧洲高血压指南更新指出,收缩压降至 140 mmHg 以下是否受益目前无临床研究支持,且舒张压降得过低可能抵消收缩压下降得到的益处。

4.2.3 高血压的治疗策略

高血压患者的风险不仅取决于血压水平,还取决于患者的心血管疾病的危险因素、靶器官损害及临床并发症。高血压相关的临床并发症主要指心、脑、肾疾病及糖尿病。高血压相关靶器官损害主要指左心室肥厚,颈动脉超声 IMT≥0.9 mm 或动脉粥样斑块,颈股动脉脉搏波速度>12 m/s,踝/臂血压指数<0.9,估算的肾小球滤过率降低(eGFR<60 mL/min·1.73 m²)或血清肌酐轻度升高[男性 115~133 mmol/L(1.3~1.5 mg/dL),女性107~124 mmol/L(1.2~1.4 mg/dL)],微量白蛋白尿[30~300 mg/24 h或白蛋白/肌酐比≥30 mg/g(3.5 mg/mmol·L⁻¹)]。高血压相关心血管病危险因素主要有发病年龄(男性>55 岁,女性>65 岁),吸烟,糖耐量受损(餐后 2 h 血糖 7.8~11.0 mmol/L)和(或)空腹血糖异常(6.1~6.9 mmol/L),血脂异常[TC≥5.7 mmol/L(220 mg/dL)或 LDL-C>3.3 mmol/L(130 mg/dL)或 HDL-C<1.0 mmol/L(40 mg/dL)],早发心血管病家族史(一级亲属发病年龄<50 岁),腹型肥胖(腰围:男性≥90 cm,女性≥85 cm)或肥胖(BMI≥28 kg/m)。前面已经提到,治疗高血压的主要目的是尽可能地减少心脑血管并发症的出现和死亡的风险。所以,高血压的治疗不仅在于降压,还要干预所有其他高血压相关可控危险因素(如肥胖、血脂异常及血糖异常等),并适当处理同时存在的各种临床情况。

图 4-3 为初诊高血压患者的评估及监测程序。

```
                    ┌─────────────┐
                    │  初诊高血压   │
                    └──────┬──────┘
                           │
              ┌────────────▼────────────┐
              │ 评估其他心血管危险因素、    │
              │ 亚临床靶器官损害及临床疾患  │
              └────────────┬────────────┘
                           │         ┌──────────────┐
                           ├────────▶│ 生活方式干预   │
                           │         └──────────────┘
        ┌──────────────┬───┴─────────┬──────────────┐
   ┌────▼─────┐   ┌────▼────┐   ┌────▼────┐
   │ 高危、很高危 │   │  中 危   │   │  低 危   │
   └────┬─────┘   └────┬────┘   └────┬────┘
   ┌────▼─────┐  ┌─────▼──────┐  ┌─────▼──────┐
   │ 立即开始   │  │ 监测血压及其他 │  │ 监测血压及其他 │
   │ 药物治疗   │  │ 危险因素1个月 │  │ 危险因素3个月 │
   └──────────┘  └─────┬──────┘  └─────┬──────┘
          ┌────────────▼──────┐  ┌─────▼──────────────┐
          │ 多次诊室测血压或进行  │  │ 多次诊室测血压或进行   │
          │ 动态与家庭血压监测   │  │ 动态与家庭血压监测    │
          └──────┬──────┬─────┘  └─────┬──────┬──────┘
```

收缩压 =140 mmHg 和（或）舒张压 =90 mmHg	收缩压 <140 mmHg 和（或）舒张压 <90 mmHg	收缩压 =140 mmHg 和（或）舒张压 =90 mmHg	收缩压 <140 mmHg 和（或）舒张压 <90 mmHg
开始药物治疗	继续监测	考虑药物治疗	继续监测

图 4-3　初诊高血压患者的评估及监测程序

4.2.4　高血压的西药治疗

4.2.4.1　药物治疗原则

随着对高血压认识的逐渐深入，众多临床降压试验的结果公布，一致证明血压达标是衡量血压管理质量的核心指标，是最终减少心脑血管事件的根本途径。药物治疗高血压是有效控制血压的途径之一，目前仍是临床上首选的方式。

大多数降压药物能降低血压 10%～15%，单药治疗在 50% 的一般人群中是有效的，而对于 2 级和 3 级高血压患者需要超过 1 种药物治疗。研究表明各类降压药物的降压效果差异不大,仅仅是并发症的差异。因而,药物选择要基于患者特征的评估,包括伴发疾病、年龄、种族以及先前使用的降压药物效果等,包含一些副作用的出现或消失。

高血压的药物治疗原则。

(1)采用小剂量。采用最小的有效剂量以获得可能的疗效,使不良反应减至最小。如有效,可以根据年龄和反应逐步递增剂量,以获得最佳的疗效。

(2)应用长效,作用可达 24 h 的药物。为了有效地防止靶器官损害,要求 24 h 内降压稳定,并能防止从夜间较低血压到清晨血压突然升高而导致猝死、脑卒中和心脏病发作。要达到此目的,最好使用 1 次/d 给药而有持续 24 h 降压作用的药物。

(3)二联或者三联以上药物治疗。若想增强降压疗效且不产生新的不良反应,当采用低剂量的单一用药疗效较差时,可以利用两种或两种以上药物进行治疗。近年来的研究认为,最大程度地取得治疗高血压病的疗效,则要求更大程度地降低血压,而要做到这一点单药治疗是力所不能及的,如果增加单药的剂量易出现不良反应。

(4)随访和减药。一般高血压患者须终身治疗,因此,一旦患者开始接受抗高血压药物治疗,应对之进行随访和监测。早期可每周来诊 1 次,进行药物的调整,直至血压下降达标。

高血压患者经过一段时间的药物治疗后,其血压下降到正常范围,如果此时患者停止服药,那么其血压早晚会回到治疗前的水平。但是,若患者的血压已长期得到有效控制,且同时认真地进行着非药物治疗,可以在医生的指导下,试图逐步地减少用药次数或剂量。

(5)记录。高血压患者的治疗是一个长期的过程,在治疗过程中,医生采用的方案会根据患者的病情有所改变,其中涉及药物的选择。最好建议患者详细记录其用过的治疗方案及疗效。医生更应为经手治疗的患者保存充分的记录,随时备用。

另外,许多高血压患者常常错误地认为高血压经过治疗后可以"痊愈",不知道一旦得了高血压要终身进行规范治疗。血压升高短期内不会对人体有致命性损伤,但是长期血压波动会损害人体的靶器官。一旦患了高血压病,患者需要坚持终身服药,才能有效地控制好血压,进而使中风、心肌梗死等疾病的风险得到降低。

4.2.4.2　降压药物的种类

可供选择的高血压药物种类繁多,而不同种类的降压药物适应证和禁忌证又各有不同,选择的降压药物不单纯用来降压,还要注重对靶器官的保护作用,具体见表 4-2。

表 4-2 不同降压药物的适应证和禁忌证

降压药物种类	适应证	禁忌证
利尿剂	心力衰竭	痛 风
	老年高血压、收缩期高血压	
β受体阻滞剂	劳力性心绞痛	哮喘、慢性阻塞性肺疾病（chronic obstructive pulmonary disease,COPD)
	心肌梗死	周围血管病
	快速心律失常、心力衰竭稳定期	缓慢性心律失常
钙离子拮抗剂	心绞痛	
	老年高血压	心力衰竭
	周围血管病、收缩期高血压	
血管紧张素转化酶抑制剂（ACEI)	心力衰竭	双侧肾动脉狭窄
	心肌梗死	高血钾
	左心室肥厚、糖尿病性肾病	妊 娠
血管紧张素Ⅱ受体阻滞剂（ARB)	应用 ACEI 类后咳嗽不能耐受者	同 ACEI 类
α受体阻滞剂	前列腺肥大、糖耐量降低	

4.2.4.3 降压药物主要不良反应

各类降压药物常见的代表药物和主要副作用详见表 4-3。

表 4-3 常见降压药和主要副作用

药物种类	代表药物	主要副作用
利尿剂	氢氯噻嗪、吲达帕胺	电解质紊乱
β受体阻滞剂	美托洛尔、比索洛尔	心动过缓、疲劳、嗜睡、四肢发冷和性功能障碍

药物种类	代表药物	主要副作用
钙离子拮抗剂	氨氯地平、硝苯地平	踝部水肿、面部潮红、心慌
ACEI 类	依那普利、培哚普利	咳　嗽
ARB 类	缬沙坦、厄贝沙坦	几乎没有，与安慰剂相似

4.2.4.4　降压药物的选择

降压药物的选择，应当以较小的剂量、较少的种类以获取所需要的疗效，每天血压稳定于目标范围以内，且药物不良反应小，便捷，经济。

总体原则是既遵循指南，同时又考虑患者的个体状况，即个体化选药。个体化原则包括考虑患者的生理机能和患者的心理及经济状况两大方面。具体原则如下。

一是优先选择指南推荐的最常使用的五大类降压药物［利尿剂、钙拮抗剂(CCB)、血管紧张素受体拮抗剂（ARB）、血管紧张素转换酶抑制剂(ACEI)、β受体阻滞剂］作为启动和联合治疗的药物。

二是如患者因经济条件较差要求选择价廉的药物，则优先选择五大类药物中的价廉药物，一般首选利尿剂和β受体阻滞剂，其次是 CCB 和 ACEI 类药物中的廉价药。

三是依据患者有无影响高血压心血管预后的其他危险因素、靶器官损害以及临床疾患情况选择药物，如肥胖合并高血脂的患者优先选用 ACEI 或 ARB 类和二氢吡啶类钙拮抗剂（D-CCB），尿蛋白阳性患者优先选择 ACEI 或 ARB 类，糖尿病患者若选用β受体阻滞剂和利尿剂则通常采用小剂量，合并高尿酸血症或痛风的患者一般不选用利尿剂。

四是每种药物使用剂量一般采取指南推荐的常规剂量。

五是血压下降幅度＜10％或未达标时，首先采用联合用药方案即增加药物种类而非增加单一药物的使用剂量。

六是联合用药方案若为 CCB＋肾素-血管紧张素醛固酮系统（RAAS）阻滞剂，服药方法一般为：早上 6:00～7:00 口服 CCB，下午 15:00～17:00 口服 RAAS 阻滞剂。

七是利尿剂一般应用氢氯噻嗪 12.5 mg/d 或吲达帕胺 2.5 mg/d，若增加氢氯噻嗪使用剂量至 25 mg 时通常同时加用螺内酯 20 mg/d。

4.2.4.5　临床常用的口服降压药物

高血压药物治疗经历了一段漫长的探索过程，自 1957 年噻嗪类利尿剂问世 50 余年以来,目前可供临床使用的降压药物种类已经十分繁多。虽然某些研究显示某类药物可能优于另一类药物,但是最大规模的临床荟萃分析并没有发现各类药物之间具有临床意义的差异。因此,国内外多部指南均建议五大类降压药物无论单药或联合治疗均可作为初始及维持用药。

(1)利尿剂

自 1958 年利尿剂上市,已有半个多世纪的降压历史。很少有治疗疾病的药物能持续这么长时间,其安全性和有效性以及对原发性高血压的控制效果得到确证。利尿剂是一类使用较久的药物,该类药物主要通过利钠排水、降低高血容量负荷发挥降压作用,其作用平稳、副作用少、价格低廉,所以在临床上常把它作为降血压的一线药物。利尿剂价格低廉,与其他降压药物联合应用可提高降压效果,但利尿剂易致电解质紊乱,因此在使用利尿剂治疗高血压的过程中,应时常监测电解质水平。

常用的利尿剂有三类:噻嗪类利尿剂、髓袢利尿剂和保钾利尿剂。

1)噻嗪类利尿剂在降压及降低心脑血管疾病方面均有较好的作用。正因为其降压效果好,具有心脑血管保护作用,价格低廉,一直是各国高血压指南推荐使用的降压药物,尤其适用于老年和高龄老年高血压、单纯收缩期高血压或心力衰竭患者,也是难治性高血压的基础药物之一。其代表药物有氢氯噻嗪(双氢克尿噻)和吲达帕胺(寿比山)。氢氯噻嗪特别适用于轻重度高血压、老年人单纯收缩期高血压、肥胖及高血压合并心力衰竭的患者,大多数报告氢氯噻嗪长期使用可以引起脂代谢紊乱、血糖及尿酸升高;《高血压治疗指南》(JNC-7)中把吲达帕胺归属于噻嗪类利尿剂,但它同时又有钙拮抗作用,还有降低血管对升压物质的反映和轻微的排钠利尿作用,经过试验表明,该药对血糖、尿酸和脂代谢无不良影响,但可引起低血钾,所以在使用期间要定期检测血钾。

2)髓袢利尿剂的代表药是呋塞米(速尿),具有迅速利尿作用而对肾功能无损害,广泛应用于高血压急症和肾功能不全的高血压患者,但长期使用可导致胃及十二指肠溃疡或尿酸过多症。

3)保钾利尿药的代表药物是氨苯蝶啶,适用于伴有各种原因所致水肿的高血压患者,它的特点是保钾利尿,常和其他利尿剂联合使用能增强各自的利尿作用,减轻不良反应。

常用利尿药剂量见表4-4。

表 4-4　常用口服利尿药

口服降压药物	每日剂量(mg)	分服次数
噻嗪类利尿药		
氢氯噻嗪	6.25～25	1
氯噻酮	12.5～25	1
吲达帕胺	0.625～2.5	1
吲达帕胺缓释片	1.5	1
袢利尿药		
呋塞米	20～80	2
保钾利尿药		
阿米洛利	5～10	1～2
氨苯蝶啶	25～100	1～2
醛固酮受体拮抗剂		
螺内酯	25～50	1～2

利尿剂主要的副作用有低血钾和高尿酸血症,所以和血管紧张素转换酶抑制剂(ACEI)或血管紧张素Ⅱ受体拮抗剂(ARB)联用可以抑制因使用利尿剂引起的低血钾;此外痛风患者禁用利尿剂。

2006 英国《成人高血压管理指南》提出,利尿剂特别是噻嗪类利尿剂为大多数年龄≥55 岁的一线药物。美国推出的 JNC-7 强制性适应中利尿剂对心力衰竭、冠心病高危因素、糖尿病以及预防脑卒中复发等均是适合的治疗药物,并且还能延缓骨质疏松的发生。在《高血压治疗指南》(欧洲 2003)中,推荐利尿剂作为治疗老年高血压及收缩期高血压的一线药物。利尿剂还可以跟其他降压药合用增强降压效果,如利尿剂和血管紧张素转换酶抑制剂(ACEI)合用可以预防脑卒中的再发。

利尿剂对中重度高血压患者血压控制是有益的,使死亡、脑卒中及其他心血管事件大量减少。把利尿剂作为初始治疗的研究发现,利尿剂能更好地降低血压,相关的脑卒中、冠心病和死亡等事件也大量减少。单纯收缩期高血压患者的收缩压降低可减少脑卒中和其他心血管事件的发生。除了 α 受体阻滞剂的效果稍差,CCB、ACEI 和利尿剂三药在控制高血压患者心血管事件的发生上没有差异:接受利尿剂治疗的患者比接受 ACEI 治疗有更少的脑卒中和心力衰竭事件发生,比接受 CCB 治疗有更少的心力衰竭事件发生;利尿剂治疗组人群可能比 ACEI 和 CCB 药物更有效果。长效氯噻酮利尿剂的降压效果,特别在晚上,要优于氢氯噻嗪。

尽管效果明显,但是近年来,利尿剂在临床上使用的减少已是不争的事实。在英国利尿剂的使用占 25%,而挪威仅有 6%。中国部分地区的调查发现国内利尿剂使用者仅占 10%,单药治疗中仅有 1.0%。

(2)钙拮抗剂(CCB)

CCB 的降压机制:通过抑制血管平滑肌细胞钙离子进入细胞内,从而使细胞内的钙离子浓度下降,使血管舒张,总的外周阻力下降。其适用于各种原因导致的高血压患者,尤其适用于中重度高血压、老年收缩期高血压、单纯收缩期高血压、伴稳定性心绞痛、冠状动脉或颈动脉硬化及周围血管病的患者。该类药物降压作用强,不良反应较少,除引起外周水肿外,它对代谢的影响是中性的。另外,国外有临床 Meta 分析显示,长效二氢吡啶类 CCB 能使脑卒中发病率明显下降。而国内独立完成的中国老年收缩期降压治疗试验(Syst-China)以及上海(STONE)和成都(CNIT)等临床试验的降压方案均以长效 CCB 为基础,结果亦证实钙离子拮抗剂为基础的降压方案,能显著降低脑卒中的发生率及死亡率。而我国是卒中高发国,可见钙离子拮抗剂作为一种禁忌证较少、预防脑卒中较好的药物非常符合我国国情。目前多个调查亦显示钙离子拮抗剂在我国高血压门诊得到最广泛应用。

常用 CCB 用法和剂量见表 4-5。

表 4-5 口服 CCB 降压药用法

口服降压药物	每日剂量(mg)	分服次数
二氢吡啶类		
氨氯地平	2.5～10	1
非洛地平	2.5～20	2
尼卡地平	60～90	2
硝苯地平		
缓释片	10～20	2
控释片	30～60	2
尼群地平	20～60	1

续表

口服降压药物	每天剂量（mg）	分服次数
尼索地平	10～40	1
拉西地平	4～6	1
乐卡地平	10～20	1
非二氢吡啶类		
维拉帕米	90～180	3
地尔硫䓬	90～360	3

钙拮抗剂对心、脑和肾有保护作用。可以使心肌肥厚减轻、降低因冠状动脉痉挛引起心绞痛；降低痴呆的发病率和降低因肾功能损害产生的蛋白尿。2006 英国《成人高血压管理指南》指出，钙拮抗剂用于治疗大多数年龄≥55 岁的患者。临床上此类药物适用于冠心病高危因素、糖尿病及肥厚性心肌病的患者。这也是符合 JNC7 制定的适应证：糖尿病患者及冠心病高危因素的高血压患者。临床上常用的钙拮抗剂有：硝苯地平、尼群地平和氨氯地平。钙拮抗剂常见的副作用为踝部凹陷性水肿（与 ACEI 联用可抑制此副作用）；反射性心动过速（与 β 受体阻滞剂、ACEI 联用可抑制此副作用）。

氨氯地平作为第三代经典钙拮抗剂，其是临床研究和循证证据最丰富的钙通道阻滞剂，有效成分是左旋氨氯地平。左旋氨氯地平是氨氯地平经化学拆分后去掉无效和有不良反应的右旋氨氯地平而成，从理论上来讲，左旋氨氯地平剂量是消旋体的一半时，即可有相同的临床效果，同时不良反应降低，安全性更高。

由于去掉了几乎没有药理活性并且毒性较大的右旋部分，故左旋氨氯地平在保留氨氯地平全部药理优势的基础上提高了临床使用的安全性。但是，由于药物专利的保护，左旋氨氯地平的现阶段研究主要集中在中国、印度和韩国等亚洲国家；在我国，苯磺酸左旋氨氯地平是拥有独立知识产权的抗高血压药物，能抑制内皮细胞合成血浆内皮素，增加 NO 的分泌，调节 ET 和 NO 平衡的功能。近年来，国内外所完成的许多研究也证实，左旋氨氯地平与氨氯地平相比，其有更好的安全性和耐受性，较少的不良反应发生率，去掉右旋体后其不良反应发生率减少一半以上。由于外周水肿不能耐受氨氯地平治疗的高血压患者，改用左旋氨氯地平后许多患者水肿消失，使其继续接受治疗。

国内以往调查表明,CCB 是国内使用最多的药物。中国人群的高血压主要是低肾素型,因此 CCB 广泛使用而且有效,特别是老年人使用更多。二氢吡啶类 CCB 的安全性仍具有争议性,可能是因为更低血压的实现优先于激动剂造成危险的小幅上升,另一方面这种激动剂是短效药物。一些临床试验和临床实践研究显示,CCB 是有潜力的可耐受的降压药物,不仅对普通高血压患者,还可用于高风险患者,可单独用药,也可与其他药物联合使用。

(3)血管紧张素转换酶抑制剂(ACEI)

ACEI 是能通过阻断肾素-血管紧张素系统发挥降压作用的一类药物。该类药物具有改善胰岛素抵抗减少蛋白尿,减少高血压患者的心脏与肾脏继发性病变等作用,是目前临床上适应证较广泛的药物。其主要作用机制如下。

1)通过抑制循环和局部组织中的转换酶(激肽酶Ⅱ),阻止 Ang Ⅰ 转化为 Ang Ⅱ,使血管舒张,血压下降。

2)减少缓激肽(BK)的降解,使体内 BK 升高,扩张血管,降低血压。BK 作用于血管内皮细胞的 β_2 受体,激活左旋精氨酸 NO 途径,并导致血管内皮超极化因子(E-DRF)的释放,增强了扩血管作用,同时 BK 有抗心肌肥厚和心肌纤维化的作用。而大型试验 SAVE、HOPE、ADVANCE 亦从不同方面证实了 ACEI 的心脑、肾脏等靶器官保护作用。SAVE 试验研究选取 2231 例心肌梗死急性期患者,随机接受卡托普利或安慰剂治疗,随访 42 个月结果证实与安慰剂组相比,卡托普利能明显降低心梗复发的风险,因心梗复发而死亡的风险亦得到降低。

常见的 ACEI 用法和用量见表 4-6。

表 4-6　口服 ACEI 的用法和用量

口服降压药物	每日剂量(mg)	分服次数
卡托普利	25～100	2～3
依那普利	5～40	2
贝那普利	5～40	1～2
赖诺普利	5～40	1
雷米普利	1.25～20	1
福辛普利	10～40	1
西拉普利	2.5～5	1

口服降压药物	每日剂量(mg)	分服次数
培哚普利	4～8	1
喹那普利	10～40	1
群多普利	0.5～4	1
地拉普利	15～60	2
咪哒普利	2.5～10	1

ACEI 对各程度高血压均有降压效果,还能改善心室重构,减少心衰患者的住院率及死亡率,保护肾功能。适用于高血压合并心衰、心梗、糖尿病和肾病等并发症的患者。ACEI 最常见的不良反应是刺激性干咳和血管性水肿,如果患者不能耐受,则需更换降压药物。

(4)血管紧张素Ⅱ受体拮抗剂(ARB)

AngⅡ受体拮抗剂是一类新型的抗高血压药物,近年来广泛应用于临床。AngⅠ可通过非转化酶的途径转变为 AngⅡ,提示 ACEI 并不能有效地阻滞 RAAS 活性,AngⅠ受体拮抗剂从受体上阻断 AngⅡ的作用,从理论上更特异、更有效地阻滞 RAAS 系统。所以该类药物具有良好的降压和心脏、肾脏等靶器官保护作用,并且较 ACEI 无致干咳的作用。

ARB 与 ACEI 适应证相同,降压更平稳,无干咳,对心、脑、肾有保护作用,可逆转高血压引起的左室肥厚,对血糖、血脂和肝肾功能影响小,可与大多数降压药物联用,常用于难治性高血压的治疗。

ARB 常用剂量见表 4-7。

表 4-7　ARB 类降压药用法和用量

口服降压药物	每日剂量(mg)	分服次数
氯沙坦	25～100	1
缬沙坦	80～160	1
厄贝沙坦	150～300	1
坎地沙坦	8～32	1
替米沙坦	20～80	1
奥美沙坦	20～40	1

ARB 通过阻断 I 型血管紧张素 II 受体（AT$_1$ receptor）有效降低血压，避免了 ACEI 的血管紧张素 II "逃逸"现象，以及激发缓激肽系统而引起咳嗽、血管神经性水肿等常见不良反应。主要的不良反应有：肝脏损害、皮肤病变、干咳、血管性水肿及高血钾。

大量的临床试验均支持血管紧张素受体拮抗剂符合高血压时间治疗学特征，具有长效、平稳及强效的降压作用，尤其适合于老年人高血压血压波动较大的患者。氯沙坦作为第一个 ARB 类降压药，Goldberg 等[1]在一项约有 3700 例高血压患者的双盲对照临床试验中证实了其安全性和有效性。LIFE 研究结果提示，ARB 在降低脑卒中等心血管风险方面，效果优于ACEI[2]。

同时，ARB 还有肾脏保护作用，诸多动物及临床实验表明，ARB 主要通过抗高血压、减少细胞外基质的形成，防止肾间质纤维化、降低蛋白尿，对改善肾功能等效应起保护作用。显性肾病临床试验通过对 1715 例高血压合并 2 型糖尿病和大量蛋白尿的患者分别给予厄贝沙坦与氨氯地平，二者比较结果显示，厄贝沙坦可更有效地预防血肌酐倍增和终末期肾病。

2006 英国《成人高血压管理指南》指出此类药物为不能耐受 ACEI，年龄<55 岁的高血压患者的选择药物。其中，氯沙坦（科索亚）是唯一能降低血中尿酸浓度的血管紧张素 II 受体拮抗剂。它通过直接抑制近曲小管对尿酸盐的重吸收而降低尿酸，对于具有高尿酸血症的高血压患者的治疗有特殊意义。

（5）β 受体阻滞剂

β 受体阻滞剂是 20 世纪 70 年代心血管领域中具有里程碑式地位的药物，自 1962 年第一个 β 受体阻滞剂普萘洛尔问世以来，它们便被广泛应用于各类心血管疾病的治疗中。在过去的 40 余年里，β 受体阻滞剂因其广为人知的心血管保护作用，被各国指南推荐为抗高血压治疗的一线用药。β 受体阻滞剂相关的心血管保护作用这一概念，源自 20 世纪 70 年代几项针对心梗后患者的前瞻性随机对照研究，结果均显示 β 受体阻滞剂可将心梗后心血管疾病患者的死亡率降低 25％。这一结果随后便被广泛引申到各类心血管疾病中，当然也包括高血压，于是普遍认为 β 受体阻滞剂在降低血

① GOLDBERG A，SWEET C. Efficacy and safety of losartan[J]. The Canadian Journal of Cardiology，1995，11 Suppl F（2）：27F-32F.

② DAHLOF B，DEVEREUX R B，KJELDSEN S E，et al. Cardiovascular morbidity and mortaliy in the losartan intervention for endpoint reduction in hypertension study（LIFE）：A randmised trial anainst atenolol[J]. Lancet，2002，359（9311）：995-1003.

压的同时,可以显著降低死亡率和心血管事件的发生率。

β受体阻滞剂是通过降低血浆肾素活性,抑制中枢及外周交感神经,使动脉压力感受器维持正常,Ca^{2+}细胞内流受抑制,心排出量降低而降压,适用于心力衰竭、心梗既往史、冠心病高危因素及糖尿病患者。

β受体阻滞剂拥有良好的降压及抗心律失常作用,能降低心肌耗氧量,适用于高血压合并冠心病、心绞痛、心梗、心衰以及交感神经活性增强的患者。β受体阻滞剂与噻嗪类利尿剂单独联用可引起糖脂代谢紊乱,对于 60 岁以上代谢综合征或易患糖尿病且无心衰或心梗或快速性心律失常的高血压患者,不推荐将β受体阻滞剂作为首选降压药。

常用β受体阻滞剂剂量见表 4-8。

表 4-8　常用β受体阻断药用法

β受体阻断药	每日剂量(mg)	分服次数
普萘洛尔	30～90	2～3
美托洛尔	50～100	1～2
阿替洛尔	12.5～50	1～2
倍他洛尔	5～20	1
比索洛尔	2.5～10	1

主要副作用是支气管痉挛、心动过缓及传导阻滞、心功能减退、失眠、多梦和抑郁。心动过缓及传导阻滞、哮喘和支气管痉挛、心力衰竭、严重抑郁及外周血管病的患者禁用β受体阻滞剂。

虽然β受体阻滞剂使用在逐渐增加,但是β受体阻滞剂的降压疗效目前有很大的争议。老年患者的研究发现,β受体阻滞剂的临床效果不及噻嗪类利尿剂和二氢吡啶类 CCB。

值得注意的是,β受体阻滞剂作为一种优选降压药物尚不能认为其是绝对安全的,其亦有适应证与禁忌证,使用过程中必须了解其特点。使用过程中应首选选择性的β受体阻滞剂,如美托洛尔、比索洛尔、阿罗洛尔及卡维地洛等,前两者对 $β_1$ 受体的选择性更强,几乎对糖脂代谢无影响,后两者为 α、β 受体阻滞剂的作用,有扩张血管、降低周围血管阻力、减少心排量及抑制肾素释放的作用,同时又具备扩冠、抗氧化、促进 NO 合成、改善凝血状态及保护内皮等功能,并对代谢影响较小。

(6)$α_1$ 受体阻滞剂

$α_1$ 受体阻滞剂主要是通过直接阻断血管壁上的 $α_1$ 受体达到血管扩张及降低血压的目的。由于 $α_1$ 受体阻滞剂能较好地作用于前列腺平滑肌并使其扩张,而且可以改善胰岛素抵抗,因此在临床上常作为高血压伴前列腺肥大患者的首选药物,对伴有糖尿病的高血压也可考虑应用。常用药物有:哌唑嗪。主要的副作用是直立性低血压、眩晕和心悸,长期治疗可以出现水肿现象,因此心力衰竭的患者应避免使用。目前 α_1 受体阻滞剂已降为二线药物。

(7)肾素抑制剂

肾素抑制剂的作用机理是阻断 RASS 的起始环节,即阻断血管紧张素原变成血管紧张素 I。2007 年 3 月,美国食品和药物管理局已批准第一个肾素抑制剂的药物 tekturna(aliskiren)上市。

tekturna 在降压方面的安全性和有效性已经在临床试验中得到验证,如果和利尿降压药氢氯噻嗪联合使用,降压效果则更明显。此药常见的副作用为腹泻。同时,FDA 警告,孕期使用此药可能会伤害胎儿甚至造成死胎,因此孕妇禁用。

随着医药水平的发展,降压药的种类也随之增多。许多种降压药更新后提高了降压效果,同时减少药物不良反应,保护器官。高血压的控制取决于医生如何随着患者的情况而选择适合的降压药,必要时可以联合用药,这样既可以提高疗效又可以利用其药物之间的抵抗作用来降低不良反应。此外,患者因素也很重要,患者准确地服药不仅能控制血压还能预防高血压导致心、脑、肾和靶器官的损害,作为医生要不断地嘱咐患者坚持服药、准确服药。

4.2.4.6　高血压联合用药

高血压是多种机制引起,并有交互作用。单一用药很难达到血压控制的目的,不同作用机制的联合用药能阻断反调节机制并加强降压效果,这种效果要高于单独用药效果。联合用药不是任意两种或多种药物随便组合,而是由不同种类的降压药物按照一定的规律组合,使降压作用更有效。临床实验结果显示,二联用药比单药治疗能更大程度地降低血压,而且也能降低不良反应的发生率,并能增加因血压回归正常时间缩短所带来的益处。指南指出,当单独用药不能实现血压达标时,联合用药是必须的。另外,当初始血压在 2 级、3 级或者整体心血管风险在高危或很高危时,低剂量的两种药物联合使用应作为初始用药。

联合用药包括两种形式,一种是两种药物按固定比例组合的单粒药,另一种是两种药物可按不同比例配比的多个药丸。尽管单粒药限制了治疗剂量加减的可变性,但是单粒药能使患者有更好的依从性,更可能实现血压达标。而且单粒药能节约成本,不仅是因为单粒药比自由组合的药便宜,而且能更好地控制血压,使心脑血管并发症减少,不需要经常看医生。

联合用药有 3 个好处:①由于不同作用机制的药物作用能增加降压的效果;②由于更少剂量和可能的弥补效应能减少不良反应的发生;③两种药物的联合使用比单独用药能更早地实现血压达标。

2010 年,美国调查显示,联合治疗在过去 10 年中增长很大,从 36.8% 到 47.7%。现在,很多的指南及大量的研究都支持高血压的联合治疗。事实上,单药治疗不能实现血压的控制,但是药物的不良反应会使患者拒绝联合治疗。

根据 2007 年 ESH/ESC 高血压治疗指南中的"六边形"联合用药方案(图 4-4),建议了以下几种最佳方案,CCB＋利尿剂、ACEI、ARB 或 β 受体阻滞剂;ACEI/ARB＋CCB、利尿剂;利尿剂＋ACEI、ARB/CCB;β 受体阻滞剂＋CCB。除上述之外的联合用药方式似乎无益处。图 4-4 中加框者为经临床试验证实为有益的药物,实线相连为合理的组合。

图 4-4　抗高血压药物联合用药图示

联合用药治疗要尽量少而精,不同种类药物之间进行联合,有的联合方案能够促进药效,而有些方案的联合会有拮抗作用,有些甚至会增加毒副作用是禁用的。例如,抗高血压药物效果增强,不良反应抵消的组合:利尿剂与 ACEI 类药物联用时,利尿剂能激活肾素-血管紧张素系统,使 ACEI 阻断肾素-血管紧张素系统作用增强,而利尿剂与 β 受体阻滞剂联用时,β 受体阻滞剂能抵消利尿剂激活交感神经的作用;抗高血压药物联合应用不主张的组合:ACEI 与 β 受体阻滞剂联用时,β 受体阻滞剂抑制肾素分泌使 Ang I、II 减少,造成 ACEI 作用底物减少,ACEI 又会抑制 Ang II 形成,醛固酮分泌减少,抵消了β受体阻滞剂抑制肾素的作用;抗高血压药物联合治疗禁用的组合:β受体阻滞剂与非二氢吡啶类 CCB 联合,会影响心功能,减慢心率;复方降压片与可乐定联合会加重中枢抑制作用。

尽管β受体阻滞剂可减少心血管终点事件,但是 Meta 分析显示其降压效果不及利尿剂、ACEI、ARB 和 CCB。当β受体阻滞剂与利尿剂合用时,其能减弱肾素-醛固酮系统的活性,可增加降压的效果。同时,利尿剂可改善β受体阻滞剂的效果。但是当前证据显示两种药物,特别是合并使用时,有代谢紊乱的效应。然而,β受体阻滞剂+噻嗪类利尿剂是有效的药物组合,但应避免用于新发的糖尿病和代谢综合征患者。

ARB/ACEI+利尿剂的降压效果明确,临床研究发现,ACEI、ARB 的优势是能弥补利尿剂所造成的代偿性生理反应和代谢紊乱,如低血钾、高尿酸血症和胰岛素抵抗。因为 ACEI、ARB 可升高血钾浓度,并能减少新发糖尿病,抑制利尿剂单独使用所造成的高血糖和新发糖尿病。

CCB+醛固酮肾素抑制剂(ARB/ACEI)的联合用药是两种具有互补机制的降压药物组合,更有效安全,是一线常用的联合用药组合。醛固酮肾素抑制剂在调节系统性血管阻力和血容量中有重要作用。CCB+醛固酮肾素抑制剂是特别有效的,由于它们的互补机制,可以在有很少的不良反应情况下增加降压效果。CCB 是强烈的血管扩张剂,能激化肾素-醛固酮系统,与肾素醛固酮抑制剂合用可引发这种强烈的反应。另外,CCB 可推动血管紧张素水平的升高和负钠的平衡,这可以加强醛固酮肾素抑制剂的降压效果。另一方面,两种药物的使用可减小不良反应,特别是外周水肿,由于钙通道的阻滞,会导致毛细管压的增加,可引发前毛细血管小动脉外周水肿的选择性减小。一项临床研究显示,尽管 ACEI/ARB+CCB 和 ACEI/ARB+利尿剂组合相比有相同的降压疗效,但是 ACEI/ARB+CCB 能降低 20% 的心血管死亡事件、心肌梗死和中风等,说明 ACEI/ARB+CCB 更适用于高风险人群,研究发现,ACEI+CCB 与 ARB 无显著统计学差异。该组合适用于合并糖尿病、肾病、单纯收缩期高血压和 II 期高血压患者。

不推荐或慎重使用的用药组合:ACEI+ARB,ACEI/ARB+β受体阻滞剂等组合。尽管 ACEI+ARB 有时对蛋白尿或有心衰症状的患者有效,但是二者的组合不推荐作为高血压患者的降压使用。此组合与其任一单药使用均不能增加降压的效果,在进行中的替米沙坦单独用药和与拉米普利联合用药的临床试验显示,接受 ACEI+ARB 组合治疗的患者与单药治疗相比,尽管血压能降低 2.4/1.4 mmHg,但在心血管事件上没有改善,并且有很多其他的不良反应,此组合被认为是低效的。

ACEI/ARB、β受体阻滞剂都是心脏保护类药物,适用于冠心病和心力衰竭患者。但是当联合使用时,相比单药使用并不能增加降压效果。故在降压上不是有效的组合,但是该组合可用于治疗冠心病和心力衰竭患者。

复方制剂是常用的一组高血压联合治疗药物,通常由不同作用机制的两种小剂量降压药组成。与分别处方的降压联合治疗相比,其优点是使用方便,可改善治疗的依从性,是联合治疗的新趋势。指南指出,对 2 级或 3 级高血压或某些高危患者可作为初始治疗的药物选择之一。应用时,注意其相应组成成分的禁忌证或可能的不良反应。

研究表明,多种因素可影响患者的治疗依从性,而服药片数与每日服药次数是其重要因素之一。因此,在保证理想降压疗效和安全性、耐受性的前提下,配方合理的新型固定复方制剂(SPC)可以将 2 种临床研究证据充分而作用机制互补的降压药合并为一种,患者每日服用 1 次,这样就简化了治疗方案,便于患者长期坚持用药。目前,我国上市的新型固定复方制剂主要包括:ACEI/利尿剂、ACEI/CCB、ARB/利尿剂和 ARB/CCB 等。由于多数高血压患者需要终身服药治疗,依从性的改善势必使临床获益更明显。另外,研制或使用单片复方制剂可以提高联合降压治疗率,减少不合理联合用药。虽然固定复方制剂疗效确切,但是目前在我国使用仍较少,鉴于固定复方制剂的优点,临床尚需推广。

多年来,我国高血压治疗策略已经从单纯降压治疗向多药物、多靶点、多途径综合治疗与预防并重发展,实现了巨大转变。面对我国高血压的"三高三低"现状,高血压防治任务艰巨,我们仍需加强高血压用药监督,普及高血压指南及相关临床知识。

4.2.4.7　高血压疫苗

既往研究发现,高血压的发生发展可能与免疫反应关系密切,便有了高血压疫苗的研制,但因其安全性及有效性不佳未能得到认可。近年来,针对血管紧张素疫苗的研究较多,CYT-006-AngQb 是针对 AngⅡ的病毒样疫苗,注射后能产生血管紧张素Ⅱ抗体,降低收缩压,人体耐受性良好,但还只是一期临床试验,想要证实该疫苗在治疗原发性高血压中的价值,还需要进行二期临床试验。

4.2.4.8　药物治疗中的不确定因素

尽管合理钠盐摄入能降低血压,但是效应小、有差异,并且缺乏保护心脑血管的证据等因素决定其是否能广泛推荐。是否因特定药物属性所致不同血压降低而导致的发病率和死亡率的不同仍不明确。

低心脑血管疾病风险患者的药物使用还存在争议。一些研究发现使用药物治疗的低风险患者的死亡率与对照组相同；然而，假设正常高值的患者与心脑血管疾病风险增加有关，从低风险人群中撤销药物仍值得考虑，而且基础治疗可行性还没有被评估。

联合治疗是否要作为患者的首选，固定剂量的复方制剂能否普遍接受仍有争议。联合用药作为初始用药比单药治疗能否更好地控制血压和降低心脑血管疾病风险也存有争议。最后，合适的降压目标，特别是对老年人，需要再定夺。

当处方的风险超过收益时就被认为是不合适的。很多的研究发现，在临床及门诊上存在大量的不合理用药，这种不合理用药增加了药物的不良反应和住院率。一项国际调查显示，当患者的血压单药治疗没有得到控制时，71％的医生会寻求联合治疗，但是事实上只有少于20％的医生使用了联合治疗。而且血压没有得到控制的患者中仅有38％开始使用新的治疗或者改变治疗方案。

总之，高血压的治疗是非常复杂的，高血压病的病因不详，目前血压控制率低，临床上药物治疗存在不合理的因素，需要进一步研究高血压的发病机制，通过选择合理的抗高血压药物，降低血压和心脑血管疾病的发病率和死亡率，减少临床事件的发生，以更好地控制高血压，同时进行必要的健康教育等，改善不良的生活方式。目前高血压治疗仍是根据流行病学和临床调查作出的，属于群体化治疗策略，故应综合分析患者的危险水平、降压疗效、对临床终点事件的影响、治疗的依从性和安全性及经济状况等，构建合理的治疗方案。

4.2.5　高血压的中医药治疗

中医药作为我国的传统医学，已经历数千年的考验，并且已经形成独立完整的理论体系，在临床应用过程中，毒副作用小，强调辨证论治，同病异治，在改善和治疗高血压病的过程中起到不可或缺的作用。

高血压中医病名多归属于"眩晕"病，有5个主要证型，即肝阳上亢证、痰湿中阻证、气血亏虚证、肾精不足证和瘀血阻窍证。5个中医证型以虚实夹杂为主要特征，这与临床实践及古籍的论述相符合，并且符合一般高血压病的辨证特点。

4.2.5.1　中医药的辨证治疗

（1）从虚论治

①肝肾阴虚。肝肾阴虚在老年人高血压病中比较常见，临床常见症状

有：眩晕久发不已，失眠多梦，腰膝酸软，视物昏花，双目干涩，心烦口干，滑泄耳鸣，舌红苔少，脉细弦。宜滋养肝肾，养阴填精，常选用方剂左归丸（《景岳全书》），组方为山萸肉、山药、熟地、枸杞子、菟丝子、川牛膝、龟甲胶、鹿角胶。心肾不交者，可加阿胶、鸡子黄、远志、酸枣仁、柏子仁等交通心肾；肺肾阴虚者，可加麦冬、沙参、玉竹等；阴虚生内热者，可加知母、丹皮、地骨皮、制鳖甲、炒黄檗等。

②气血亏虚。久病之人常见气血亏虚，临床常见症状有：头晕目眩，动则加剧，遇劳即发，面色白，心悸怔忡，神疲乏力，舌淡胖，苔薄白，脉细弱。宜健运脾胃，补气养血，常选用方剂归脾汤（《济生方》），组方为党参、黄芪、白术、龙眼肉、酸枣仁、茯神、当归、木香、远志、炙甘草、生姜、大枣。形寒肢冷，腹中隐痛者，可加干姜、桂枝等；食少便溏者，可加山药、炒扁豆、薏苡仁等；中气不足，气短乏力，脉沉无力者，可加用补中益气汤；血虚甚者，可加阿胶、熟地等。

③阴阳两虚。常见的临床表现有：头痛颧红，健忘，气短健忘，夜尿增多，舌质淡，脉沉细。宜养阴助阳，选用方剂二仙汤（《妇产科学》），组方为仙茅、淫羊藿、巴戟天、当归、黄檗。温通苦泄，降压效果明显，尤其对妇女绝经前后，肾阴阳俱衰，冲任二脉失调所致的高血压更为适用。心悸重者，可加桂枝、甘草等；面色苍白者，可加阿胶、党参等，小便短少、下肢水肿者，可加黄芪、防己等；腰痛甚者，可加续断、杜仲。

④阴虚阳亢。临床常见症状有：头晕耳鸣，面红目赤，失眠多梦，甚则肢麻震颤，舌红，脉细数，可选用天麻钩藤饮（《杂病证治新义》），组方为天麻、钩藤、石决明、知母、杜仲、桑寄生、牛膝、黄芩、龙胆草、麦芽、山栀子、甘草、川楝子。呕逆震颤、口不渴者，可加代赭石、泽泻等。

（2）从痰、火、瘀论治

临证中，各种病理因素往往相兼出现，并且相互牵制，相互影响，所以需注意辨别各种因素的轻重、主次、缓急，遵循"急则治其标，缓则治其本"的原则辨证施治。

①痰浊中阻。临床常见症状有：头目眩晕，心胸憋闷，呕吐痰涎清水，纳呆口淡乏味，舌淡苔薄，脉缓滑。宜健脾化痰，可选用半夏白术天麻汤（《医学心悟》），组方为半夏、白术、天麻、茯苓、甘草、橘红、大枣、生姜。此方可明显缓解血压、改善症状。而且可以减少西药降压药的平均用量。若痰瘀相兼，可加丹皮、牛膝等；若素体阳虚，痰从寒化，上泛清窍，可合用苓桂术甘汤；若痰浊化火，可选用黄连温胆汤。

②痰瘀互结。痰、瘀可互为因果，不可分而论之。临床常见症状有：目眩，头闷痛，头晕头重，脘腹胀满，健忘嗜睡，舌淡暗有瘀斑，脉弦滑。可选

用半夏白术天麻汤和桃红四物汤(《医宗金鉴》)并用。

③肝火上炎。临床常见症状有:头胀痛,头晕,胸胁胀满,烦躁易怒,面红目赤,口苦,舌红,有瘀斑或瘀点,苔黄,脉弦数。可选用方剂龙胆泻肝汤(《医方集解》),组方为龙胆草、山栀子、黄芩、木通、泽泻、车前子、柴胡、甘草、当归、生地。若惊悸烦躁不安,可加黄连、茯神等;若大便秘结,可加大黄、玄参;头痛甚者,可加蜈蚣、全蝎等。

(3)从风论治

从风论治多指肝风内动引起的高血压,本书认为由肝风引动的高血压病以镇肝熄风汤治之,效果甚好。镇肝熄风汤出自张锡纯《医学衷中参西录》,组方为怀牛膝、白芍、天冬、玄参、龟板、代赭石、茵陈、龙骨、牡蛎、麦芽、甘草、川楝子。临床所见老年高血压,多由肝肾阴虚、肝阳上亢进而导致肝风内动,治宜镇肝熄风,滋养肝肾。据现代药理研究,镇肝熄风汤具有降低血浆和心肌组织中血管紧张素Ⅱ和脑组织中内皮素含量的作用,减少这些物质的释放,对心脑具有一定的保护作用,可以预防高血压并发症的发生。还可以有效地抑制血管平滑肌细胞增殖核抗原表达增强,改善动脉中膜厚度,改善血管重塑。

另外有研究表明,中医药治疗高血压的机制主要是降低外周血管阻力,改善血液流变学,调节肾素-血管紧张素系统(RAS)、血管活性物质、细胞膜钙通道等。中医药的治疗是多靶点共同作用,通过药物的配伍,对机体进行系统的调节,是基于对病因的治疗。因此,在正确配伍中药的前提下,中药治疗不仅副作用小,还可以从整体提高机体抵御外邪以及自我恢复的能力。人体是一个复杂的智能系统,面对疾病的诊治,中医的整体思想、辩证论治的理论尤能凸显出优越性。

4.2.5.2　中医名家对高血压病的辨证论治

传统医学认为高血压病以虚者居多,风、火、痰、瘀是常见的病理因素。目前临床上的高血压患者多参照"眩晕""头痛"的病证进行辨证论治。古代医家对眩晕、头痛的辨证思路多从风、火、痰、瘀、虚论治。基本的治疗原则为补虚泻实,调整阴阳,实者当平肝潜阳,清肝泻火,化痰行瘀;虚者当滋养肝肾,补益气血,填精益髓。

现代中医名家多辨病论治,将高血压看作是一个独立的疾病。邓铁涛认为,高血压的治则为平衡内脏阴阳,高血压病临床症状诡谲多变,应辨证施治,随症加减。故邓老常根据临床体会,采用如下自拟处方治疗高血压病。

(1)肝阳上亢者:"石决牡蛎汤"(石决明、牡蛎、白芍、怀膝、钩藤、天麻、莲须)。

(2)肝肾阴虚者:"莲椹汤"(莲须、桑椹、女贞子、旱莲草、淮山、鳖甲、怀牛膝)。

(3)气虚痰浊者:"赭决七味汤"(黄芪、党参、陈皮、法半夏、茯苓、代赭石、决明子、白术、甘草)。

(4)阴阳两虚者:"肝肾双补汤"(桑寄生、制首乌、川芎、淫羊藿、莲须、续断、磁石、龙骨)。

(5)肾阳虚为主者:"附桂十味汤"(肉桂、附子、黄精、桑椹、牡丹皮、茯苓、泽泻、莲须、淫羊藿、怀牛膝)。

汪履秋老中医根据高血压病的主要发病规律,结合自身的多年临床实践,自创了高血压病的五大治法。

(1)平肝熄风法,首选天麻钩藤饮。

(2)苦泄泻火法,以龙胆泻肝汤和天麻钩藤饮(或镇肝熄风汤)加减。

(3)化痰消瘀法,用半夏白术天麻汤、泽泻汤之类。

(4)下气降逆法,多用生龙骨、生牡蛎、石决明、代赭石、珍珠母等重镇降逆之品。

(5)补益肝肾法,属阴虚阳亢浮越于外者,首选医圣张仲景的复脉汤、丹麦大枣汤之类;属肝阳上亢兼有肝风内动者,常用制首乌、柏子仁、菊花、生白芍、杞子、麦冬、怀牛膝、熟地、阿胶等滋阴熄风之品。

丁有钦治疗高血压以补益肝肾,平衡阴阳为法,其基本方为:桑寄生、女贞子、淫羊藿、首乌藤、益母草、毛冬青,在此基本方上随症加减,疗效颇佳。

黄雪芳通过回顾分析发现医家多将高血压病的中医证型归纳为四类。

(1)肝阳上亢型多以天麻钩藤饮加减以平肝熄风。

(2)阴虚阳亢型多以镇肝熄风汤加减以滋阴潜阳。

(3)脏腑亏损型,阴虚为主多以左归饮加减以滋阴,阳虚为主多以右归饮加减温阳。

(4)痰浊内阻型多以半夏白术天麻汤(或温胆汤)加减以化痰祛浊。

综上,关于高血压的辨证分型及论治,虽然医家各有见解,各具特点,但总离不开风、火、痰、瘀、虚五个方面。目前关于高血压的辨证分型相对统一的标准为我国卫计委(原卫生部)2002年颁布的《中药新药临床研究指导原则》将原发性高血压病中医辨证分型分为四类。

(1)肝火亢盛证,常用天麻钩藤饮、加减钩藤饮、镇肝熄风汤加减,常配伍白芍、龙胆草、牡蛎、杜仲、石决明、怀膝等。

(2)痰浊中阻证,常用半夏白术天麻汤、温胆汤和苓桂术甘汤加减,常配伍陈皮、法半夏、葛根、砂仁、威灵仙、木瓜、莱菔子、茯苓、竹茹、瓜蒌、薤白等。

（3）阴虚阳亢证，常用镇肝熄风汤加减，常配伍龙胆草、夏枯草、龟甲、鳖甲、柴胡、莲子心、天花粉、天冬、麦冬、白芍、北沙参等。

（4）阴阳两虚证，常用地黄饮子、金匮肾气丸，常配伍附子、麦冬、党参、肉桂、淫羊藿、山萸肉、沙苑子、益智仁、乌贼骨等。

综上所述，在高血压的治疗理念中，"个体化治疗"为特征的治疗原则成为指导所有高血压治疗的方法。在治疗策略上，有大型临床试验支持的高血压治疗才是被承认的治疗方案，而且，综合防治在高血压的治疗中位置越来越重要，药物从来不是治疗高血压的唯一方法。

第5章　高血压的特殊压型

　　世界各国的医学家都在对高血压进行研究。近年来,随着研究的不断深入,人们发现由于有些患者的高血压类型比较特殊,在治疗时只有针对这些高血压的形成原因对症治疗,才能取得事半功倍的治疗效果。

5.1　盐敏感性高血压的诊断与治疗

　　盐敏感性高血压(salt-sensitive hypertension)定义为相对高盐摄入所引起的血压升高。多数盐敏感性高血压属于容量依赖性,血浆肾素活性偏低或正常。盐的摄入量是高血压的一个重要环境因素,但在人群内个体之间对盐负荷或减少盐的摄入呈现不同的血压反应,存在盐敏感性问题。所谓血压的盐敏感性是指相对高盐摄入所引起的血压升高。

　　盐敏感性在不同种族和人群盐敏感性个体的检出率不同,低者占5%,高的可达25%～30%。黑种人中盐敏感性的检出率不论是血压正常的个体或高血压患者皆明显高于白种人;而且,血压的盐敏感性随年龄增长而增加,特别是高血压患者。有研究人员对陕西汉中市5个高血压家系研究发现,盐敏感性高血压具有家庭聚集性,这种家庭聚集性是遗传因素决定的。

　　流行病学调查发现,当钠摄入低的时候,人群的平均血压也低,血压随年龄的增长幅度小;几乎在绝大多数盐摄入量高的人群中,人群的平均血压水平比较高,血压水平亦随年龄而升高;并发现随着不同人群钠摄入水平的差异,钠的摄入量与血压水平间呈线形关系。依据推算,如果每天钠的摄入量减少100 mmol,25～55岁收缩压随年龄的增长也将会减少9 mmHg。从这个意义上说,钠的平均摄入量低会对血压随年龄的改变产生良性影响,从而有利减少心血管患病率。高血压预防试验(the trails of hypertension prevention,TOHP)研究中限盐干预组的盐摄入量较对照组净减少了约44 mmol/24 h(相当于2.5 g氯化钠),平均血压下降了1.7/0.8 mmHg,心血管事件的发生率降低了近3%;而TOHPI研究中血压下降并不明显,心血管事件的发生率却降低了约1%。盐敏感高血压患者远期心血管事件发生率和死亡率明显高于盐不敏感高血压患者,分别为 25％和 75％。

5.1.1 盐敏感性高血压的相关发病机制

5.1.1.1 肾素-血管紧张素-醛固酮系统

肾素-血管紧张素-醛固酮系统可维持体内的水钠平衡,是体内调节血压的重要内分泌体系。正常人在摄入少量盐时,RAAS 被激活,引起水钠重吸收以及血压升高;而在摄入大量盐的情况下,RAAS 被抑制,导致水钠排出增多。在盐敏感性的人群中,RAAS 激活依赖于盐的摄入,而抑制较少见或没有被充分抑制,此类情况通常在黑人群体中多见。有研究显示,在非西班牙籍的黑人人群中,大量的盐摄入、盐潴留和(或)容量负荷过重会降低 RAAS 的活性并引起血压增高。有研究人员发现,给予血管紧张素Ⅱ刺激后再给予高盐饮食的小鼠血压升高,而未暴露于血管紧张素Ⅰ刺激下给予同样饮食的小鼠其血压正常;进行肾脏活检及免疫染色后发现,给予血管紧张素Ⅰ刺激小鼠的肾小管间质出现损伤,管周毛细血管网减少,损伤的肾小管周围毛细血管内皮组织内皮型一氧化氮合酶减少,因此认为暴露于血管紧张素Ⅱ的小鼠可出现肾损伤,而肾脏损伤导致其结构及功能的变化,最终可导致盐敏感性高血压。

5.1.1.2 免疫学机制

有学者发现,与低盐饮食的大鼠相比,给予 3 周高盐饮食的盐敏感性高血压大鼠的肾脏组织中,有更多的巨噬细胞、T 淋巴细胞及 B 淋巴细胞浸润;免疫组化结果进一步显示,在损伤的肾小球、肾小管及肾血管周围有大量的巨噬细胞、单核细胞及 T 淋巴细胞浸润;另外,盐敏感性高血压大鼠肾小管及肾小球周围的巨噬细胞、辅助性 T 细胞及 T 细胞的分布与盐敏感性高血压患者的分布是一致的。有学者对盐敏感性高血压大鼠的基因测序后发现,盐敏感性高血压大鼠的炎性细胞(如 T 淋巴细胞)及相关信号分子的 mRNA 表达水平显著升高,提示激活的免疫反应广泛存在于盐敏感性高血压大鼠体内。盐敏感性高血压的早期阶段可存在包括神经系统、内分泌系统在内的多种系统调节,调节后肾脏的血液灌注增加,而肾脏毛细血管床的灌注增加可导致抗原形成而激活免疫反应,从而使诸如巨噬细胞、T 淋巴细胞等相关炎性细胞浸润增加,这些细胞可进一步释放细胞因子、自由基以及其他分子,并通过增加肾小管钠的重吸收及降低肾小球滤过率从而加速盐敏感性高血压的进程。

5.1.1.3　交感神经系统激活

细胞外液增多可导致交感神经系统活性、儿茶酚胺浓度增加,而儿茶酚胺浓度增加可进一步引起血管平滑肌收缩、细胞内钙离子蓄积以及异常的钠离子转运。研究显示,活性氧既可增加交感神经系统活性,亦可升高血压,其中的作用机制可能与一氧化氮的生成减少,其抑制交感神经的作用亦被减弱有关。有学者发现,肾脏交感神经系统的靶细胞为近肾小球的颗粒细胞(通过刺激 β_1 肾上腺素受体而促进肾素等分泌)、管状上皮细胞(通过刺激 α_1B 肾上腺素受体而增加钠的重吸收),除此之外,肾脏交感神经亦在肾脏的血流动力学中发挥重要作用(通过刺激 α_1A 肾上腺素受体而降低肾血流量)。

5.1.1.4　饮食因素影响盐敏感性

血钾及维生素 D 可通过 RAAS 对盐敏感性高血压起到有益的作用。研究显示,钾离子的摄入可以降低正常人及高血压人群的血压及血清肾素活性,然而低浓度血钾对血清肾素水平并没有显著影响。另外,动物学实验亦证实足量的钾离子摄入可减缓盐敏感性高血压的进展。在因高钠摄入引起肾脏损伤的盐敏感性高血压大鼠的实验中发现,血钾的缺乏可引起血压升高,并同时伴随着 RAAS 激活、高血清肾素活性及血管紧张素 Ⅱ 受体表达下调。研究显示,无论在高钠盐或低钠盐摄入的情况下,血清肾素活性均与维生素水平呈负相关,即在低血清肾素活性的人群中,与盐抵抗性高血压患者相比,盐敏感性高血压患者体内维生素 D 的浓度显著偏高,而在正常血清肾素活性的人群中并没有发现类似现象。上述研究提示,饮食中钾离子浓度及维生素 D 等因素均可在盐敏感性高血压患者中发挥作用,可通过调节饮食中钾及维生素 D 的浓度来调控血压水平。

5.1.1.5　性别差异

已有多项研究提示盐敏感性在女性中多见,且与男性相比,女性对因膳食盐水平的变化所引起的血压改变更为敏感。一项涵盖绝经前妇女在内的共 52 个群体,患者总数超过 10 000 人且范围遍布世界各地的大样本量研究证实,女性群体发生盐敏感性高血压的风险系数高于男性群体。一项以 Balb/c 大鼠为实验对象的基础研究则显示,在给予 1 周高盐饮食后,雌性大鼠的血压较雄性大鼠显著升高,而通过测量 24 h 尿量及钠浓度发现,雌性大鼠并没有显著的钠潴留,其体内的 RAAS 活性亦较雄性大鼠降低(主要表现为血清血管紧张素 Ⅱ、血清肾素及血管紧张素转化酶浓度降低），但其醛固酮合酶的表达及相应的醛固酮浓度则高于雄性大鼠，导致雌性大鼠醛固酮与血清肾素的比值高于雄性大鼠；另外，该研究还发现高盐饮食引起的血管内皮依赖性舒张反应仅出现于雌性大鼠中。据此猜测，盐敏感性高血压的性别差异可能与上述机制相关。

5.1.2 盐敏感性的测定方法

人们对于如何确定盐敏感性，目前尚无统一、规范性的测定方法和判定标准。目前国际公认的对血压盐敏感性的测定方法有急性盐负荷试验和慢性盐负荷试验。

5.1.2.1 急性盐负荷试验

急性盐负荷试验分 2 d，第 1 d（盐负荷期）随意饮食，于 4 h 内静脉输注 0.9％的盐水 2000 ml，第 2 d（消减钠量期）低钠饮食，3 次服速尿（呋塞米，40 mg），比较盐负荷期和消减钠量期的平均动脉压差异。

判断的具体标准为：盐负荷末的平均血压较基础血压值增幅≥5 mmHg 或者减盐期末的平均血压较基础值减幅≥10 mmHg 者即判为盐敏感者；小于上值为盐不敏感者；处于两者之间者为中间型。

这一方法后被意大利学者 GallettiF 等（1997）进行了改良。其中，减盐缩容时间被改为 1 d，饮食钠摄入量仍为 10 mmol/d，呋塞米剂量改为 37.5 mg，分别于 8 时、14 时和 20 时口服，测量次日早上 8 时的血压为减盐、缩容后的血压，认为用这种方法在多数患者能够确切地预测限制食盐摄入后的血压反应。

近年来，在临床及基层流行病学调查中，我国研究者对前述方法再一次进行了修改，将缩容期移至静脉盐水负荷后即刻服用呋塞米 40 mg，监测其后 2 h 的血压变化。凡盐负荷后平均血压的增幅与服用呋塞米 2 h 后较服前平均血压的减幅值之和≥15 mmHg 者即判为盐敏感者。根据我国研究者用改良的急性静脉盐水负荷与慢性盐负荷试验进行的对比表明，两者盐敏感性检出符合率为 100％。

5.1.2.2 慢性盐负荷试验

多数学者均采用高盐饮食期与低盐饮食期相结合的慢性方法确定盐敏感性。高盐饮食期每天的盐负荷量依据不同人群的饮食习惯，从 180～1600 mmol 不等，盐负荷时间一至数周不等。盐敏感性的判定按 Sullivan 推荐的标准，高盐饮食期平均血压较平衡饮食期增幅＞5 mmHg

和(或)与低盐饮食期平均血压减幅之和≥10 mmHg 者判定为盐敏感性;未逾此值者为盐不敏感。

研究发现,慢性盐负荷试验盐敏感者血压的明显升高在进行高盐饮食的第 6 d;而低盐饮食期的血压减幅反应则出现较快,89% 的盐敏感者出现在第 3 d。

5.1.3 盐敏感性高血压患者的临床诊断

5.1.3.1 盐敏感者的动态血压变化

近年来众多临床观察发现,无论盐敏感者血压尚正常或已发生高血压,高盐摄入均可使 24 h、白天和夜间的收缩压、舒张压和平均动脉压水平显著升高;盐敏感性高血压患者在高盐和低盐摄入时,均表现夜间血压不降,24 h 血压波动曲线的夜间谷变浅或消失,甚至夜间血压高于白昼血压,呈典型的"非杓型"改变;血压正常的盐敏感者在盐负荷时也表现夜间血压降幅减少,昼夜血压差值缩小,呈"非杓型"趋势;24 h 血压波动明显,波幅增大,提示盐敏感者对运动和外界环境刺激的血压反应性增加。

5.1.3.2 盐负荷敏感

盐负荷后血压明显升高,限盐或缩容后血压降低。盐敏感者对于急性盐负荷或慢性盐负荷均呈现明显的升压反应,而短期给予呋塞米缩容或慢性限制盐的摄入量则可使血压降低,这已为动物实验和临床观察所证明,并作为盐敏感性测定的经典方法。

5.1.3.3 靶器官损害出现早

(1)尿微量白蛋白排泄量增加:盐敏感性高血压患者尿微量白蛋白排泄量明显高于盐不敏感者,盐负荷会使其进一步增加。有人甚至把尿微量蛋白量增加作为原发性高血压患者盐敏感性和肾脏血流动力学异常的一项预测指标。

(2)左心室重量相对增大:盐敏感者,无论高血压或血压正常,左心室重量指数(LVMI)均大于盐不敏感者($P<0.01$),高血压盐敏感者左心室肥厚(LVH)的检出率高于盐不敏感者(24.3% 和 5.8%,$P<0.05$)。左心室重量相对增大主要表现为室间隔和左心室后壁增厚,可能与盐敏感者肾素-血管紧张素系统对饮食盐的摄入反应迟钝,致使血醛固酮水平相对升高;血浆儿茶酚胺升高,特别于盐负荷后;钠的转运异常;以及盐敏感者血压的

昼夜节律改变,夜间后变浅等因素有关。

5.1.3.4 血压的应激反应增强

盐敏感者于精神激发试验和冷加压试验后血压的增幅值明显高于盐不敏感者,且持续时间较长。

5.1.3.5 有胰岛素抵抗表现

特别在盐负荷情况下盐敏感者的血浆胰岛素水平均较盐不敏感者明显升高,胰岛素敏感性指数降低。

5.1.4 盐敏感性高血压的治疗

盐敏感性高血压的类型不同,其降压药物的选择亦不同。盐敏感性高血压可以分为调节型、非调节型 2 种。

5.1.4.1 调节型盐敏感性高血压的治疗

减少钠的摄入或增加钾和钙的摄入有助于降低血压。研究显示,高钠摄入会增强去甲肾上腺素的血管收缩反应,减弱乙酰胆碱的血管舒张反应,而低钠饮食的作用则与此相反。实验表明,与低钠饮食的大鼠相比,给予高钠饮食的大鼠体内阻力血管对血管收缩因子的反应性增强,小血管的血管紧张素转化酶及血管紧张素 Ⅱ 受体处于过表达状态,而 RAAS 的过度激活与高血压密切相关;此外,高钠饮食大鼠血管内皮型一氧化氮合酶的表达较低钠饮食大鼠减少,一氧化氮的表达亦减少,其与阻力动脉舒张受损有密切关联。由上可知,与低钠饮食相比,高钠饮食的小鼠体内存在多种使血压升高的不同反应,因此猜测控制钠盐的摄入可能有助于盐敏感性高血压人群降低血压及控制血压的波动。

利尿剂和钙通道阻滞剂是治疗该型高血压的首选药物。所有钙通道阻滞剂不论急性服用或长期应用,皆使肾血流量和肾小球滤过率升高,肾血管阻力降低,产生利钠、利尿作用,但不同类型钙通道阻滞剂的效应不一,而以二氢吡啶类的效果最显著。

5.1.4.2 非调节型盐敏感性高血压的治疗

血浆肾素活性水平增高或正常;有遗传性肾排钠缺陷。服用血管紧张素转换酶抑制剂可以纠正这类高血压患者的异常改变。盐不敏感性高血压属于钠容量非依赖性高血压,血浆肾素活性正常或升高,利尿剂对这类高血压患者往往无效。

5.1.4.3　盐敏感性高血压治疗的其他相关研究

（1）乳果糖降低盐敏感性高血压的相关作用研究。目前有研究显示，予盐敏感性高血压小鼠补充乳果糖 4 周后，小鼠的肠道菌群结构改变，主要表现为肠道的双歧杆菌及乳酸菌群增多，这可提高小鼠的新陈代谢，显著降低小肠 IL-17a、IL-22 mRNA 的表达水平及血清 IL-17a、IL-22 的浓度，从而改善便秘、增加粪便钠的排出及降低肠道渗透压，提示乳果糖在降低盐敏感性高血压中具有重要作用。

（2）迷走神经刺激对控制血压的作用研究。有学者发现，刺激迷走神经可显著提高盐敏感性高血压大鼠的长期生存率，可能机制为：急性迷走神经刺激可通过显著增加心率变异性及压力反射敏感性增加机体自平衡能力，而慢性迷走神经刺激可降低收缩压而延缓高血压进程。心率变异性在临床上常常被用来预测心血管疾病的发生及发展过程，高血压及心力衰竭患者的自主调节功能障碍也常常导致其心率变异性的降低。研究显示，刺激迷走神经可通过直接增加副交感神经活性、反射性地降低交感神经活性而增加机体自主调节功能，而机体自主调节功能的增加通常表现为心率变异性及压力反射敏感性的升高，这使血管对血压波动的敏感性变高，从而更好地调节血压。另外，还有研究证实刺激迷走神经可通过减少细胞因子合成来降低机体内的免疫反应，而免疫反应可能在盐敏感性高血压的机制中发挥着重要作用。综上所述，迷走神经刺激可通过加强机体的自平衡能力及降低体内免疫反应而起到控制血压的作用。

（3）山楂萃取物对盐敏感性高血压抗氧化应激的作用研究。血压可能与氧化应激密切相关，现有研究显示，山楂萃取物对盐敏感性高血压大鼠可能具有一定的肾脏保护作用，具体表现为：高盐饮食可导致盐敏感性高血压大鼠的血压升高，而山楂萃取物则可有效减弱这种血压升高效应，这是由于其可显著升高一氧化氮浓度、降低过氧化氢以及丙二醛浓度、升高一氧化氮合酶以及过氧化氢酶在肾脏髓质中的浓度。这些因素的综合作用可降低大鼠体内的氧化应激反应，而现有研究已证实血压升高与氧化应激存在密切联系。另外，有学者通过气相色谱-质谱分析法分析亦发现多种抗高血压物质存在于山楂萃取物中，给予山楂萃取物灌胃的盐敏感性高血压大鼠的肾脏皮质和髓质中出现了包括氨基异丁酸在内的多种不同代谢产物，而氨基异丁酸可通过降低活性氧浓度从而降低盐敏感性高血压大鼠的血压。上述实验结果提示，山楂萃取物在盐敏感性高血压大鼠中发挥着抗氧化应激的作用，山楂萃取物或可作为盐敏感性高血压的一种营养治疗方法。

综上所述,目前有关盐敏感性高血压的相关发病机制已逐渐明确,相关治疗靶点已得出了初步结论,并针对相关发病机制及治疗靶点总结出了多种治疗方案,但由于尚缺乏临床多中心随机实验结果,其实际治疗效果仍需进一步探讨。

5.2 特殊人群高血压的诊断与治疗

5.2.1 老年人高血压的诊断与治疗

在我国,老年的分界线定为 60 岁,发达国家为 65 岁以上。60 岁以上的老年人血压持续或非同日三次以上测得血压数值超过了高血压的诊断标准,即收缩压≥140 mmHg,舒张压≥90 mmHg,就认为属于老年性高血压范畴,与年龄多少无关。故要改变观念,老年人高血压收缩压标准为年龄加 10 的陈旧、错误的认识。老年人的高血压大部分是由于大动脉的粥样硬化导致弹性明显减退而产生的。

老年人高血压特点分为两种:①普通性高血压收缩压≥140 mmHg,或舒张压≥90 mmHg;②收缩期性高血压收缩压≥140 mmHg,舒张压<90 mmHg。在绝大多数人群,血压是与年龄俱增的。收缩压伴随年龄增长持续上升,到 70~80 岁达到高峰。以后也有可能下降,并伴有动脉硬化征象。舒张压也随年龄而升高,但到 60 岁以后就不再升高,并且多呈下降趋势。伴随年龄增长,纯收缩期高血压的患病率逐渐增多,65 岁、69 岁是一个较明显的转折点。

据统计,在 60 岁以上,高血压的患病率达 43.7%,65 岁以上患病率为51.2%。其中半数以上是属于收缩期高血压。女性高于男性,南方高于北方。发展中国家的某些农村地区其成人的血压升高并不伴随年龄而升高,城市高于乡村。由于老年人占人口比例的不断增长,高血压病是影响老年人健康长寿及生命质量的主要疾病,故应重视对待老年人高血压的防治工作。

5.2.1.1 老年高血压的临床特点

由于老年高血压患者的主动脉弓压力感受器和颈动脉窦的敏感性下降,使得老年患者对体循环血压波动缓冲力下降,调节血压波动能力和抗重力效应的代偿机制削弱。另外,血管僵硬度增加、内皮功能损伤顺应性下降等机制使得老年人对血管内压力变化的调节功能减弱。因此老年高血压患者呈现出以下临床特点。

(1)单纯收缩期高血压多见。老年人由于动脉硬化,动脉壁的弹性和伸展性降低,收缩期的弹性膨胀和舒张期的弹性回缩幅度减弱,缓冲能力降低,导致收缩压升高,舒张压降低,脉压增大。

(2)血压波动大。血压"晨峰"现象增多,高血压合并直立性低血压和餐后低血压者增多。起床后 2 h 内的收缩压平均值夜间睡眠时的收缩压最低值(包括最低值在内 1 h 的平均值)≥35 mmHg 为晨峰血压增高。直立性低血压定义为:在改变体位为直立位的 3 min 内,收缩压下降>20 mmHg或舒张压下降>10 mmHg,同时伴有低灌注的症状,如头晕或晕厥。老年ISH 伴有糖尿病、低血容量,应用利尿药、扩血管药或精神类药物者容易发生直立性低血压。老年餐后低血压(PPH)定义为:餐后 2 h 内每 15 min 测量血压,与餐前比较 SBP 下降>20 mmHg,或餐前 SBP≥100 mmHg,餐后<90 mmHg,或餐后血压下降轻但出现心脑缺血症状(心绞痛、乏力、晕厥、意识障碍)。老年人血压波动大,影响治疗效果,血压急剧波动时,可显著增加发生心血管事件的危险。

(3)血压昼夜节律异常。目前,把夜间血压下降百分率(PER)即白昼均值与夜间均值之差除以白昼均值作为判断动态血压监测(ABPM)的血压昼夜节律状况的定量指标,一般以≥10%表示正常昼夜节律。老年人血压昼夜节律异常的发生率高,表现为夜间血压下降幅度<10%(非杓型)或超过 20%(超杓型),导致心、脑、肾等靶器官损害的危险增加。

(4)白大衣高血压增多。

(5)假性高血压(pseudohypertension)增多,指袖带法所测血压值高于动脉内测压值的现象(SBP 高≥10 mmHg 或 DBP 高≥15 mmHg),可发生于正常血压或高血压老年人。

5.2.1.2　老年高血压的诊断

世界卫生组织将 60 岁定义为老年,我国采用世界卫生组织的老年年龄标准,即将 60 岁视为老年人的年龄界线。

(1)老年高血压诊断标准。年龄≥60 岁,未服抗高血压药情况下,收缩压≥140 mmHg 和(或)舒张压≥90 mmHg;老年单纯收缩期高血压诊断标准:年龄≥60 岁,收缩压≥140 mmHg 和舒张压<90 mmHg 为老年单纯性收缩期高血压。

(2)老年高血压鉴别诊断。首先需要排除继发性高血压和假性高血压。

老年人继发性高血压发病率较年轻人低，主要见于肾血管性高血压，而老年人肾动脉狭窄多为动脉粥样硬化所致。

所谓假性高血压是指因老年人动脉粥样硬化明显，肱动脉血流难以被袖带气囊完全阻断，用间接测压法所获得的血压明显高于动脉内实际压力。当疑及假性高血压时可应用 Osler 试验予以鉴别。具体方法为：将袖带充气超过收缩压 20 mmHg 以上，如此时仍能触及桡动脉的搏动，即为 Osler 试验阳性，提示假性高血压。虽然有创性动脉内直接测压方法可以精确了解患者真实血压情况，但在临床实际工作中可行性较差，故很少采用。

5.2.1.3　老年高血压的治疗

(1)老年人高血压的治疗与获益。流行病学研究显示，老年人高血压更易导致心、脑、肾等靶器官损害，因此更应积极防治。大量研究表明，对老年高血压患者实施积极的降压治疗的临床获益至少等同，甚至超过中青年高血压患者。

HYVET 研究为高龄老年高血压患者的降压治疗提供了重要证据。该研究采用随机化、双盲、安慰剂对照设计，共入选 3845 例 80 岁以上的高龄老年高血压患者，其坐位收缩压为 160～199 mmHg 和（或）坐位舒张压为 90～109 mmHg，随机分为活性药物治疗组与安慰剂组。其主要终点为致死性或非致死性脑卒中事件发生率，次要终点为总死亡率、心血管死亡率、心脏性死亡率、脑卒中死亡率以及骨折发生率。研究结果显示，与安慰剂组相比，活性药物治疗组总死亡率降低 21%（$P=0.02$），脑卒中发生率降低 30%（$P=0.06$），致命脑卒中发生率降低 39%（$P=0.05$），致死性和非致死性心力衰竭降低 64%（$P<0.001$），严重不良心血管事件发生率降低 34%（$P<0.001$）。HYVET 研究结果提示，在 80 岁以上老年人群中降压治疗同样可使患者显著获益，对于该特殊人群的抗高血压治疗具有重要意义。当然，任何一项研究均有其局限性，应该客观理性地解读。另外，由于高龄患者饮食量减少，服用较大剂量利尿剂时应警惕发生低钠、低钾血症等电解质紊乱。

(2)老年高血压治疗的目标。普通高血压患者的血压（收缩压和舒张压）均应严格控制在 140/90 mmHg 以下；对于糖尿病以及高危/极高危患者或伴有其他相关疾病（脑卒中、心肌梗死、肾功能衰竭或大量蛋白尿）者，目标血压应<130/80 mmHg，老年人收缩压降至 150 mmHg 以下，如能耐受，还可以进一步降低。

老年人降压治疗时应注意以下问题：降压不宜过快、过猛，应逐步降压,选择长效一次性口服药物;对合并冠心病的老人,舒张压不宜过低(≥65 mmHg),以免加重心肌缺血。

有脑血管疾病的老年人,在脑血管病病情稳定或好转前,可将血压控制在 160/100 mmHg 左右。在脑卒中后最初 24 h 内血压降低大约 15%,除非收缩压>220 mmHg 或舒张压>120 mmHg,否则不需用降压药。在收缩压<180 mmHg,舒张压<105 mmHg 时可不急于降压。

(3)老年高血压的药物治疗。大量研究表明,降压治疗获益主要来自血压下降本身,五大类降压药物均安全有效,对于老年患者亦是如此。但由于老年人应用强利尿剂、α 受体阻滞剂与神经节阻滞剂时更易发生较严重的不良反应,故应尽可能避免选用。下面介绍几种目前推荐使用的各种降压药物,均可通过降低血压发挥预防心脑血管并发症的作用,对老年高血压治疗有效。

①利尿剂。由于以氢氯噻嗪为代表的噻嗪类利尿剂价格低廉,且能够预防脑卒中并减少心血管事件,故可作为降压治疗的一线用药。但大剂量应用可能对代谢产生不良影响,因此存在糖代谢脂代谢紊乱者需权衡利弊。噻嗪类利尿剂长期使用可通过降压作用和减慢脉搏的作用改善动脉的扩张。吲达帕胺则兼有利尿及血管扩张作用,也可作为老年人常用的利尿剂类型。

②钙通道阻滞剂。2006 年京沪粤 25 000 名门诊高血压患者调查显示钙通道阻滞剂使用率占 55%,其对国人降压效果好,其中氨氯地平为长效降压药,研究证据多。Syst-China,STONE,CINT,FEVER 中国大规模抗高血压试验均用钙通道阻滞剂。

③β 受体阻滞剂。β 受体阻滞剂在老年患者中降压作用可能较利尿剂与钙阻滞剂略差,但对于合并冠心病心绞痛、心肌梗死、心力衰竭甚至糖尿病者仍可首选。

β 受体阻滞剂被广泛用于治疗高血压已有 30 余年,目前在许多指南中,仍然被推荐为一线治疗药物。而有研究表明,没有并发症的高血压患者中,相比其他抗高血压药物,使用 β 受体阻滞剂的一线疗法有增加脑卒中的危险,特别是老年患者,在全因死亡率和心血管致残率/致死率等终点均无获益。作者总结指出 β 受体阻滞剂的风险获益并不适用于该适应证。

④其他药物。近年来有临床研究显示,他汀类药物(阿托伐他汀)强化降低胆固醇治疗,能够缓解大动脉僵硬度及降低收缩压,可能与影响内皮功能、调节肾素血管紧张素系统、改善大动脉血管弹性有关。最近的 ASCOT-LLA 研究也表明,他汀类药物既可以减少高血压患者又可以减少非高血压患者的心血管病发病率及死亡率。

胰岛素增敏剂治疗高血压的临床研究也取得一定疗效,可能为今后高血压的治疗开辟新途径。新近研发的同时具有血管紧张素Ⅰ和内皮缩血管肽受体阻滞剂的降压药物,可能是将来高血压治疗新的方向。

(4)老年高血压的非药物治疗。这是安全、有效的降压治疗,也是药物治疗的基础。生活方式的优化与调整应首先考虑,包括降低超重(>标准重10%)、适当限制盐过多摄入、减少饱和脂肪酸和胆固醇摄入、戒烟酒以及足够的钾钙镁摄入。坚持适量体力活动,可进行步行等轻中强度体育活动。经上海市高血压研究所30多年的观察,证明长期气功锻炼不但能稳定降压疗效,且可使脑卒中发生率降低50%左右,特别在老年患者依从性尤好,值得推广。

TONE试验对60～80岁1级高血压患者给予减轻体重和限钠摄入干预,随访15～36个月,结果发现干预组血压下降与对照组相比有显著性差异。

心理因素是影响老年高血压的重要因素,精神抑郁状态可增高血浆儿茶酚胺水平及交感神经活性,影响降压药物的疗效,因此,应对可能影响降压疗效的心理因素进行干预。

5.2.2 妊娠高血压的诊断与治疗

妊娠高血压综合征(pregnancy induced hypertension,PIH),简称妊高征,平均发病率为9.2%,是造成母儿围生期发病和死亡的重要原因之一。既往血压正常的初孕妇,有10%在妊娠最后3个月或分娩时发生高血压、蛋白尿及水肿的情况。提高产前检查及处理,则可使妊高征引起的孕产妇死亡率明显降低。

妊娠高血压病因至今尚不清楚。Young(1918)曾提出子宫胎盘缺血学说,认为临床上本病易发生于初孕妇、多胎妊娠或羊水过多,系由于子宫张力增高,影响子宫的血液供应,造成子宫-胎盘缺血、缺氧所致。

根据流行病学调查发现,妊高征发病可能与以下几种因素有关:①精神过分紧张或受刺激致使中枢神经系统功能紊乱;②寒冷季节或气温变化过大,特别是气压高时;③年轻初孕妇或高龄初孕妇;④有慢性高血压、肾炎及糖尿病等病史的孕妇;⑤营养不良,如低蛋白血症者;⑥体型矮胖即体重指数[体重(kg)/身高(m²)]>24 kg/m²;⑦子宫张力过高,如羊水过多、双胎、糖尿病巨大儿及葡萄胎等;⑧家庭中有高血压史,尤其是孕妇之母有妊高征病史者。

5.2.2.1　妊娠高血压的临床特点

妊娠期高血压包括：妊娠高血压综合征、原发性高血压及慢性肾炎（高血压型）。慢性高血压在妊娠期血压仍持续增高者，其临产时发生先兆子痫的机会 5 倍于一般产妇。降压治疗不仅要考虑血压控制情况，还应注意尿蛋白（＞0.3 g/kg 常为子痫先兆）、血尿酸及胎儿在宫内的发育情况。

（1）妊高征常于孕 20 周后开始发病，血压升高达≥140/90 mmHg，或较其基础血压升高 25/15mmHg 或伴蛋白尿及水肿。表现为体重增加过多，每周增加＞0.5 kg，经休息水肿不消退，后出现高血压。病情继续发展出现蛋白尿先兆子痫、子痫。重度妊高征血管病变明显，可导致重要脏器损害，出现严重并发症。

（2）辅助检查妊高征时血细胞比容＞0.35（35％），血小板计数＜100×10^9/L（10 万/mm³），呈进行性下降，白/球比例倒置；重度妊高征可出现溶血，表现为红细胞形态改变，胆红素＞20.5 μmol/L，24 h 尿蛋白＞0.5 g 视网膜动静脉管径比重为 1∶2，甚至 1∶4。妊高征主要应与慢性高血压或肾脏病合并妊娠相鉴别。

5.2.2.2　妊娠高血压的诊断

（1）轻度妊娠高血压综合征：主要表现为血压轻度升高，可能伴有轻度水肿和微量蛋白尿。此阶段可持续数日至数周，可逐渐发展或迅速恶化。

水肿是妊娠高血压综合征最早出现之症状。开始时仅表现为体重增加，每周＞0.5 kg，为隐性水肿，以后逐渐发展为临床可见之水肿。水肿多从踝部开始，逐渐向上发展，按其程度分为四级，以"＋"表示。（＋）小腿以下凹陷性水肿，经休息后不消退；（＋＋）水肿延至大腿；（＋＋＋）水肿延及至外阴或腹部；（＋＋＋＋）全身水肿，甚至或有胸腹水。

妊娠 20 周前血压不高，20 周后血压升高≥140/90 mmHg，或血压较孕前或孕早期升高≥25/15 mmHg，至少 2 次，间隔 6 h。蛋白尿出现于血压升高之后，无或微量。

（2）中度妊娠高血压综合征：血压进一步升高，但不超过 160/110 mmHg，尿蛋白增加，伴有水肿，可有头晕等轻度自觉症状。

（3）重度妊娠高血压综合征：包括先兆子痫及子痫。血压超过160/110 mmHg，尿蛋白（＋）～（＋＋）以上，水肿程度不等，出现头痛、眼花等自觉症状，严重者抽搐、昏迷。

先兆子痫除以上三种主要症状外，出现头晕、头痛、视觉障碍、上腹不适、胸闷及恶心、呕吐等，表示颅内病变进一步发展。此时血压多在

160/110 mmHg以上，水肿更重、尿少、尿蛋白增多，随时可能发生抽搐，应积极治疗，防止发生子痫。

　　子痫在上述各严重症状的基础上，抽搐发作，或伴有昏迷。少数患者病情进展迅速，子痫前期症状可并不显著，而骤然发生抽搐，发生时间多在孕晚期及临产前，少数在产时，更少的还可在产后 24 h 内发生。抽搐发生在分娩以前者称为产前子痫，发生在分娩过程中者称产时子痫，发生于分娩以后的称为产后子痫。

5.2.2.3　妊娠高血压的治疗

　　对于非妊娠患者适用的和有效的抗高血压药物可能直接或间接地对胎儿造成损害。因为母亲的胎盘循环已是最大限度的扩张，没有自动调节的功能，如果疏忽地将母体血压降至低血压水平可以立即危及胎儿。利尿药物会降低母体的有效循环血量，因为胎儿的生长发育与血容量有关，所以长期的低血容量会增加胎儿的危险。

　　轻度患者适当服用镇静药物，如安定、苯巴比妥等，以保证休息，一般不用降压药物和解痉药。中度患者，硫酸镁是首选解痉药，硫酸镁血浓度治疗量为 2～3 mmol/L，＞3～5 mmol/L 时腱反射消失，＞7.5 mmol/L 时可出现心跳呼吸停止。由于硫酸镁的中毒量和治疗量很接近，因此使用时应严防中毒。

　　治疗妊娠期高血压第一线的药物是甲基多巴。第二线的药物包括 α 和 β 受体阻滞剂，它们可以辅助第一线的药物联合使用，从而降低第一线药物剂量过大所致的副作用。

　　原先有轻度高血压的患者（140/90～150/100 mmHg）应在受孕前停服抗高血压药物或当妊娠已被证实后停服抗高血压药物。对于血压不稳定的患者，骤然减少其身体活动常常会使血压下降并对胎儿有利。对于这些患者，围生期的结果通常与没有高血压的孕妇一样，虽然血压在妊娠第二阶段不下降不是一个好现象。

　　对于原来有中度高血压的患者（150/100～180/110 mmHg），应采用甲基多巴治疗。开始可以用甲基多巴 250 mg 口服，每日 2 次，并且可以增加至 2 g/d 或更多，但应该避免出现过度嗜睡、抑郁和直立性低血压综合征等副作用。必须告之患者应自我监测血压和每月定期行肾功能检查。应该对患者行 B 超检查来监测胎儿的生长发育，进行早期胎儿成熟度的检查。胎儿必须选择在 38 周或更早时给予分娩。

　　对于原先有重度高血压的患者（血压≥180/110 mmHg）必须立即进行评估。测定其尿素氮、肌酐清除率、尿总蛋白量。眼底镜检查应用为诊治患者的基础。母亲和胎儿的预后将是差的。如果患者有强烈的继续妊娠的愿望并且认为值得,第二线的抗高血压药物 α 和 β 受体阻滞剂(如普萘洛尔 40 mg,每日 2 次)是需要使用的。这些病情易变化的虚弱患者通常需要住院至妊娠后期。如果病情恶化,妊娠必须终止,转化酶抑制剂在妊娠第一、第二阶段禁忌使用。

5.2.3　儿童高血压的诊断与治疗

儿童高血压是指儿童时期所发生的原发性和继发性高血压。目前,国内外大量研究资料证实成人的原发性高血压源于儿童。因此对成人高血压的预防、治疗和研究应从小儿时期开始。近年我国儿童高血压发病率有逐渐增高的趋势,学龄前儿童为 2‰～4‰,学龄儿童为 4‰～9‰。20 世纪 70 年代以来,国际高血压防治研究领域的突破在于认识到高血压的"轨迹现象",即儿童在成长过程中血压的百分位数基本不变,血压高百分位数的儿童到成年期极可能发展为高血压。研究显示,儿童高血压对成年期高血压有预测作用,儿童期高血压患儿到成年期患高血压的风险是儿童期非高血压人群的 4.6 倍。越来越多的证据表明,早期儿童血压小幅度的下降会引起成年期高血压致死率和致残率的大幅度下降,因此,及时诊断、规范化治疗并积极预防儿童高血压、防止远期并发症,对预防成人高血压、延缓心血管病的发生有重要的现实意义。然而现阶段儿童高血压的诊断及防治较成人高血压相对滞后,部分患儿未得到规范诊治。现就儿童高血压近几年在诊断标准、治疗方面取得的进展进行概述,为临床诊断与治疗提供参考。

5.2.3.1　儿童高血压的诊断

儿童高血压的诊断首先应通过询问详细的病史及进行全面细致的体格检查,初步考虑可能是原发性高血压或继发性高血压。对于一个无症状仅在体格检查中发现有明显高血压的儿童,先集中进行有关肾脏疾患的基础实验室检查,包括血常规、尿培养、血清肌酐及创伤性极低的有关肾结构的检查,肾脏超声波检查应当首选进行。

3 岁以上儿童在医疗机构就诊时应常规测量血压,3 岁以下儿童在下列情况下应测量血压:①既往有早产、低出生体重或其他新生儿期需要重症监护疾病的病史;②先天性心脏病(已修复或者未修复);③反复泌尿系统感染,血尿或蛋白尿;④合并有已知的肾脏疾病或泌尿系统畸形;⑤有先天性肾脏疾病家族史;⑥实体器官移植;⑦恶性病或骨髓移植;⑧应用对血压有影响的药物进行治疗；⑨其他伴随高血压的全身疾病（如神经纤维瘤、结节性硬化等）；颅内压增高。

儿童处于生长发育阶段，血压呈连续性分布，随年龄、身高、性别而变化，正常血压和高血压之间无绝对的分界线，不能以一个单纯的血压指标作为其高血压的诊断标准。常用的诊断标准有以下 4 种。

(1)以年龄换算界定值法。此诊断标准易记忆，临床较实用。<1 岁婴儿收缩压(SBP)＝[68＋(月龄×2)]mmHg(1mmHg＝0.133kPa)；≥1 岁小儿 SBP＝[80＋(年龄×2)] mmHg，各年龄组舒张压(DBP)＝SBP × 2/3 mmHg。高于以上相同年龄段 SBP 或 DBP20 mmHg 或超过以下数值者可诊断为高血压：婴幼儿＞100/60 mmHg，学龄前儿童＞110/70 mmHg，学龄期儿童＞120/80 mmHg，13 岁以上者＞140/90 mmHg。

(2)均数±标准差法。该标准未区分高血压前期和高血压，通常只适用于学生体质及健康调查。以超过年龄、性别组均数加 2 个标准差为诊断标准。

(3)WHO 标准。该诊断标准由于年龄分组较宽且未考虑性别差异，临床实用性不高。13 岁以下儿童血压＞135/85 mmHg，13 岁及以上者＞140/90 mmHg 可诊断为高血压。

(4)百分位法。这是目前比较推荐使用的一种诊断标准。以参照人群的性别、年龄血压的百分位作为评价依据。正常血压为 SBP 和(或)DBP 小于同年龄、性别及身高儿童青少年血压的第 90 百分位(＜90th)；高血压前期为 SBP 和(或) DBP 在第 90 和 95 百分位之间(90th～95th) ，或血压＞120/80 mm Hg；高血压为 3 次以上测量，SBP 和(或)DBP 均大于等于同年龄性别及身高儿童青少年血压的第 95 百分位(≥95th)。其中，高血压又进一步分为高血压I期(95th～99th＋5 mmHg)和高血压Ⅱ期(＞99th＋5 mmHg)。

2004 年，美国儿童和青少年高血压诊断治疗指南将高血压定义为 3 次不同时间测量收缩压和(或)舒张压≥95％范围（相同年龄、性别和身高）。血压正常高值定义为≥90％而＜90％范围，并进一步进行高血压分类。

动态血压监测应使用符合国际标准(BHS 和 AAMI)的监测仪。受测者处在日常生活状态下。测压间隔时间 15～30 min，白昼与夜间的测压间隔时间尽量相同。一般监测 24 h，如果仅作诊断评价，可以只监测白昼血压。推荐以下正常值参考标准：24 h＜130/80 mmHg，白昼＜135/85 mmHg，夜间＜125/75 mmHg。正常情况下，夜间血压均值比白昼血压均值低10％～20％。

5.2.3.2　儿童高血压的治疗

儿童原发性高血压主要是考虑非药物治疗，但对于血压增高较明显且持续时间较长,为了保护心肾功能应考虑药物治疗,此时多为长期口服用药。

(1)药物治疗

基本原则和成人相同,但应密切观察各种药物不良反应,以便及时发现,及时处理。用药适应证为:①明显高血压;②有靶器官受损征象;③有症状高血压。降压目标:对于不合并靶器官损害者,血压控制在同年龄、同性别、同身高儿童血压第 95 百分位以下;对于合并靶器官损害者,血压应控制在同年龄、同性别、同身高儿童血压第 90 百分位以下。可在 4～12 周逐渐降至目标水平。

部分高血压患儿需药物治疗,目前常用的降压药可归纳为 6 大类,即利尿剂、β 受体阻滞剂、钙通道阻滞剂、血管紧张素转换酶抑制剂(ACEI)、血管紧张素受体阻滞剂(ARB)和 α 受体阻滞剂。

利尿剂:短期使用可通过降低血容量达到降压目的,长期使用则通过降低外周血管阻力达到降血压。目前被批准的儿童用药有氨苯蝶啶、氯噻酮、氢氯噻嗪及呋塞米。对于原发性高血压患者降压药物多,选择噻嗪类药物,如氢氯噻嗪 $1～4$ mg/(kg·d),但因氢氯噻嗪可影响尿酸及血脂的代谢,故使用氢氯噻嗪,动态监测血脂及尿酸水平。呋塞米可用于伴有肾功能不全的患儿,每次使用剂量为 $0.5～2.0$ mg/kg。此外,继发于醛固酮增多症的高血压患儿可用氨苯蝶啶及螺内酯。在使用利尿剂治疗高血压时可引起电解质紊乱,需定期监测。

β 受体阻滞剂:通过抑制交感神经过度激活,抑制心肌收缩力及心率,抑制肾素-血管紧张素系统发挥降压作用。目前被批准用于儿童高血压降压的药物有普萘洛尔、阿替洛尔。普萘洛尔的剂量为每日 $1～4$ mg/kg(总量<60 mg);阿替洛尔的起始剂量为每日 $0.5～1.0$ mg/kg,最大剂量为每日 2 mg/kg。此外,有研究表明美托洛尔在治疗儿童高血压中有显著作用,且耐受性良好,美托洛尔起始剂量,为每日 $1～2$ mg/kg,最大剂量为每日 6 mg/kg。

CCB:通过阻断血管平滑肌细胞上的钙离子通道扩张血管达到降低血压的作用。目前被批准用于儿童的药物仅有氨氯地平。氨氯地平起效缓和,逐渐降压,不良反应少,起始剂量 0.06 mg/(kg·d),最大不超过 0.60 mg/(kg·d)(最大量 10 mg)。此外,儿科临床也常用硝苯地平,为短效制剂,起效迅速,作用明显,通常在舌下含服 $10～15$ min 后起效,$60～90$ min 达到药效高峰,每次 $0.2～0.5$ mg/kg。

ACEI:同时阻断肾素及血管紧张素 Ⅰ 的生成,抑制激肽酶的降解而发挥降压作用。限盐或加用利尿剂可增加 ACEI 的降压效果。在我国,经国家市场监督管理总局批准可用于各年龄阶段儿童的 ACEI 类药物仅有卡托普利可用于婴儿和新生儿,其半衰期为 2 h,口服 1～2 h 后达最大血药浓度,其清除率与肾功能呈正相关。一般推荐剂量为 1 日 3 次,早产儿及足月儿每次 0.1～0.3 mg/kg,24～48 h 逐渐加量至每次 0.5 mg/kg;6 个月以上婴儿起始剂量为 0.3～0.5 mg/kg,最大量为 4 mg/(kg·d)。但由于卡托普利为短效制剂,不利于血压稳定控制,对于年长儿可选择如福辛普利等长效制剂。福辛普利安全性及耐受性好,儿童的不良反应与成人相似。因血管紧张素受体阻断剂(ARB)不影响缓激肽的水平,故用于不能耐受 ACEI 带来的如干咳的高血压患者。但我国尚未批准 ARB 作为儿科降压药物治疗。而目前已有研究表明,ARB 类药物治疗儿童高血压安全有效。

α 受体阻滞剂:通过阻断血管平滑肌上的 $α_1$ 受体,起到阻止内源性儿茶酚胺收缩血管的作用,引起血管扩张,发挥降压作用。目前被批准用于儿童的药物为哌唑嗪,剂量为每日 0.05～0.1 mg/kg,最大剂量为每日 0.5 mg/kg,分 3 次口服。不良反应有眩晕、乏力。酚妥拉明可用于高血压危象,剂量为每次 0.1～0.5 mg/kg。

降压药的联合应用:联合应用原则为具有互补性,具有相加的降压作用,并可互相抵消或减轻不良反应。联合方案:①ACEI＋噻嗪类利尿剂;②CCB＋ACEI;③CCB＋噻嗪类利尿剂;④CCB＋β 受体阻滞剂;⑤CCB＋ACEI＋噻嗪类利尿剂。

(2)非药物治疗

①膳食治疗。高血压前期和高血压儿童均应进行饮食调整。鼓励以家庭为基础进行干预。限制每日总热量的摄入以控制体重。限制食盐摄入量(<5 g/d)及多食含钾高的食物(如水果、蔬菜)可以降低饮食中钠/钾比例,使血压(特别是舒张压)下降。其机制为具有高血压倾向的儿童或青少年对钠敏感性增高。从饮食中补钾而不是单纯形式补钾,避免太多食用动物脂肪。

②平衡膳食及运动等,在此基础上控制体重。建议每周 2～3 次有氧运动,如步行、慢跑、骑自行车、游泳等,每次运动不少于 30 min,运动强度须因人而异,常用运动时最大心率(220－年龄)来评估运动强度,可达到运动中最大心率的 60％～70％。也可通过运动试验,评估在运动中适宜的心率。但对于高血压 2 期儿童,血压尚未控制满意者,应避免竞技性体育运动。

③消除精神紧张和压力,禁止吸烟、酗酒,改善睡眠质量。

5.3 特殊类型高血压的治疗

5.3.1 白大衣高血压

白大衣高血压(white coat hypertension,WCHT),亦称办公室高血压(office hypertension),或孤立的诊室高血压(isolated clinical hypertension),是指患者在满足以下条件:没有高血压引起的靶器官损坏;没有高血压相关的心血管疾病的危险因素;没有经药物治疗后血压下降的前提下,在医院环境下血压(office blood pressure,OBP)升高,而在日常生活中血压正常的现象。

15%~20%的1级高血压患者只有在医务工作者,尤其是医生测量血压时才升高,而在其他地方包括工作时血压不升高,提示为白大衣高血压,即诊室测量的血压>140 mmHg而平均清醒时血压<135/85 mmHg。尽管白大衣高血压可见于任何年龄,但更常见于老年人。白大衣高血压现象通常指白大衣效应,定义为诊室和日间动态血压的差别,它存在于大多数高血压患者中,如果采用静态示波装置自动测量和分析患者在诊室安静环境下15~20 min的系列血压,可减少白大衣效应(不能消除)。在存在白大衣效应的患者中,通常存在其他健康危险因素,应予以相应治疗。一些白大衣高血压可进展为持续性高血压,因此对白大衣高血压患者均应随访。抗高血压药物治疗可降低诊室血压,但不影响动态血压,提示白大衣高血压的药物治疗获益小于持续性高血压。

5.3.1.1 白大衣高血压的流行病学情况

2013年欧洲高血压管理指南数据显示,在一般人群中WCHT的患病率为9%~16%。近期,一项纳入全球2727个国家14 143例患者的动态血压远程监测注册研究(the ambulatory blood pressure registrytelemonitoring of hypertension andcardiovascularrisk project,ARTEMIS)数据显示,49%的患者为持续性高血压,WCHT患者(诊室血压高、24 h平均血压<130/80 mmmHg)大约是隐蔽性血压患者的两倍,在5523例未治疗的诊室血压升高的患者中,WCHT的患病率约为23%。

另一项西班牙动态血压注册研究数据显示,WCHT患病率为24%。我国目前缺乏大型的流行病学数据,少数调查显示我国WCHT的患病率为 10.3％左右,慢性肾脏病和糖尿病患者中 WCHT 患病率分别达到 14.9％和 18.3％。而在我国台湾地区一项基于 1257 例社区人群的心血管病调查研究中发现,WCHT 患病率大约为 12％。国外的调查数据显示年龄大、女性和不吸烟者 WCHT 的患病率更高,同时,WCHT 的患病率也与诊室血压水平相关,1 级高血压患者发生 WCHT 的比例最高,达 55％,3 级高血压患者 WCHT 比例为 10％。另外,是否存在靶器官损害诊室血压测量的次数和测量人员也会影响 WCHT 的检出。

需要注意的是,大多数研究和临床调查提供的 WCHT 流行病学数据是基于单次动态血压监测(ABPM)记录。身体活动程度、环境刺激、睡眠持续时间和质量及季节温度的变化均会影响 ABPM 的内在变异性,显然这种变异性可能通过影响平均动态血压的水平从而降低诊断 WCHT 的稳定性。研究也确实发现如果间隔几天或几周时间给受试者再次行 ABPM,部分患者并不满足 WCHT 的标准,例如威尼斯高血压与动态血压研究(hypertension and ambulatory recording venetiastudy, HARVEST)显示,565 例患者间隔 3 个月行 ABPM,首次 WCHT 患病率为 16％,第 2 次则变为 7％。而在动态血压 1～4 周的短期重复性研究发现,首次诊断 WCHT 者,有 25％～50％第 2 次满足持续性高血压标准。因此,目前指南建议对于怀疑 WCHT 的患者应该 3～6 个月后重复进行 ABPM 加以确认。

5.3.1.2 白大衣高血压发生的原因

研究发现,一些白大衣高血压患者具有应激反应过强的遗传特征,身体内的交感神经系统和肾素-血管紧张素-醛固酮系统都存在容易激活和紊乱的情况,会引起一些神经内分泌激素如肾素、醛固酮、去甲肾上腺素的水平升高,这些因素都与升高血压有关。还有一部分患者,大脑皮层兴奋和抑制功能失调,交感和副交感神经功能紊乱,这些人不仅在医院见了医生血压高,遇到事儿、精神紧张及情绪激动时血压都会升高。有研究发现,在白大衣高血压患者中,75％有 A 型行为,90％以上有焦虑异常。有人对一组白大衣高血压者观察了 10 年发现,有 42.6％的人会逐渐发展为持续性高血压。而且这些人发生糖代谢紊乱、新发糖尿病的也增多。

5.3.1.3 白大衣高血压的危害

早先认为白大衣高血压是"假性高血压",是"良性状态"。因为有研究显示,有白大衣高血压的人和血压正常的人,未来心血管病风险差不多。但后来有研究发现,白大衣高血压并非良性。有白大衣高血压的人常合并更多的心血管病危险因素,比如肥胖、吸烟,以及存在糖、脂代谢的紊乱等;

合并的靶器官损害也多,比如动脉硬化、心脏结构改变如心房扩大、心脏舒张功能异常及肾脏损害等。又有研究分析发现,这当中有一部分患者只是测量了日间的血压正常,可能混有假的白大衣高血压;还有一部分患者诊室外血压虽然正常,但还是高于一般的正常人群。

所以说,白大衣高血压是一种特殊类型的高血压。发现了白大衣高血压是需要进一步检查、评估、治疗和监测的。

5.3.1.4　白大衣高血压的诊断

Verdecchia 提出 WCHT 定义为平均白昼动态血压(ABPM)低于正常血压者 ABPM 分布的第 90 百分位数(正常标准女性为收缩压 131 mmHg、舒张压 86 mmHg、男性为收缩压 136 mmHg、舒张压 87 mmHg)。我国目前的参考诊断标准为:WCHT 患者诊室收缩压＞140 mmHg 和(或)舒张压＞90 mmHg,并且白昼动态血压收缩压＜135 mmHg,舒张压＜80 mmHg;这还需要经过临床的验证和评价,临床上怀疑单纯诊室高血压时,应通过家庭血压测量或动态血压测量来协助诊断。

5.3.1.5　白大衣高血压的治疗

对于 WCHT 是否需要给予治疗也存在着一定的争论,这里分析氟哌噻吨美利曲辛片对具有明显白大衣效应的原发性高血压患者治疗的可行性研究。

原发性高血压是我国常见慢性病,白大衣效应(WCE)是指患者见到白大衣医生时血压短暂性增高。白大衣效应不仅使普通高血压难于和艰难性高血压区分,而且容易使医生出现误判,造成过度的药物治疗。普通的降压治疗对具有白大衣效应的高血压患者临床疗效并不理想,如何降低 WCE 对原发性高血压的影响引起了人们的重视。这里分析通过研究氟哌噻吨美利曲辛片对具有明显白大衣效应的原发性高血压患者治疗的可行性,找到一种更适合该患者群体的用药模式。

汉密尔顿评分量表在临床上常被用于焦虑症的诊断及程度划分。在本次研究中,治疗后观察组的 HAMA 评分较对照组有明显降低($P<0.05$),治疗后对照组汉密尔顿评分无明显变化($P>0.05$);虽然两组治疗后血压都较治疗前有所下降,但治疗后观察组的血压下降更为明显($P<0.05$)。以上数据说明新的治疗方式能够改善具有明显白大衣效应的原发性高血压的焦虑状态,且更能控制血压。

MPO 主要是作为氧化应激的标记物,多名学者报道 MPO 对心血管患者有预后评估作用。血清中 MPO 水平升高提示人体应激水平增高,对于本身应激水平高于正常人的原发性高血压患者,其发生 WCE 概率更高;MPO 水平的降低,可以提示 EH 患者发生白大衣效应的风险下降。NO 是舒血管活性因子,有相关研究报道,NO 可能参与 MPO 的高血压形成机制。NO 升高有利于血管舒张,血压下降;下降可能使血管舒张不足,引起血压升高。本研究中,治疗后,两组的血清 NO 水平均上升,两组间无明显差异($P>0.05$),新的治疗方式可能对机体由于 NO 上升而引起的血管舒张作用不明显。治疗后 MPO 水平,观察组较对照组下降更为明显($P<0.05$),说明新的治疗方式能够改善原发性高血压患者的应激水平,从而可能降低白大衣效应。小剂量的氟哌噻吨可以作用于突触前膜的多巴胺自身调节受体,使多巴胺的合成及释放加快,从而增加其在突触间隙的含量,以达到抗抑郁治疗的目的。新型环类药物美利曲辛主要作用于突触前膜,同时抑制对 5-羟色胺和去甲肾上腺素的再摄取,从而增加该两种成分在突触间隙的含量。这两种药相互拮抗,具有抗焦虑作用,同时可以抑制交感神经系统的兴奋,减少血容量,使血压降低。因此,对于具有明显 ACE 的原发性高血压患者,降压药和氟哌噻吨美利曲辛片同时服用,可以减少 ACE,改善患者焦虑情绪,同时其降压效果也较好。综上所述,氟哌噻吨美利曲辛片能够提高对于具有明显 WCE 的高血压患者血压控制,降低 WCE 发生率,且不良反应少。

5.3.2 顽固性高血压的诊断与治疗

在临床上经过合理的用药治疗,大多数高血压患者的血压均能有效地控制在目标水平,但有少数患者即使接受了合理的足剂量的联合药物治疗,血压仍然难以有效控制。临床上称为难治性高血压(或顽固性高血压)。顽固性高血压(refractory hypertension 或 resistant hypertension)是指如果高血压患者在接受了至少 3 种降压药物治疗后,血压仍高于目标值或者需要至少 4 种药物才可以控制其血压。

5.3.2.1 顽固性高血压的诊断思路及步骤

24 h 动态血压监测有助于真正顽固性高血压与白大衣效应的假性顽固性高血压的鉴别诊断。但是,对于顽固性高血压的临床评估,除了明确诊断外,同时还应找出引起顽固性高血压的原因(图 5-1)。

包括利尿药在内的≥3种降压药联合
治疗≥3个月血压仍然≥140/90 mmHg

动态血压监测

难治性高血压　　　　　　　　正常 → 白大衣效应

严格评价有无靶器官损害

有　　　　　无 → 假性高血压

寻找伴随因素

无　　　　有 → 改善生活方式，减重，戒烟少酒，低盐低糖

是否依从性治疗及足量用药

是　　　否 → 调整药物品种及加大用药剂量

有无药物间的干扰

无　　　有 → 排除干扰

有无继发性高血压

无　　　有 → 病因治疗

调整治疗方案

血压木能被控制　　　　血压控制达标

进一步血流动力学或神经内分泌检查，明确治疗抵抗的可能原因

针对血容量过多，或搏量增多，或周围血管阻力升高，或血
浆儿茶酚胺升高，或血浆肾素活性：醛固酮升高调整治疗方案

图 5-1　顽固性高血压诊断程序流程图

明确诊断、排除假性顽固性高血压，找出原因、排除干扰因素。如果患
者已经接受包括利尿药在内的 3 种或以上的降压药物治疗 3 个月，且排除
了假性顽固性高血压的可能，应详细询问和观察患者是否存在以下情况。

(1)治疗方案的不够合理。

(2)同时服用升高血压的药物。

(3)治疗的不依从性。

(4)存在继发性高血压。

(5)仍然有吸烟、饮酒、高盐饮食的不良生活方式及体重的不断增加等。

(6)有其他合并疾病的存在,如代谢综合征、肾功能衰竭及睡眠呼吸暂停综合征等。

5.3.2.2 顽固性高血压的治疗

(1)原发性高血压中顽固性高血压的治疗。有研究证实高血压患者群中服用 3 种或 3 种以上降压药物,93％高血压患者均能将舒张压控制在＜90 mmHg,大约仅 7％的原发性高血压患者属"顽固性"。

容量负荷过重占高血压病人群的 30％～40％,这里主要分析该类人群的治疗。用常规降压药疗效不佳时,应考虑加入保钾及排钾利尿药。利尿药中降压疗效较好的是噻嗪类利尿药和醛固酮拮抗药——螺内酯,但肾小球滤过率＜30％或有大量蛋白尿时则首选襻利尿药;糖尿病时可考虑服吲达帕胺,该药有降尿蛋白的作用,同时,还应低盐饮食,有些顽固性高血压患者经 1 周的低盐饮食,在原来降压药物不变的基础上血压可明显得到控制。二氢吡啶类钙拮抗药对老年高血压患者及中年盐敏感高血压患者24 h 动态血压日间血压下降明显优于非盐敏感组;且与利尿药等合用可增强降压效应。

(2)继发性高血压中顽固性高血压的治疗。在顽固性高血压人群中约10％为继发性高血压,常见的病因有肾实质性疾病、肾脏大小血管病变、盐皮质激素过多(原发性醛固酮增多症)、糖皮质激素过多(库欣综合征)及嗜铬细胞瘤等。这里选择性地进行分析。

①肾实质性高血压。这是最多见的继发性高血压,也是常见的顽固性高血压,早期对抑交感降压药有效,但在肾功能衰竭终末期 60％～90％均有血压持续升高难降,且多为容量性的顽固性高血压。治疗原则:宜选用不影响肾血流及肾功能的降压药物;限盐,氯化钠摄入限制在 3～5 g/d;根据尿常规及血 BUN、Cr 水平适当降低血压。

治疗首选利尿药,当 Scr＜133 mmol/L 时对噻嗪类利尿药有良好降压反应(剂量 12.5～100 mg/d);当 Scr＞177 mmol/L 及明显蛋白尿时则噻嗪类药疗效欠佳,用襻利尿药如呋塞米,每天最大剂量 320 mg,量效关系呈平顶状,即加大剂量降压疗效不增,而不良反应增加,并且需日服 3 次,否则利尿作用在短期内消失后更促使肾对水钠潴留,造成相反的效果。在利尿药应用的基础上加用血管紧张素转化酶抑制药（ACEI）、钙拮抗药（CCB）或 α_1 受体阻滞药、中枢兴奋药或硝酸酯类扩血管药,大多能有效地控制血压。若在肾功能衰竭终末期药物无效则应进行透析、缩容治疗。ACEI 可降低肾小球毛细血管内压,改善基底膜通透性,减少蛋白尿,因此,除降压外还能延缓肾功能恶化。但是,在急性肾炎时应首选钙拮抗药,一般不采用 ACEI 或 β 受体阻滞药。ACEI 中首先选择从胆、肾双通道排泄的福辛普利、贝那普利及雷米普利等;钙拮抗药应选择长效制剂,如二氢吡啶类的长效氨氯地平、非洛地平、硝苯地平等及非二氢吡啶类地尔硫草及维拉帕米。$\alpha_2+\beta$ 受体阻滞药(拉贝洛尔、卡维地洛),α 受体阻滞药(哌唑嗪、米沙唑嗪),中枢 α_2 受体兴奋药(可乐定、莫索尼定)均是可选择的药物。有心动过速者可加用 β 受体阻滞药。

降压方案总体概述如下:①血压高于目标值 15/10 mmHg:若 SCr< 1.8 mg/dL,首选 ACEI＋噻嗪类利尿剂;SCr≥1.8 mg/dL,选用 ACEI＋襻利尿剂。②血压仍不达标(130/80 mmHg),加长效钙拮抗(增至中等剂量);若达标,以固定剂量联合用:ACEI、利尿剂、CCB。③血压仍不达标,若基础心率≥84 次/min,加小剂量 β 受体阻滞剂或 α、β 受体阻滞剂;基础心率<84 次/min,加其他亚组 CCB(已用维拉帕米或地尔硫草则可用氨氯地平类药物,反之亦然)。④血压仍不达标,若未曾使用,可夜间加长效 α 受体阻滞剂可乐定、米诺地尔(敏乐啶)。肾功能损害和糖尿病肾病时,宜首选 ACEI/ARB,可减少尿蛋白,改善肾功能。要求:Cr<3 mg/dL(265 μmol/L),Cer>30 mL/min 时可以使用 ACEI;Cr<442 μmol/L(5 mg/dL),Cer>10 mL/min时可以使用 ARB。超出上述水平,如试用 ACEI/ARB,更应严密监测。应用 ACEI/ARB 的监测:用药 1～2 周,测 Cr 及血清钾。①若 Cr 不变,血压达标,则继续使用,定期复查。②若 Cr 升高<30％,血压达标,则继续使用,定期复查,用药 1～2 周,若 Cr 升高<30％,血压不达标,直接加其他降压药直至血压达标,定期测 Cr 及血清钾;一旦 Cr 升高>30％,ACEI 减半加其他降压药,若 Cr 升高仍>30％,则停用 ACEI/ARB。③用药 1～2 周,Cr 升高>50％,检查有无低灌注状态(如血容量不足、肾动脉狭窄或应用非类固醇消炎药),如无,应停用 ACEI/ARB。

②肾血管性高血压。肾动脉狭窄(主要包括肾动脉粥样硬化斑块,多发性大动脉炎,纤维肌性发育不良)常伴血浆肾素活性(PRA)增高,继发性醛固酮(Ald)增多及轻度低血钾(>3.0 mmol/L 左右)。一项 36 例大于 65 岁顽固性高血压的研究中,肾动脉造影发现,30％为肾动脉狭窄。随着我国经济的高速发展、人口老龄化日趋明显,肾动脉粥样斑块的发病呈逐步上升趋势。因此,临床上对于短期内血压由较易控制到顽固性高血压的患

者应考虑及早做 DSA 等检查,早期诊断、早期行血管成形术等治疗,解除血管的狭窄(腹主动脉或肾动脉造影后行扩张术及支架置入、血管搭桥术或肾自体移植术)。

在降压药物治疗中,ACEI 有明显的降压作用,但是应注意双侧肾动脉狭窄、孤立肾或双侧肾小球滤过率低与利尿药合用时,虽然血压明显下降,但缩容使 RAS 处于激发状态更易引起滤过率突然降低,易引起血肌酐急剧上升,甚至引起急性肾衰。对于已有肾功能损害的肾动脉狭窄患者,由于此时肾小球出球小动脉压力的增高是维持肾小球有效滤过压所必需的。ACEI 对出球小动脉的扩张作用较强,如果此时服用 ACEI 可使肾小球滤过压下降,肾功能进一步恶化;尤其在同服利尿药更易引起滤过率突然降低加重肾衰,应慎用。血管紧张素Ⅱ受体拮抗药(ARB)有同样的作用,也应慎用。钙离子拮抗药如氨氯地平、非洛地平、硝苯地平控释片等,α 受体阻滞药如哌唑嗪、多沙唑嗪、特拉唑嗪等及中枢受体兴奋药可乐定及 β 受体阻滞药阿替洛尔、美托洛尔等都有良效。

多发性大动脉炎待血沉、黏蛋白及免疫指标及低热均恢复正常后再考虑解除狭窄术。

5.3.3 糖尿病高血压

糖尿病和高血压都是心血管的独立危险因素,两者合并存在将使心血管疾病的死亡率增加 2 ~ 8 倍。近年来国内外研究数据显示,2 型糖尿病患者高血压的患病率为 20%~40%,比普通患者高 1.5~3 倍,平均患高血压的年龄比正常人提前 10 年。

据国内相关数据报道,60 岁以上糖尿病患者 60%~100% 有不同程度的高血压肥胖,特别是中心型肥胖的人群患糖尿病高血压比正常人群高许多。近年的研究显示,脂肪组织是非常活跃的内分泌组织,其分泌的多种活性因子如肿瘤坏死因子、游离脂肪酸和抵抗素、脂联素等,参与调节胰岛素在靶组织的生物效应,能在胰岛素抵抗(IR)中起重要作用。

进一步研究认为,糖尿病与高血压病共同发病因素是糖代谢异常,导致高胰岛素血症,过高胰岛素促进肾小管对 Na^+ 重吸收,引起钠潴留。高胰岛素也可刺激交感神经,使血管收缩,长时间高胰岛素血症会使血脂增高,促使动脉硬化。因此,高胰岛素血症对高血压的发生起重要作用,胰岛素抵抗还可以使细胞内 Ca^{2+} 增加,对血压升高也有影响,必须引起重视。严格控制血糖即强化治疗,对预防糖尿病并发症发生发展具有重要意义,控制高血压使其效果更为明显,因高血压死亡的患者 10% 有糖尿病。糖尿病与高血压有共同的发病因素,两种病的合并存在是加速心、脑、肾血管严重疾病发生发展的重要原因,因此防治糖尿病同时必须控制高血压。

5.3.3.1　糖尿病高血压的诊断

在对糖尿病患者随访时要常规检测血压。发现患者血压升高（≥140/90 mmHg）,应该多次测量血压证实,包括非同日多次测量血压,以明确诊断高血压。测量血压时要注意要求患者在静息状态下,同时避免情绪紧张,以排除患者存在白大衣高血压。针对社区糖尿病合并高血压患者每 3 个月随访一次,定期监测血压、血糖数据。

在门诊监测的血压作为诊断和监测治疗高血压的常规方法。血压应由受过培训的人员测量,患者取坐位,脚放在地板上,手臂在心脏水平位置,袖带的宽度要适当。为了减少患者的变异性,血压应在休息 5 min 后测量,取平均值。袖带的宽度应环绕上臂的大约 80%,袖口应该放在中间,患者的上臂应在胸骨中点上。高血压诊断标准为血压持续≥140/90 mmHg,这个定义是基于明确的数据,超过这个阈值水平与 ASCVD、死亡、致残及微血管并发症密切相关,基线血压高于这一范围的人群降压治疗可减少 ASCVD 事件风险。

糖尿病合并高血压的特有表现。

①卧位高血压伴直立性低血压:伴有自主神经病变的糖尿病患者易出现卧位血压正常或升高伴直立体位的血压降低。维持直立血压需要血排出量、有效循环容量以及压力感受器反射激活各种血管活性激素等的共同作用,此机制中的任一环节异常都将发生直立性低血压的可能。糖尿病时可出现上述一种或多种环节障碍,无法有效代偿以致发生直立性低血压。

②低肾素或肾素正常的高血压:糖尿病无肾病者血浆肾素活性多正常或一小部分属低肾素活性,合并较严重程度的肾病时多出现低肾素、低血管紧张素及低醛固酮的改变。

直立性低血压临床上高血糖会对自主神经造成损伤,可导致直立性低血压的发生,如果此时应用降压药物反而得不偿失。直立性低血压的定义是与坐位或仰卧位血压相比,在站立 3 min 内收缩压降低 20 mmHg 或舒张压降低 10 mmHg。

5.3.3.2　糖尿病高血压的治疗

对于高血压合并糖尿病的患者,治疗重点是将血压严格控制在靶目标以下。UKPDS 试验的证据表明,严格控制血压可使主要微血管事件和大血管事件的危险性显著降低。美国肾脏基金会高血压和糖尿病执行委员会工作组回顾了近年来完成的一系列相关的大规模随机临床试验,就高血压合并糖尿病伴或不伴肾脏损害的患者提出最新治疗共识:血压控制的目标值在130/80 mmHg以下(24 h尿蛋白＞1.0 g者,血压控制在＜125/75 mmHg),这样才能有效阻止肾病进展和降低心血管病发生的危险。

(1)糖尿病高血压的非药物治疗。糖尿病高血压和肥胖之间的密切关系提示,对于肥胖患者,无论血糖水平如何,都应进行生活方式的干预,帮助患者增加运动和减轻体重。在社区,对在校学生的饮食配餐进行干预,鼓励他们参加更多的体育运动等,都是值得提倡的可行建议。多个临床研究结果显示,生活方式改变,不仅可防止糖尿病的发生,同时可使发生心血管疾病的危险下降。它还可能带来其他健康相关的受益。因此,对所有糖尿病高血压患者,都应进行生活方式的干预。适度的体重下降(总体重的5％～10％)和每天＞30 min中等强度的体育活动,是最佳的干预方案。合理膳食(包括适当控制总热量、低脂、限钠)是控制糖尿病高血压的基础和一线治疗,具体内容如下。

①减少钠盐的摄入。临床上证实减少钠盐摄入可有效降低血压,从原发性高血压患者的试验结果发现,如果每日摄取钠从4600 mg减少到2300 mg,可以使收缩压下降约5 mmHg,舒张压下降2～3 mmHg。即使使用了药物,同时限盐时由于高血压的容量减少也可能有更好的反应。

②体力活动。中等强度的体力活动,如每天快步行走30～45 min,已被证明能降低血压。如果适当的有氧运动使血压下降一定水平后,降压药物的剂量也需要适当调整。所有的患者包括身体受限的老年人都应提倡体力活动。

③减肥。减轻体重是控制血压的一个有力的措施。体重每减少1 kg可能会使血压下降1 mmHg。但是不要随意使用减肥药物,因为可能会导致血压升高,仍然需要改善不良的生活方式和坚持适当的有氧运动来达到降低体重的目的。在肥胖的2型糖尿病患者中,需要减重5％以上才能在血糖、血脂和血压控制方面获益,减重7％以上最佳。

(2)糖尿病高血压的药物治疗。经非药物疗法治疗后,血压仍不能达到目标血压水平,则应考虑药物治疗。很多大型的前瞻性研究都已证明,糖尿病抗高血压治疗在降压的同时,能减少大、小血管并发症的发生。同时,从这些临床实验中已获得了一些重要的提示:①2型糖尿病合并高血压患者降压治疗可以降低总病死率、心脑血管病死率与发生率的相对危险性,并可减少或延缓糖尿病的慢性并发症;②2型糖尿病合并高血压患者的血压控制目标值应更严格,WHO/ISH治疗指南根据HOT、UKPDS研究结果,建议血压控制目标值＜130/85 mmHg,美国肾脏病学会的高血压与糖尿病工作组从保护肾脏的角度提出血压目标值＜130/80 mmHg；③不同作用机制降压药为基础的联合治疗是目前主要的治疗途径。

高血压合并糖尿病的患者，在选择治疗高血压的药物时，必须注意选择不干扰糖与脂肪代谢、不影响肾血流量与电解质平衡的药物。在此前提下，可选择的药物为：ACEI、ARB、钙通道阻滞剂、α 受体阻断药哌唑嗪、利尿降压药吲达帕胺。

1 型糖尿病伴高血压的患者，应首选 ACEI。2 型糖尿病伴高血压及微量蛋白尿的患者，ACEI 及血管紧张素 Ⅰ 受体拮抗剂均可首选。因为 ACEI 及血管紧张素 Ⅰ 受体拮抗剂能在细胞水平改善胰岛素作用，增强葡萄糖转运，减轻或阻止靶器官重构，因而是这类患者主要的选择药物。

DCCB 是一类强效的抗高血压药，但其降低心血管事件的安全性和有效性尚有争议。研究表明，对于肾小球滤过率高于 80 mL/min 的早期糖尿病患者，二氢吡啶类钙拮抗剂可以延缓肾脏疾病的进展，一旦肾脏损害明显化，二氢吡啶类钙拮抗剂则应与其他药物合用。短效硝苯地平增加死亡率，不能作为治疗高血压的处方药物。

α 受体阻滞剂短期使用对脂质代谢有良好的影响，同时可提高胰岛素的敏感性，对糖尿病有良好的作用，但长期观察不能降低死亡率。有报告 α 受体阻滞剂提高了心血管事件，尤其是充血性心力衰竭的发生率。总之，α 受体阻滞剂宜在特殊情况下使用（如合并良性前列腺增生，其他药物无效或副作用明显的患者）。

既往的临床实践表明，长期应用噻嗪类利尿药的患者，可有 20% 的患者发生糖耐量异常。此外，噻嗪类利尿药还可引起脂代谢异常和血尿酸的升高，这样便增加了患冠心病的危险性。所以，糖尿病合并高血压的患者，不宜选用噻嗪类利尿药。

β 受体阻滞剂的副作用包括增加体重，抑制胰岛素释放，四肢冷，掩盖低血糖，增加血浆胆固醇。而且 β 受体阻滞剂有增加新发糖尿病的危险。然而，许多研究表明，用 β 受体阻滞剂治疗糖尿病高血压可以降低糖尿病患者心血管并发症，延缓肾病及脑卒中的发生。不同循证医学证据表明，β 受体阻滞剂单独或联合利尿剂治疗，可以使心血管疾病的危险性得到一定程度的降底。同时，β 受体阻滞剂因也能阻滞肾素-血管紧张素-醛固酮系统，对肾小球滤过率及肾血流量无明显影响，可用于慢性肾衰患者。

β 受体阻断剂普萘洛尔也可引起糖耐量异常，这种作用在停药后可维持 6 个月以上。此外，普萘洛尔还可掩盖胰岛素引起低血糖时所产生的出汗、心动过速等反应。所以，糖尿病合并高血压的患者也不宜选用普萘洛尔。

流行病学研究表明,若使糖尿病伴高血压患者治疗后血压达到<130/80 mmHg,常需要联合治疗。ACEI、利尿剂、β受体阻滞剂及长效钙通道拮抗剂联合应用可以加强降压效果,同时,可以使患者的心脏、肾脏得到保护。

总之,糖尿病合并高血压患者要合理制定降压目标,诊断和治疗上要坚持个体化原则,患者应该在医生指导下,以改善生活方式为基础,选用既能有效平稳降压,又能长期耐受、依从性好的治疗药物,以达到良好控制血压的目的。

5.3.4 避孕药物诱发的高血压

多数口服避孕药物妇女血压略有上升,约有 5% 在服药 5 年之内发展为高血压(血压超过 140/90 mmHg)。服避孕药者高血压的发生率高于同龄没有服避孕药者 2 倍以上,高血压发生率随着服药时间的延长而增高。一项涉及 8 万名妇女的前瞻性研究发现:口服复方避孕药 5 年后,在用药前血压正常的妇女中,收缩压平均升高 12.3 mmHg,舒张压平均升高 8 mmHg。口服避孕药应用范围广,涉及的总人数颇多,因此应重视口服避孕药与高血压之间的关系,对控制高血压的发病率有重要的意义。

5.3.4.1 避孕药物诱发高血压的诊断

服避孕药后至高血压发病的时间因人而异,早者服药 2～3 周后,迟者服药数月或 2～3 年后才发病。血压升高程度也因人而异,有的持续轻度升高,有的急速上升。

一旦确诊为口服避孕药引起的高血压,其处理原则为:立即停服避孕药。对于年龄>35 岁,尤其是吸烟、高血压或肥胖妇女,应限制应用含雌激素成分的口服避孕药。对于服用妇女应下述严密监测:①在最初 3 个月和此后的 6 个月内给药量应受限制;②服药者必须测量血压后方可追加剂量;③如果血压已经升高,应选择一种可替代的避孕方法,若避孕药仍为唯一可接受的方法,则应予适当的治疗以降低血压。对已经停药,肾素血管紧张素系统的改变已恢复到原来水平,如果 3 个月后血压仍未下降,则需要做进一步检查和治疗。

有研究人员对避孕药引起的高血压患者作了肾活检研究,发现相当多病例的肾小球微血管内血小板凝集,也有微小血管病的溶血性贫血的病例。一般检查结果表明,避孕药服用者与妊娠时所见一样,血浆 α_1、β 球蛋白,胆固醇,磷脂和中性脂肪等增加。由于血浆蛋白的变化影响了各种激素的蛋白结合,引起血中甲状腺、类固醇等多种激素的变化。与血压有关之肾素底物的变化显著,即不增加由肾产生的肾素,但血中血管紧张素却显著增加。此外,血液凝固系统也发生明显改变,凝血酶原时间缩短,纤维蛋白原增加等,容易发生血栓。

根据口服避孕药,停用后血压恢复正常,以及是否合并肥胖、糖尿病、高脂血症,是否有高血压家族史及肾脏疾病史,即可作出诊断。

5.3.4.2 避孕药物诱发高血压的治疗

此种高血压的预后因各病例情况不同而显著不同,有血压急速升高而引起脑血栓或肾功能不全的病例,也有轻度高血压持续多年的病例。但只要因服避孕药而血压升高者均应立即停药,停药后 1~3 个月血压便下降,产生的肾素底物、肾素活性增加等变化亦恢复正常。如血压持久不降,使用噻嗪类、螺内脂等降压利尿剂均有效。由于醛固酮可能起作用,排钾与保钾利尿剂的联合应用是合适的。

另外,钠代谢在口服避孕药引起的高血压发病中起重要作用,限钠有助于控制高血压。β 受体阻滞剂对于有心动过速者更适合用,也可与螺内酯和噻嗪类利尿剂并用。

5.4 肿瘤与高血压

高血压与肿瘤的发生密不可分。2011 年欧洲多学科癌症大会上的一项研究指出,血压高于正常值的男性患癌风险显著升高 10%~20%,并且男性和女性死于癌症的风险均升高。随后的研究也陆续证实,高血压与癌症发病风险增加存在关联。此外,还有一些研究显示,高血压会降低癌症患者的总体生存率。高血压在肿瘤患者中较为常见的原因有以下几点:①高血压与肿瘤存在着一些相似的危险因素,如年龄、吸烟或二手烟、糖尿病、高脂血症或血脂异常、超重或肥胖、低运动量及不健康饮食等。而世界卫生组织提出癌症的 5 大危险因素包括高体重指数、不健康饮食、低运动量、吸烟、饮酒,且近 1/3 癌症所致的死亡与上述 5 项危险因素相关。②高血压本身可能就是肿瘤发生的危险因素,并参与肿瘤发生的过程。血管生成因子是高血压参与肿瘤发生的可能机制之一;缓激肽通过增加组织渗透性和刺激血管生成从而促进肿瘤的生长;同时高血压也可能通过诱发和加重动脉壁的氧化应激这一途径参与肿瘤发生。但是,现有的研究还无法将高血压本身定性为肿瘤独立的危险因素。无论肿瘤和高血压的共存仅仅是一种伴随现象还是具有真正的因果关系,都需要进一步探讨。

5.4.1 肿瘤患者高血压的诊断

与普通人群一样,肿瘤患者高血压的诊断标准为:在未使用降压药物的情况下,诊室收缩压/舒张压≥140/90 mmHg。24 h动态血压的高血压诊断标准为:平均收缩压/舒张压24 h≥130/80 mmHg;白天≥135/85 mmHg;夜间≥120/70 mmHg。家庭自测血压的高血压诊断标准为≥135/85 mmHg,与诊室血压的140/90 mmHg相对应。

根据血压升高水平将高血压分为1级、2级和3级。根据血压水平、心血管危险因素、靶器官损害、临床并发症和糖尿病进行心血管风险分层,分为低危、中危、高危和很高危4个层次。

肿瘤学科对于高血压的分级有不一样的规定,美国国家癌症研究所(National Cancer Institute,NCI)制定的化疗常见毒性分级标准中关于高血压的评分标准为:0分为无或无变化;1分为无症状,舒张压呈一过性升高>20 mmHg,既往正常血压升高>150/100 mmHg,不需治疗;2分为经常出现或持续出现或有症状,舒张压升高>20 mmHg或既往正常,血压>150/100 mmHg,不需治疗;3分为需治疗;4分为高血压危象。

5.4.2 嗜铬细胞瘤所致高血压

嗜铬细胞瘤(pheochromocytoma)起源于主要位于肾上腺髓质和腹部的神经外胚层嗜铬细胞,但也可起源于任何交感肾上腺素能神经丛。这种肿瘤持续或间断地释放大量儿茶酚胺(CA),引起持续性或阵发性高血压和多个器官功能及代谢紊乱。约10%为恶性肿瘤。

当嗜铬细胞瘤阵发或持续分泌释放大量CA,作用在不同组织上的α肾上腺素能受体及(或)β肾上腺素能受体时,可产生不同的效应。其以心血管症状为主,兼有其他系统的表现,如头痛、心悸、多汗三联、基础代谢增加、糖代谢紊乱、脂代谢紊乱、电解质代谢紊乱、腹部肿块及不明原因的Ⅰ级或Ⅳ级眼底改变,另外还可能引起心血管系统、泌尿系统及内分泌系统问题。嗜铬细胞瘤引发的高血压发作时可出现恶心、呕吐等胃肠道症状;长期高浓度CA使肠蠕动及张力减弱而出现便秘、结肠扩张,甚至肠梗阻。CA可使胃肠壁内血管发生增殖性及闭塞性动脉内膜炎而致腹痛、肠坏死、出血或穿孔等;CA使胆囊收缩减弱,肝胰壶腹括约肌张力增强,使胆汁潴留而致胆石症。恶性嗜铬细胞瘤可转移到肝脏,引起肝大。

在全面分析上述临床资料的基础上,结合血尿CA及其代谢产物的测定,进行必要的药理试验,并选择灵敏度高的检查手段进行排除和选择特异性强的检查试验予以肯定嗜铬细胞瘤的诊断。

5.4.3　靶向抗肿瘤药物所致高血压

针对靶向抗肿瘤药物所致的高血压,加拿大心血管协会及欧洲肿瘤内科协会分别推出相关指南指导降压治疗。各指南均推荐在给予 VEGF 通路阻滞剂前应评估心血管病风险,治疗既往存在的原发性高血压。排查其他联合应用药物(如激素、非甾体消炎药及促红细胞生成素等)或疼痛、心理压力等因素导致的血压升高。应用 VEGF 通路抑制剂过程中定期监测血压,及早诊断并早期强化控制血压,有助于预防心血管不良事件及恶性高血压、可逆性后部脑白质综合征等并发症的发生。

尚无足够证据支持任何一种药物在控制抗肿瘤药物相关高血压方面优于其他药物,但 2018 年欧洲心脏病学会与欧洲高血压学会高血压指南仍推荐优选 ACEI、ARB 或二氢吡啶类钙拮抗剂,应综合考虑包括药物相互作用在内的多种因素进行个体化用药。如血压控制不佳,可联合用药或选用二线降压药物。具有强化 NO 信号通路或血管扩张作用的 β 受体阻滞剂如奈必洛尔或卡维地洛等,可能对该类患者更为适合,而非二氢吡啶类钙拮抗剂(地尔硫䓬、维拉帕米)因可与 VEGF 通路抑制剂竞争性结合 CYP3A4 同工酶位点,不宜应用。磷酸二酯酶抑制剂如西地那非、他达拉非等,或许可作为该类患者降压药物的新选择,但目前尚无足够数据支持。因 VEGF 通路抑制剂可能导致腹泻和脱水,可加重利尿剂导致的电解质紊乱,故应慎用利尿剂,不作为一线降压药物。启动降压治疗后,抗肿瘤治疗第一个疗程中每周随访 1 次,之后每 2～3 周随访 1 次。降压目标为<140/90 mmHg,合并糖尿病或伴蛋白尿患者可以更低(<130/80 mmHg)。

严重高血压时应严密监测血压,强化治疗,并评估药物治疗依从性;顽固性高血压患者应由专科医师指导治疗以最大限度减少中断抗肿瘤治疗可能;如血压难以控制、出现高血压危象或发生心血管事件需立即控制血压时,可考虑 VEGF 通路抑制剂减量或停药,待血压控制后恢复治疗并加量以达到最大抗肿瘤效果。

5.4.4　降压药物与肿瘤

近年来,降压药物是否导致癌症风险增加也一直饱受争议。2010—2011 年相继发表在《柳叶刀·肿瘤学》杂志的两项 Meta 分析一致表明,降压药物与癌症风险增加有一定相关性。第一项 Meta 分析发表于 2010 年,旨在评价血管紧张素受体拮抗剂(ARB)类降压药物的使用与癌症发生率的关系。结果提示,与对照组相比 ARB 治疗组的癌症风险增加明显(6.0% 和 7.2%)。对实体器官癌症患者进一步实施分层分析表明,相比对照组,ARB 治疗组仅肺癌发生率稍高(0.7% 和 0.9%)。

时隔半年,美国 Bangalore 等通过对 70 项随机对照试验,共计 324 168 例受试者进行 Meta 分析,应用的降压药物包括 ARB、血管紧张素转换酶抑制剂(ACEI)、β 受体阻滞剂、CCB 和利尿剂。结果表明,ARB 与 ACEI 联合治疗可显著增加患者的癌症风险。还有一些回顾性研究也表明经典的降压药和癌症的发病率升高有关。

随后,越来越多的研究提示降压药物与肿瘤的转移、复发及肿瘤相关性死亡率等存在一定相关性。一项针对中国人群的回顾性队列研究发现,与其他降压药物相比,CCB 组肿瘤相关性死亡率最高(6.5%),其他依次为噻嗪类利尿剂(4.4%)、ACEI(4.2%) 和 β 受体阻滞剂(2.6%)。

总之,高血压及降压药物与肿瘤、抗肿瘤药物与高血压之间存在复杂的相互关系,在肿瘤合并高血压患者的治疗中,需要综合考虑抗肿瘤治疗对血压的影响和降压药物对肿瘤的影响,因此多学科协作治疗模式(multiple disciplinary team,MDT)的开展和推广迫在眉睫。而高血压与肿瘤之间是否存在共同的发病机制、降压药物是否会增加肿瘤发病或具有潜在抗肿瘤作用,以及靶向抗肿瘤药物引起高血压机制及其治疗,尤其后者,是未来该领域研究的方向和重点。

参考文献

[1]黄振文,张菲斐.高血压[M].上海:上海交通大学出版社,2010.

[2]赵光胜.高血压——发病机理与防治[M].上海:上海科学技术文献出版社,1991.

[3]曹非,曹林生,童萼塘.高血压与脑卒中[M].沈阳:辽宁科学技术出版社,2010.

[4]郑琼莉,祝炜.实用高血压诊断与治疗[M].2版.北京:人民军医出版社,2014.

[5]齐晓勇,董洁,吴迪.高血压.北京:军事医学科学出版社,2007.

[6]蒋绍博,金讯波.微创高血压外科[M].济南:山东科学技术出版社,2013.

[7]余元勋等.中国分子心肌病学[M].合肥:安徽科学技术出版社,2017.

[8]徐京育,张弘,郭晶.高血压[M].赤峰:内蒙古科学技术出版社,2002.

[9]黄先勇,朱海燕.高血压前期诊断与防治[M].北京:人民军医出版社,2012.

[10]李春深.糖尿病高血压高血脂[M].天津:天津科学技术出版社,2017.

[11]刘红等.心血管内科临床诊断与综合治疗[M].长春:吉林科学技术出版社,2016.

[12]王亚君,马燚,崔川,等.不同年龄冠心病患者临床特点及冠状动脉病变危险因素分析[J].河北联合大学学报(医学版),2018,20(3):38-42.

[13]葛均波,徐永健,王辰,等.内科学[M].北京:人民卫生出版社,2018.

[14]郭武松,刘亚辉,邓庆才.高血压病患者脉压与冠心病危险性的相关性研究[J].心血管病防治知识(学术版),2016(5):9-11.

[15]柴晓芮,崔凯,叶中倪.高血压患者发生冠心病的相关危险因素分析[J].中华老年心脑血管病杂志,2016,18(6):590-592.

[16]孙丽娜,范新俊.早发冠心病患者危险因素分析及冠脉病变特点研究[J].安徽医药,2018,22(4):692-695.

[17]张倩倩,陶琳琳,聂玉梅,等.高血压合并冠心病的危险因素及相

关性[J].实用医学杂志,2017,33(21):3566-3569.

[18]栾学冰,张福辰,翁志远,等.高血压合并冠心病患者心肌重构的影响因素分析[J].齐齐哈尔医学院学报,2019,40(3):28-30.

[19]赵华头,吕翔.高血压合并冠心病患者发生急性冠状动脉综合征(ACS)的危险因素分析[J].吉林医学,2017,38(11):130.

[20]何皖,马颖.老年高血压患者的血压控制现状与影响因素分析[J].上海护理,2017,17(3):57-59.

[21]罗冬玲,张曹进,黄奕高,等.血尿酸水平与肺高血压的相关性研究[J].中华心血管病杂志,2017,45(6):496-500.

[22]段小凯,秦贵军,陈建平,等.血尿酸水平与冠状动脉粥样硬化性心脏病及冠状动脉狭窄的关系研究[J].中国临床实用医学,2019,10(1):26-29.

[23]刘雯辉,张园,邱健.尿酸相关基因多态性在心血管疾病中的作用研究进展[J].实用医学杂志,2017,33(10):1710-1712.

[24]中国高血压防治指南修订委员会.中国高血压防治指南2018年修订版[J].心脑血管病防治,2019,19(1):6-49.

[25]金汉珍,黄德珉,官希吉主编.实用新生儿学[M].北京:人民卫生出版社,1997.

[26]HATHWAY W E. New insights on vitamin K:Hematol oncol [J].Clin Nor Amer,1987,34:367.

[27]李坤,唐震宇.生物学标志物与颈动脉粥样硬化易损斑块关系的研究进展[J].实用临床医学,2017,18(2):100-103.

[28]ASHBURNER M,BALL C A,BLAKE J A,et al. Gene ontology:Tool for the unification of biology. The Gene Ontology Consortium [J].Nature Genetics,2000,25(1):25-29.

[29]李红平.氨基末端脑钠肽前体和超敏心肌肌钙蛋白T在慢性心力衰竭患者中的检测意义[J].中国医药指南,2012,10(11):201-202.

[30]赵华头,吕翔.高血压合并冠心病患者发生急性冠状动脉综合征(ACS)的危险因素分析[J].吉林医学,2017,38(11):130-131.

[31]何皖,马颖.老年高血压患者的血压控制现状与影响因素分析[J].上海护理,2017,17(3):57-59.

[32]罗冬玲,张曹进,黄奕高,等.血尿酸水平与肺高血压的相关性研究[J].中华心血管病杂志,2017,45(6):496-500.

[33]段小凯,秦贵军,陈建平,等.血尿酸水平与冠状动脉粥样硬化性心脏病及冠状动脉狭窄的关系研究[J].中国临床实用医学,2019,10(1):

26-29.

[34]刘雯辉,张园,邱健.尿酸相关基因多态性在心血管疾病中的作用研究进展[J].实用医学杂志,2017,33(10):1710-1712.

[35]栾学冰,张福辰,翁志远,等.高血压合并冠心病患者心肌重构的影响因素分析[J].齐齐哈尔医学院学报,2019,40(3):28-30.

[36]窦安明,孙玉丽.老年原发性高血压患者血压变异性与靶器官损害的关系[J].临床医学,2018,38(12):9-12.

[37]余谦,尧逢友,戴宏勋.血压变异性与原发性高血压靶器官损害的研究进展[J].中国循证心血管医学杂志,2018,10(4):508-510.

[38]渠甜甜.高龄老年高血压患者长时血压变异性与靶器官损害的关系[J].实用中西医结合临床,2017,17(8):118-120.

[39]杨斌武,韩冰,张璐,等.高血压患者血压变异性与靶器官损害的相关性[J].中国老年学杂志,2017,37(23):5805-5807.

[40]诸玮.心脏超声诊断高血压左室肥厚伴左心力衰竭的临床价值[J].影像研究与医学应用,2019,3(5):240-242.

[41]贺治民,李艳华,王冉冉,等,心脏彩超在诊断慢性心力衰竭时的作用分析[J].实用临床医药杂志,2018,22(24):24-26.

[42]于艺,潘晓芳.心脏超声在高血压左室肥厚伴左心力衰竭诊断中的应用分析[J].中国医药指南,2019,17(2):124-125.

[43]林柳树.彩色多普勒超声在诊断高血压左室肥厚伴左心衰竭中的应用[J].基层医学论坛,2019,23(11):1562-1563.